P. Nydahl, G. Bartoszek (Hrsg.)
**Basale Stimulation**

Peter Nydahl, Gabriele Bartoszek (Hrsg.)

# Basale Stimulation

Wege in der Pflege Schwerstkranker

6. Auflage

Unter wissenschaftlicher Begleitung von
Prof. Christel Bienstein und Prof. Dr. Andreas Fröhlich

**Mit Beiträgen von:** Heike Baumeister, Köln; Christine Eberhardt, Höslwang; Irmela Gnass, Willich; H.-J. Hannich, Greifswald; Harald Haynert, Herne; Ulf Linstedt, Flensburg; Kirstin Loehnert, Rottenbuch; Sabine Metzing, Witten

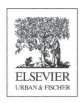 URBAN & FISCHER München

Zuschriften an:
Elsevier GmbH, Urban & Fischer Verlag, Hackerbrücke 6, 80335 München
E-Mail: pflege@elsevier.de

**Wichtiger Hinweis für den Benutzer**
Die Erkenntnisse in der Pflege und Medizin unterliegen laufendem Wandel durch Forschung und klinische Erfahrungen. Herausgeber und Autoren dieses Werkes haben große Sorgfalt darauf verwendet, dass die in diesem Werk gemachten therapeutischen Angaben (insbesondere hinsichtlich Indikation, Dosierung und unerwünschter Wirkungen) dem derzeitigen Wissensstand entsprechen. Das entbindet den Nutzer dieses Werkes aber nicht von der Verpflichtung, anhand weiterer schriftlicher Informationsquellen zu überprüfen, ob die dort gemachten Angaben von denen in diesem Werk abweichen und seine Verordnung in eigener Verantwortung zu treffen.
**Für die Vollständigkeit und Auswahl der aufgeführten Medikamente übernimmt der Verlag keine Gewähr.**
Geschützte Warennamen (Warenzeichen) werden in der Regel besonders kenntlich gemacht (®). Aus dem Fehlen eines solchen Hinweises kann jedoch nicht automatisch geschlossen werden, dass es sich um einen freien Warennamen handelt.

**Bibliografische Information der Deutschen Nationalbibliothek**
Die Deutsche Nationalbibliothek verzeichnet diese Publikation in der Deutschen Nationalbibliografie; detaillierte bibliografische Daten sind im Internet über http://www.d-nb.de/ abrufbar.

**Alle Rechte vorbehalten**
6. Auflage 2012
© Elsevier GmbH, München
Der Urban & Fischer Verlag ist ein Imprint der Elsevier GmbH.

14  15  16          5  4  3  2

Für Copyright in Bezug auf das verwendete Bildmaterial siehe Abbildungsnachweis.

Das Werk einschließlich aller seiner Teile ist urheberrechtlich geschützt. Jede Verwertung außerhalb der engen Grenzen des Urheberrechtsgesetzes ist ohne Zustimmung des Verlages unzulässig und strafbar. Das gilt insbesondere für Vervielfältigungen, Übersetzungen, Mikroverfilmungen und die Einspeicherung und Verarbeitung in elektronischen Systemen.

Um den Textfluss nicht zu stören, wurde bei Patienten und Berufsbezeichnungen die grammatikalisch maskuline Form gewählt. Selbstverständlich sind in diesen Fällen immer Frauen und Männer gemeint.

Planung und Lektorat: Andrea Kurz, München
Redaktion: Ute Villwock, Heidelberg
Projektmanagement und Lektorat: Karin Kühnel, München
Herstellung: Kadja Gericke, Arnstorf; Ulrike Schmidt, München
Satz: abavo GmbH, Buchloe/Deutschland; TnQ, Chennai/Indien
Druck und Bindung: Drukarnia Dimograf Sp. z.o.o., Bielsko-Biała/Polen
Umschlaggestaltung: SpieszDesign, Neu-Ulm
Titelfotografie: Christiane Rüb-Hossain, Gauting

ISBN Print 978-3-437-26503-7
ISBN e-Book 978-3-437-59214-0

Aktuelle Informationen finden Sie im Internet unter **www.elsevier.de** und **www.elsevier.com**.

# Geleitwort

Mit dem Konzept der Basalen Stimulation, das die Autoren auf die Intensivpflege anwenden, fand möglicherweise in der Pflege so etwas wie ein Paradigmenwechsel statt. Mittlerweile hat das Konzept in die grundlegenden Lehrbücher der Pflegeausbildung Einzug gehalten, die meisten Curricula beinhalten Module zur Basalen Stimulation in der Pflege.
Was war und ist das Besondere an diesem Konzept?
Patienten werden nicht mehr ausschließlich oder vorrangig als *krank* gesehen. Ein Mensch *er-lebt* seine Erkrankung mit den ihm eigenen Kompetenzen. Er ist nicht gänzlich und in jeder Hinsicht hilflos, er ist nicht ohne Ressourcen, er ist nicht ohne Vorgeschichte und auch nicht ohne Hoffnungen und Ziele.
Die Krankheit ist *seine* Krankheit. Es ist nicht eine Krankheit aus dem Lehrbuch, die dieser Mensch *hat,* sondern er lebt akut oder auch chronisch mit dieser Krankheit, er gestaltet sie und sie wirkt auch gestaltend auf ihn – ganz individuell, auch wenn es Ähnlichkeiten oder Übereinstimmungen mit anderen, gleichartig erkrankten Patienten gibt.
Medizin und Pflege *machen* nicht gesund, sie unterstützen Prozesse im erkrankten Menschen – oder sie hemmen sie im negativen Fall.
Pflege begleitet im günstigen Falle ihren Patienten in diesen Prozessen, unterstützt, räumt Hemmnisse aus dem Wege und sorgt für möglichst stressarme Entwicklungsbedingungen.
Der Patient wird als Akteur seiner eigenen Entwicklung gesehen, nicht als Objekt pflegerischen Handelns.
Daraus folgen für die Pflege Aufgaben, die manchmal in Vergessenheit zu geraten drohen:
Es geht um die Unterstützung individueller Kompetenzen, dies kann nur durch einen Bezug auf die individuelle Sensubiographie geschehen. Pflegende müssen wissen, wo die Kompetenzen in der Wahrnehmung, der Kommunikation oder in der Bewegung, den kognitiven Fähigkeiten, den sprachlichen Möglichkeiten dieses Menschen liegen.
Die Reduzierung von Stress – in der für Patienten fast immer verwirrenden, störenden und beängstigenden Umgebung – ist von großer Bedeutung. Nur so können Genesungsressourcen geschont oder freigelegt werden. Werden Patienten, auch indirekt, in das Zeitkorsett der Pflegenden mit einbezogen, so ist dies alles andere als eine heilsame Situation.
Pflege muss Reorientierungshilfen geben. Der Patient, die Patientin, die aus ihrem bisherigen Leben und aus ihrem Lebensentwurf herausgeworfen wurde, muss sich selbst wieder neu finden, muss die bisherigen Lebensthemen möglicherweise umstrukturieren und neue Ziele formulieren. Pflege kann dabei eine wichtige Begleitung und Unterstützung sein.
Die Selbstpflege wird gerade in der Intensivpflege durch eine fast vollständige Fremdpflege ersetzt werden müssen. Dies liegt in der Natur der Dinge. Die Selbst*organisation* muss aber deswegen nicht durch eine Fremdorganisation vollständig ersetzt werden.

Mancher pflegerische Arbeitszwang muss nicht eins zu eins als Lebenszwang auf den Patienten übertragen werden.

Der Respekt vor dem individuellen Leben, einer Patientin oder eines Patienten, drückt sich auch darin aus, dass scheinbare Notwendigkeiten, scheinbar notwendige professionelle Rituale, scheinbar technische Gegebenheiten jeweils kritisch hinterfragt werden.

Die Autoren des vorliegenden Buches haben versucht, neue Gedanken zu Haltung, Kompetenz und Technik in ihr Buch aufzunehmen. Diese wurden vor einiger Zeit von mir formuliert, um deutlich zu machen, dass es beim Konzept der Basalen Stimulation nicht etwa um ein nahezu spirituelles Nachdenken über den Menschen geht, das zu einer respektvollen Haltung in allen Lebensbereichen führt, sondern auch um ganz praktische Dinge.

Kompetenzen im eigenen Fachgebiet sind erforderlich: das Wissen um Pflegespezifika angesichts bestimmter konkreter Erkrankungen. Kompetenzen in der Gesprächsführung, Kompetenzen auch in der nonverbalen Kommunikation.

Aber auch technisches „Know how" ist unverzichtbar. Es geht hier nicht nur um die Beherrschung der medizin- und pflegetechnischen Geräte, sondern auch um manuelle Techniken der Positionierung, der Körperpflege, des An- und Ausziehens und der alltäglichen diagnostischen Interventionen.

So ist diese 6. Auflage eines fachlich bereits weithin anerkannten Buches auch Zeichen einer integrierten Weiterentwicklung eines Konzeptes. Es ist das unbezweifelbare Verdienst der beiden Autoren, dass sie neue Entwicklungen immer sehr schnell aufnehmen und für die eigene Arbeit umsetzen. Dafür möchte ich ihnen persönlich ganz besonders danken.

Allen Leserinnen und Lesern wünsche ich, dass sie aus diesem Buch für ihre eigene Arbeit wertvolle und praktikable Hinweise nehmen können, die ihnen helfen, Menschen in krisenhaften Situationen eine gute Begleitung zu sein.

Im Frühjahr 2012
Prof. Dr. Andreas Fröhlich

# Hinweise der Herausgeber

Die literarische Wir-Form bedeutet im Weiteren nicht einen Pluralis Majestatis, sondern meint schlicht und einfach uns beide, Gabriele Bartoszek und Peter Nydahl.

Der Begriff „Basale Stimulation®" ist durch Herrn Prof. Fröhlich rechtlich als eingetragenes Warenzeichen geschützt worden. Für den weiteren Text haben wir aus Gründen der besseren Lesbarkeit dieses Warenzeichen weggelassen, weisen aber darauf hin, dass der rechtliche Schutz weiterhin besteht.

Für eventuelle Schädigungen, die aus missverstandenem oder fehlerhaftem Gebrauch des Buches resultieren, haften wir nicht. Die in diesem Buch beschriebenen Therapieangebote müssen für den einzelnen Patienten jeweils individuell unter Berücksichtigung aller Faktoren, insbesondere seiner relevanten Erkrankungen, modifiziert werden.

# Danksagung

Wir danken für die Mithilfe an diesem Buch: allen Patienten, die uns auf unserem Weg begleitet haben; allen Kollegen, die uns ermutigt und unterstützt haben; Christel Bienstein und Prof. Andreas Fröhlich; H. Baumeister, C. Eberhardt, Irmela Gnass, Prof. Hannich, Hildegard Heinrich, Frank Lauxtermann, PD Dr. Ulf Linstedt, Kristin Loehnert und Sabine Metzing für ihre Beiträge; für das Gegenlesen Prof. Christel Bienstein, Prof. Andreas Fröhlich, Thomas Buchholz, Ansgar Schürenberg und Anke Gebel-Schürenberg; für die Fotos Haiko, Mark, Martin, Steffen, Thommy, Thomas und Rainer und natürlich auch Walle.

# Abkürzungsverzeichnis

| | | | |
|---|---|---|---|
| ALS | Amyotrophe Lateralsklerose | FOTT | Therapie des facio-oralen Traktes |
| ASE | Atemstimulierende Einreibung | | |
| BGA | Blutgasanalyse | ggf. | gegebenenfalls |
| CMV | Continuous Mandatory Ventilation (kontinuierliche, vollständig mechanische Ventilation) | GKW | Ganzkörperwaschung |
| | | IPPV | Intermittend Positive Pressure Ventilation (intermittierende Überdruckbeatmung) |
| CPAP | Continuous Positive Airway Pressure (kontinuierlicher positiver Atemwegsdruck) | N. | Nervus |
| | | PTSD | Posttraumatisches Stresssyndrom |
| DGN | Deutsche Gesellschaft für Neurologie | s. c. | subkutan |
| | | SIMV | Synchronized Intermittend Mandatory Ventilation (synchronisierte intermittierende maschinelle Beatmung) |
| DK | Dauerkatheter | | |
| DSM IV | Diagnostic and Statistical Manual of Mental Disorders (Diagnostisches und Statistisches Handbuch Psychischer Störungen), 4. Auflage | stdl. | Stündlich |
| | | tgl. | Täglich |
| | | VW | Verbandswechsel |
| EEG | Elektroenzephalogramm | ZVK | Zentraler Venenkatheter |

# Abbildungsnachweis

Der Verweis auf die jeweilige Abbildungsquelle befindet sich bei allen Abbildungen im Werk am Ende des Legendentextes in eckigen Klammern. Alle nicht besonders gekennzeichneten Grafiken und Abbildungen sind von Peter Nydahl und Gabriele Bartoszek.

O554 Christine Eberhard, Höslwang
O555 Kristin Löhnert, Rottenbuch
0592 Ulf Linstedt, Flensburg

E558 Mit freundlicher Genehmigung von Springer Science + Business Media: Neuro- und Sinnesphysiologie, Berlin, Heidelberg, 1995, Schmidt, R. F.

E559 Roth, G.: Das Gehirn und seine Wirklichkeit. Suhrkamp Verlag, Frankfurt/M., 1996

K115 A. Walle, Hamburg

# Inhaltsverzeichnis

| | | |
|---|---|---|
| **1** | **Basale Stimulation** | 1 |
| 1.1 | Zum Gebrauch | 1 |
| 1.2 | Haltung der Basalen Stimulation | 5 |
| 1.3 | Wahrnehmung | 6 |
| 1.4 | Wahrnehmungsstörungen | 15 |
| 1.5 | Erleben | 30 |
| 1.6 | Wahrnehmungsfähigkeit unter Narkose und bei Langzeitsedierung | 39 |
| 1.7 | Übertragung und Gegenübertragung in der Basalen Stimulation – eine Beziehungsanalyse | 42 |
| | | |
| **2** | **Kompetenzen** | 49 |
| 2.1 | Kompetenz zur Informationserfassung | 49 |
| 2.2 | Differenzierte Beobachtung | 66 |
| 2.3 | Einschätzung des Pflegebedarfs | 68 |
| 2.4 | Einschätzung des Bewusstseins | 69 |
| 2.5 | Tages- und Lebensgestaltung | 69 |
| 2.6 | Die zentralen Ziele | 70 |
| 2.7 | Weitere Grundprinzipien | 95 |
| | | |
| **3** | **Angebote und Techniken** | 99 |
| 3.1 | Pädagogische Techniken | 99 |
| 3.2 | Somatische Angebote und Techniken | 101 |
| 3.3 | Vestibuläre Angebote und Techniken | 132 |
| 3.4 | Vibratorische Angebote und Techniken | 137 |
| 3.5 | Orale Angebote und Techniken | 143 |
| 3.6 | Auditive Angebote und Techniken | 155 |
| 3.7 | Taktil-haptische Angebote | 165 |
| 3.8 | Visuelle Angebote | 171 |
| 3.9 | Atmung | 180 |
| 3.10 | Zum Umgang mit unangenehmen Erfahrungen | 194 |
| | | |
| **4** | **Gedanken und Erfahrungen** | 199 |
| 4.1 | Bin ich auf dem richtigen Weg? | 199 |
| 4.2 | Begegnung gestalten | 200 |
| 4.3 | Außerklinische Intensivpflege – eine Perspektive für schwerstbeeinträchtigte Menschen | 215 |

| | | |
|---|---|---|
| 4.4 | Schwerstmehrfachbehinderte Kinder im Intensivbereich | 224 |
| 4.5 | „Ohne Familie geht's nicht" | 234 |
| 4.6 | Kinder als Besucher auf einer Erwachsenen-Intensivstation – eine Literaturstudie | 245 |
| 4.7 | Ist Basale Stimulation nachweisbar? | 256 |
| 4.8 | Basale Stimulation im Team umsetzen | 258 |
| | | |
| **5** | **Anhang** | **263** |
| 5.1 | Verein, Regionalgruppen, Internet | 263 |
| 5.2 | Praxisbegleiter für Basale Stimulation in der Pflege | 264 |
| 5.3 | Literaturverzeichnis | 265 |
| 5.4 | Autorenverzeichnis | 274 |
| | **Register** | **276** |

# KAPITEL 1

# Basale Stimulation

## 1.1 Zum Gebrauch

Es gibt das Gleichnis vom Lahmen und vom Blinden. Der Blinde kann gehen, findet aber den Weg nicht, der Lahme sieht den Weg, kann aber nicht gehen. Nur wenn der Blinde den Lahmen auf seinen Schultern trägt und der Lahme die Richtung anweist, werden beide zu ihrem Ziel kommen.

Der Lahme ist der Patient, der weiß, wohin er will, aber nicht die Möglichkeiten hat, dorthin zu gelangen. Der Blinde ist der Pflegende. Er macht verschiedene Angebote, einen Weg zu gehen und findet sein Ziel nur dann, wenn er Pflege als Kommunikation versteht. Nur wenn der Blinde die Hinweise und Wegweiser des Lahmen wahrnimmt und auch der Lahme bereit ist, sich tragen zu lassen, wenn also beide den Weg gemeinsam gehen bzw. die Pflege gemeinsam gestalten, finden sie ihr Ziel.

Basale Stimulation bedeutet, für bestimmte Zeit einen Weg zusammen zu gehen. Basale Stimulation erwächst aus der Beziehung zwischen Pflegenden und Patienten. Sie ist eine bestimmte Form von Pflegebewusstsein, aus dem heraus basal stimulierende Pflege angeboten wird.

Basale Stimulation basiert auf einer Haltung, die den anderen als gleichwertigen Partner, als Menschen mit einem Entwicklungspotenzial trotz schwerer und schwerster Einschränkung wahrnimmt. Der Kerngedanke des Konzepts ist gemeinsames Handeln.

Hierzu benötigen die Pflegenden verschiedene Kompetenzen wie der Informationserfassung über den Patienten, der Beobachtung, zur Einschätzung des Pflegebedarfs und des Bewusstseins sowie zur Tages- und Lebensgestaltung und der Umweltgestaltung. Pflegende müssen lernen, einen Patienten „lesen", d.h. seine Signale interpretieren und in einen Gesamtkontext stellen zu können. Sie müssen lernen, die Situation und ihr Pflegeverhalten an die Bedingungen des Patienten anpassen zu können. Hierfür benötigen sie verschiedene „Techniken", Angebote, um ihr Handeln variieren zu können. Alle im Folgenden genannten Angebote müssen selbstverständlich auf den einzelnen Patienten abgestimmt werden. Der Patient benötigt auch nicht alle möglichen Angebote, sondern eine gezielte und individuelle Auswahl. Die Entscheidung darüber, welches Angebot sinnvoll ist, trifft der Patient letztendlich selbst!

Um ein Angebot und dessen mögliche Wirkung auf den Patienten wirklich verstehen zu können, ist es ratsam, das gewählte Angebot im Kollegenkreis an sich selbst auszuprobieren. Erst dann werden die Pflegenden sich z. B. der unterschiedlichen Berührungen oder der Wirkung von Vibrationen bewusst und können, auf dieser Erfahrung aufbauend, Angebote gezielter auswählen. Erst dann sind die Pflegenden in der Lage, die Wahrnehmungssituation des Patienten zu erahnen und dadurch die fehlenden Informationen erfahrbar zu machen oder überfordernde Informationen zu reduzieren. Diese Erfahrung und das nötige Wissen der basal stimulierenden Pflege werden in Einführungs- und Basisseminaren durch Kursleiter und seit 1998 auch von Praxisbegleitern für Basale Stimulation in der Pflege an vielen Orten vermittelt. Wir raten der Leserin und dem Leser, ein solches Seminar zu besuchen, denn erst die dort gemachten Erfahrungen werden dem Teilnehmer ein tieferes Verständnis von Basaler Stimulation vermitteln. Die alleinige Lektüre eines Buches kann dies nicht leisten. Kontaktadressen finden Sie im Anhang.

Für besonders Interessierte werden seit 1997 im deutschsprachigen Raum Weiterbildungskurse zum „Praxisbegleiter für Basale Stimulation in der Pflege" angeboten. In diesen Kursen werden die Inhalte vertieft und die Teilnehmer dazu befähigt, das Konzept der Basalen Stimulation in die Praxis umzusetzen und weiterzugeben. Auch hierfür finden Sie Adressen im Anhang.

Das Konzept der Basalen Stimulation wurde nicht von uns entwickelt. Wir wurden durch C. Bienstein und A. Fröhlich zu Kursleitern für Basale Stimulation ausgebildet und haben dieses Förderungskonzept in Kursen und Diskussionen mitgeschrieben.

Das Konzept wurde von uns praxisrelevant strukturiert und durch unsere eigene Erfahrung als Intensivpflegekräfte ergänzt. Wir haben dieses Buch verfasst, weil wir nicht nur in der Intensivpflege seit einigen Jahren einen Bewusstseinswandel in der Haltung wahrnehmen. Pflege ist neben der Bedienung anspruchsvoller Geräte nicht nur die Verrichtung versorgender und manchmal lästiger Tätigkeiten, sondern sie entwickelt sich zu einer selbstbewussten und professionellen Pflegetherapie.

## Was beinhaltet Basale Stimulation?

1975 entwickelte Andreas Fröhlich, damals Sonderpädagoge an einem Zentrum für körper- und mehrfachbehinderte Kinder und Jugendliche, das Konzept der Basalen Stimulation zur Förderung geistig und körperlich behinderter Kinder. Dieses Konzept geht davon aus, dass auch schwerstwahrnehmungsgestörte Kinder etwas wahrnehmen können, selbst wenn für Außenstehende – Eltern, Pflegende, Therapeuten – keine sichtbaren Reaktionen zu erkennen sind. Diese Kinder brauchen elementare Anregungen sowie gezielte und systematische Informationen (Stimulation) über sich selbst und ihre Umwelt. Sie bedürfen einer elementaren Kommunikationsform, die sie wahrnehmen und – eventuell – auf gleicher Ebene beantworten können. Damit diese Stimulationen nicht verwirrend oder bedrohlich wirken, sollten sie klar und eindeutig wahrnehmbar sein, an bekannte Erfahrungen anknüpfen und darauf aufbauen, selbst wenn dies erste (basale) Erfahrungen wie die im Mutterleib waren.

In den 80er-Jahren knüpfte die Krankenschwester und Diplompädagogin Professor Christel Bienstein erste Kontakte zu Professor Fröhlich. Gemeinsam begannen sie, das Konzept der Basalen Stimulation in die Krankenpflege zu übertragen und stellten fest, dass die Förderungsmöglichkeiten behinderter Kinder ebenso bei wahrnehmungsgestörten Erwachsenen Anwendung finden konnten. Die ersten sehr überraschenden Erfolge wurden bei komatösen und wachkomatösen Patienten erzielt, später konnte das Konzept in alle Bereiche der Pflege eingeführt werden. Diese Erfahrungen haben sie in ihrem Buch „Basale Stimulation in der Pflege" (Bienstein & Fröhlich 1991) veröffentlicht.

Patienten der Basalen Stimulation sind alle Patienten, die in ihrer Fähigkeit zur Aktivität und Kommunikation gestört sind, wie beispielsweise Bewusstseinsbeeinträchtigte, Beatmete, Immobile, Desorientierte, Somnolente, Schädel-Hirn-Traumatisierte, Sterbende; Patienten mit hypoxischem Hirnschaden, Morbus Alzheimer, Schlaganfall oder Wachkoma und für eine begrenzte Zeit ihrer Entwicklung auch Frühgeborene.

Wir verstehen den Patienten dabei als gleichwertigen Partner, als Menschen mit einer eigenen Geschichte und einer stets vorhandenen Fähigkeit zum Erleben, als einen Menschen mit dem elementaren Bedürfnis nach Ausdruck und Kommunikation in seiner gegenwärtigen Lebenssituation und mit einer Identität, die sich sowohl geistig als auch körperlich manifestiert.

Basale Stimulation ist dabei nicht die Summe einzelner Maßnahmen und kann auch nicht täglich von 9 bis 10 Uhr am Patienten durchgeführt werden. Basal stimulierende Pflege entwickelt sich aus der Beziehung zwischen dem Patienten und dem Pflegenden. Sie entspricht einer Haltung. Basal stimulierende Pflege ist hoch individualisiert und unterstützt den Patienten gezielt durch aktivierende, fördernde Entwicklungsmöglichkeiten. Wir orientieren uns an dem Entwicklungspotenzial des Patienten, seinen zentralen Zielen und begleiten ihn auf seinem Weg. Der Patient ist Subjekt seiner eigenen Entwicklung, nicht das Objekt gut gemeinter oder durchdachter pflegerischer Förderung.

Pflege wird hier als ein kommunikatives Angebot verstanden, über dessen Annahme der Patient entscheidet. Wir wählen dabei eine Kommunikationsform, die der Patient wahrnehmen und verarbeiten kann, z. B. eine basal stimulierende Ganzkörperwaschung oder eine bestimmte Geschmacksrichtung. Wir begeben uns hier auf die Ebene des Patienten und vermitteln ihm dabei Kommunikation, die sich bei schwerstkranken Patienten auf elementare Inhalte bezieht: sich selbst erleben, die Grenzen des Körpers erspüren, eine Welt außerhalb des Körpers wahrnehmen, die Gegenwart eines anderen, interessierten Menschen fühlen. Die Kommunikation entwickelt sich aus der Beantwortung der Signale des Patienten während der gemeinsamen Aktivität. Dieses Wahrnehmen und Wahrgenommen-werden, diese Beachtung auch kleinster Signale, ist ein wichtiger Schritt für die Entwicklung schwerstkranker Menschen. Der Eindruck von „mir wird zugehört" und „meine Aktivität wird unterstützt" vermittelt nicht nur Vertrauen, sondern auch die Fähigkeit zur aktiven Beziehungsgestaltung und schließlich zur Autonomie. Diese Beziehung muss nicht kuschelig nahe sein, aber kontinuierlich, angemessen, vertrauenswürdig und verständnisvoll. Erst in einer solchen Begegnung ist es dem Patienten möglich, die eigenen Potenziale und damit auch die eigene geistige und körperliche Identität wieder zu finden. Hierbei wird gezielt auf verbliebene Erinnerungen und frühere Gewohnheiten zurückgegriffen, die wiederholt angeboten werden, um damit assoziierte Fähigkeiten anzuregen. Etwas Bekanntes schafft für den sich in einer fremden Umgebung aufhaltenden Intensivpatienten Sicherheit und Orientierung, auch wenn dies nur die gewohnte Schlafposition oder ein vertrautes Lied ist. Diese orientierende Sicherheit bewirkt Selbstsicherheit, ein Wiedererkennen der eigenen Identität, des eigenen Körpers, der Wahrnehmung und gewohnter eigener Bewegungen.

Schrittweise kann dem Patienten sein Körper wieder erfahrbar gemacht werden, sodass er lernt, diesen immer differenzierter wahrzunehmen, mit ihm und durch ihn zu kommunizieren. Die basal stimulierenden Angebote können eine den Körper nachformende Ganzkörperwäsche, eindeutige Berührungen, die vibratorische Erfahrung von Körpertiefe, ein Bewusstmachen der Lage im Raum oder ein bekannter Geruch sein. Der Patient kann wieder sein Leben spüren, seine Umwelt aktiv erfahren und sein Leben gestalten. Er erfährt eigene Entwicklungen. Begleitung und Förderung orientieren sich an den Fähigkeiten und ganzheitlichen Wachstumsmöglichkeiten des Patienten.

Wir definieren die Ganzheitlichkeit eines Patienten als die Einheit von Körper, Geist und Seele. Im Krankheitsfall sind alle Aspekte davon betroffen und verändert. Die Entwicklung von einer Krankheit zur Gesundung wird dabei als Prozess verstanden, bei dem schwerst betroffene Patienten unserer Unterstützung und Förderung bedürfen. Pflege bedient sich daher pädagogischer Instrumente und Reflexionen, um die Pflege pädagogisch zu gestalten: Lernprozesse und Entwicklungen werden angeregt und begleitet. Der Patient wird gefördert, in dem, was er kann und wie er es kann. Er wird in einer pädagogisch orientierten Pflegebeziehung auf seinem Lebensweg begleitet.

Erst in der Beziehung werden wir zum Menschen, werden wir zum „Ich" und „Du". Eine ganzheitliche Pflege wie die Basale Stimulation ist nicht technisches Verrichten, sondern individueller Beziehungsaufbau zweier ganzheitlicher Menschen. Dieses individuelle und ganzheitliche Menschenbild der Basalen Stimulation bedeutet auch, dass die Pflegenden sich individuell und ganzheitlich verstehen. Gerade in der Basalen Stimulation können Pflegende ihre Kreativität und ihre Fähigkeiten verwirklichen. Genauso wichtig ist es, die persönlichen Grenzen zu erkennen und zu akzeptieren, um in der Beziehung zum Patienten authentisch zu bleiben und ihn nicht zur Zielscheibe für eigene Probleme oder eigenen Ehrgeiz werden zu lassen.

Damit unsere Beziehungsqualität zu wahrnehmungsgestörten Patienten professionell wird, ist es notwendig, am eigenen Körper simulierte Wahrnehmungsstörungen (z. B. Oropax) und vor allem basal stimulierende Pflege an sich zu erfahren. Erst die Selbsterfahrung von z. B. Berührungen und Vibrationen wird unser Pflegeverständnis und unser Menschenverständnis verändern. Reines Wissen um Berührungen befähigt uns nicht, eine echte, lebendige Beziehung aufzubauen.

Erst die sinnliche Erfahrung lässt uns spüren, wie das ist, was wir den Patienten jeden Tag anbieten ( > Abb. 1.1). Und erst diese Erfahrung wird unsere Kommunikation, unser Verhalten und unser Verständnis verändern.

Die professionelle Beziehung und Nähe, die in der basal stimulierenden Pflege vermittelt wird, ist sicher, vertrauenswürdig und kontinuierlich. Sie ist jeden Tag anders, genauso wie wir jeden Tag anders sind.

Zusammenfassend lässt sich sagen: **Basale Stimulation** ist ein Konzept zur Förderung von Menschen in krisenhaften Lebenssituationen, in denen ihre physischen, psychischen und sozialen Austausch- und Regulationskompetenzen deutlich vermindert, eingeschränkt oder dauerhaft behindert sind.

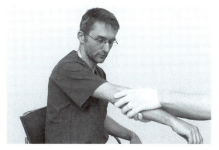

**Abb. 1.1** Erst die sinnliche Erfahrung lässt uns spüren, was wir den Patienten jeden Tag anbieten. [K115]

Dabei stehen die Fähigkeiten des Patienten zur Wahrnehmung, Kommunikation sowie zur Bewegung im Zentrum des Konzepts. Durch einfache und grundlegende Austauschangebote und -hilfen sollen Kompetenzen des Patienten erhalten, gesichert und aufgebaut werden.

Basale Stimulation ist eine Form ganzheitlicher, körperbezogener Kommunikation für Menschen mit wesentlichen Einschränkungen.

Basale Stimulation versteht sich
- als Angebot körperbezogenen und ganzheitlichen Lernens,
- als umfassende Entwicklungsanregung in sehr frühen Lebensphasen,
- als Orientierung in unklaren Wahrnehmungs-, Kommunikations- und Bewegungssituationen,
- als Stressreduzierung für Menschen in belastenden Grenzsituationen, z. B. in schweren gesundheitlichen Krisen,
- als Begleitung von Menschen in ihrem Sterben,
- als psychotherapeutisch orientierte Begleitung in schwierigen Wahrnehmungs- und Kommunikationsphasen.

## 1.2 Haltung der Basalen Stimulation

Die Haltung von jedem einzelnen Pflegenden beruht auf dem persönlichen Menschenbild und den damit verbundenen Werten. Schwierig ist im Alltag oft, dass wir im Kollegenkreis nur selten über diese Werte sprechen. Die persönlichen Werte bestimmen aber unser Handeln und lassen uns die eigene oder auch fremde Pflege beurteilen: Wenn davon ausgegangen wird, dass ein Patient wahrnehmen kann, wird er anders angesprochen, berührt, bewegt werden als wenn man nicht davon ausgehen würde. TeilnehmerInnen der Weiterbildung oder von Seminaren reflektieren und verändern ihre Werte zu ihrem bisherigen Pflegeverständnis.

Pflegende erkennen: Jeder Mensch ist Subjekt seiner Entwicklung, er bestimmt seine Entwicklungsschwerpunkte selbst und kann sich auch immer nur selbst entwickeln. Selbst wenn wir als Pflegende bestimmte Ziele definieren, ist es doch der Patient selbst, der seine Entwicklung bestimmt und organisiert. Patienten sind nicht Objekte der Pflege, sondern Subjekte ihrer Pflege: „Pflege macht nicht gesund, Pflege hilft beim Gesund werden" (Fröhlich 2011). Selbst komatöse Menschen sind durch ihre physische Anwesenheit in der Welt und können dadurch als kommunikationsfähig respektiert und gepflegt werden.

Menschliche Entwicklung hat dabei immer die Autonomie zum Ziel, das selbstbestimmte Leben. Diese Entwicklung ist aber nicht aus sich heraus machbar, wir benötigen immer „den anderen" dazu. Wir werden autonom, sind in unserer Autonomie aber nie alleine. Erst durch gemeinsames Handeln können wir diese Autonomie entwickeln, sie ist also geprägt von gegenseitiger Wertschätzung und Respekt (Fröhlich 2011).

## 1.3 Wahrnehmung

### 1.3.1 Was ist Wahrnehmung?

Wir nutzen unsere Wahrnehmung nahezu selbstverständlich. Wir können uns fühlen, uns bewegen und mit uns und unserer Umwelt kommunizieren. Wahrnehmung ist so natürlich, dass wir erst dann über sie nachdenken, wenn wir in eine Lage geraten, in der wir ihre möglichen Grenzen erfahren, z. B. wenn wir übermüdet sind, durch ein eingeschränktes Gesichtsfeld etwas falsch erkennen oder dermaßen konzentriert arbeiten, dass wir herantretende Personen nicht bemerken.

Unsere Wahrnehmung ist alles andere als selbstverständlich. Sie ist sehr dynamisch und derartig komplex, dass viele unterschiedliche Wege gefunden wurden, sie zu beschreiben. Entwicklungspsychologen beschreiben Wahrnehmung anders als Neurophysiologen. Wir werden versuchen, Wahrnehmung von verschiedenen Aspekten aus zu betrachten und ihre Bedeutung in einem umfassenden Sinne verständlich zu machen.

Aus der physiologischen Perspektive wird unter Wahrnehmung die Aufnahme und Verarbeitung von Informationen aus unserer Umwelt oder dem Körperinneren verstanden (Georg, Frowein 1998), dabei wird die Informationsflut unserer Umwelt auf die Wahrnehmungsbereiche reduziert, die uns unser Erleben und Überleben ermöglichen (Dudel, Menzel u. Schmidt 1996). Wir möchten im Nachfolgenden nur auf die Wahrnehmungsbereiche spezieller eingehen, die im Zusammenhang mit der basal stimulierenden Pflege benannt werden: somatische, vestibuläre, vibratorische, auditive, orale, olfaktorische, taktil-haptische und visuelle Wahrnehmung. Wahrnehmung wird verstanden als ein mehrere Stufen umfassender Prozess, beginnend mit der Erregung des Rezeptors, dem die Verschlüsselung von Informationen in neuronale Impulse folgt. Die Verarbeitung der Impulse erfolgt in unterschiedlichen Hirnarealen (neuronales Netzwerk), daraus resultiert eine subjektive Empfindung, die zur Ausbildung einer mentalen Repräsentation, z. B. einer bildlichen Vorstellung, führt (Georg, Frowein 1998).

Die Grundlage dafür bilden die aufmerksame Wachheit als das mittlere neuronale Aktivitätsniveau und das Gedächtnis, in dem Informationen in Form neuronaler Schaltkreise zwischen- und abgespeichert werden. Darauf aufbauend können wir die Bedeutung der Wahrnehmung erkenntnistheoretisch einordnen: Wahrnehmung ermöglicht uns Identität, die Entdeckung unseres „Ich's".

Wir können zwischen Ich und Nicht-Ich unterscheiden, dem „Du" und „Es". Wir können uns dadurch von anderen Menschen abgrenzen und erst dann auch kommunizieren. Wir nehmen wahr, dass ein „Ich" und „Du" etwas grundsätzlich anderes ist als die uns umgebende Umwelt, dem „Es".

Entwicklungspsychologisch bedingen hierbei Wahrnehmung, Bewegung und Kommunikation einander. Durch unsere Wahrnehmung haben wir gelernt, uns zu bewegen und zu kommunizieren. Bewegung, Wahrnehmung und Kommunikation beeinflussen sich gegenseitig, Bewegung macht Wahrnehmung erst möglich. Umgekehrt beeinflusst unsere Kommunikation unsere Wahrnehmung und unsere Bewegung. Wir haben ein bestimmtes, unverwechselbares Ich-Bild und differenzierte Vorstellungen über unseren Körper, ein Körperbild, welches uns befähigt, mit unserer Umwelt zu kommunizieren und eine eigene Geschichte zu chronologisieren.

Wahrnehmung hat verschiedene Aspekte. Dementsprechend können unterschiedliche Ursachen für Wahrnehmungsstörungen gefunden werden: Neurologische Schädigungen haben Wahrnehmungsstörungen zur Folge, etwa eine Sehstörung infolge einer Schädigung des N. opticus nach einem Schädel-Hirn-Trauma. Ebenso kann das gestörte Körperbild eines hemiplegischen Patienten zu einer veränderten Identität und zu einer gestörten Orientierung führen. Auch eine verminderte Beweglichkeit, z. B. die Immobilität eines sedierten Patienten, reduziert die Wahrnehmungsmöglichkeiten und kann diese erheblich stören.

Diese unterschiedlichen Aspekte führen uns zu der Frage, welche Bedeutung Wahrnehmung für das Bewusstsein haben kann. Bewusstsein kann je nach Betrachtungsweise als reger Transmitteraustausch, als Vorgang der Wahrnehmung an sich oder auch als Produkt eines bestimmten, kommunikativen Verhaltens gesehen werden.

Entscheidend ist für uns als Pflegende, wie wir wahrnehmungs- und bewusstseinsgestörte Patienten betrachten und welche therapeutischen Angebote daraus resultieren. Basale Stimulation versucht als ganzheitliche Pflege verschiedene Aspekte der Wahrnehmung und des Bewusstseins zu integrieren. Wir versuchen, die neuronale Vernetzung eines Patienten mit Schädel-Hirn-Trauma zu fördern, bieten gezielte Wahrnehmungen zur Förderung der körperlichen und psychischen Identität an und versuchen in einem kommunikativen Prozess, die Wahrnehmung und Beweglichkeit des Patienten aktivierend zu fördern. Diese unterschiedlichen Aspekte schließen sich nicht aus, im Gegenteil, sie ergänzen sich sehr gut und helfen uns, bewusster mit Patienten umzugehen.

## 1.3.2 Bereiche der Wahrnehmung

Die grundlegenden Möglichkeiten der Wahrnehmung haben ihre entwicklungsgeschichtliche Bedeutung und sind für unser Überleben in dieser Welt wichtig. Sie haben sich für unseren Lebensraum optimal bewährt. Die entwicklungsbedingte Ausgestaltung und Vernetzung der Wahrnehmungsbereiche unterliegen dabei ganz individuellen Begebenheiten, die intrauterinen Ursprung haben und sich nach der Geburt voll ausdifferenzieren. Von daher hat jeder von uns eine andere Vorstellung von dem, was er als „Wirklichkeit" wahrnimmt und welche Bedeutung das Erlebte für ihn hat. Beispielsweise kann der gleiche Geruch von einem Menschen als wohlriechend und von einem anderen als übel stinkend empfunden werden. So ist eine wesentliche Voraussetzung für die Auswahl geeigneter Stimuli die genaue Kenntnis der Vorgeschichte des Patienten, um ihm Bekanntes anbieten zu können (➤ 2.1).

In unserem Erleben empfinden wir Wahrnehmung immer als einheitliches Geschehen und differenzieren unsere Wahrnehmung meistens nicht künstlich in einzelne Bereiche. Den größten Teil unserer Wahrnehmung verarbeiten wir nicht bewusst und reagieren unwillkürlich: Wir merken beim Lesen beispielsweise nicht, wie der Muskeltonus uns aufrecht hält oder welchen Blickwinkel wir einnehmen, sondern wir vertiefen uns ganz in das Lesen. So unterliegt Wahrnehmung unserer Aufmerksamkeit und ihrer Bewertung aufgrund unserer bisherigen Erfahrungen, wir verhalten uns entsprechend. Gleichzeitig beeinflusst Wahrnehmung diese Qualitäten (➤ Abb. 1.2).

Wahrnehmung ist stets ein ganzheitlicher Prozess, wobei die einzelnen Wahrnehmungsbereiche sich gegenseitig beeinflussen und uns ganz unterschiedliche Qualitäten erfahren lassen.

Zur Übersicht und Verständlichkeit möchten wir auf die Bereiche eingehen, die eine Grundlage für unser pflegerisches Handeln darstellen.

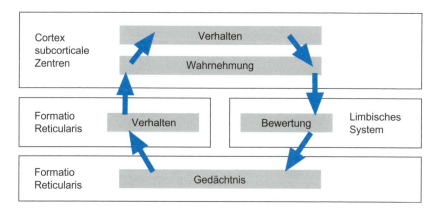

**Abb. 1.2** Kreislauf zwischen Verhalten, Bewertung, Gedächtnis, Aufmerksamkeit und Wahrnehmung. [E559]

## 1.3.3 Somatische Wahrnehmung

Die somatische Wahrnehmung lässt uns, aus neurophysiologischer Sicht, Empfindungen von der Körperoberfläche (Oberflächensensibilität) und aus dem Körperinneren (Tiefensensibilität) erleben. Die Tiefensensibilität der Muskeln und Gelenke (Stellung, Bewegung und Kraft) wird Propriozeption genannt und steht in engem Zusammenhang mit dem visuellen System.

Die Informationen können wir über spezifische Rezeptoren aufnehmen:
- Druckveränderungen (Mechanorezeptoren) bis hin zum Schmerz (Nocizeption über Chemorezeptoren)
- Temperaturveränderungen (Thermorezeptoren)
- Propriozeption (Mechanorezeptoren)
- Ekterozeption (Sensorik der inneren Organe über Mechanorezeptoren)

Fröhlich (1998) hebt in diesem Zusammenhang die Bedeutung der Haut als größtes Organ, als Begrenzung, aber als auch Kontaktfläche zur Umwelt hervor. In der Embryonalzeit entwickeln sich aus dem äußeren Keimblatt die Haut, ihre Anhangsorgane und das

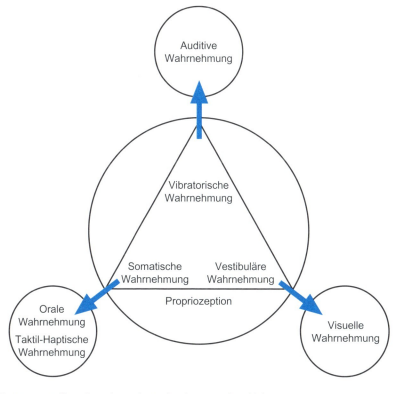

**Abb. 1.3** Entwicklung der embryonalen Wahrnehmung nach Fröhlich.

Nervensystem. Diese enge Vernetzung bewirkt, dass z. B. propriozeptive Reize sich durch das gesamte Nervensystem fortsetzen und so eine primäre Rolle bei der neuralen Organisation und deren Stabilisierung spielen (➤ Abb. 1.3).

Die Qualität, in der wir eine somatische Stimulation erfahren, hat einen wesentlichen Einfluss auf unser Körper- und Selbstbewusstsein.

### 1.3.4 Vestibuläre Wahrnehmung

Embryonalgeschichtlich entwickeln sich die vestibulären Kerne ab der neunten Woche nach der Konzeption und sind im fünften Monat bereits gut ausgebildet. Die vestibuläre Wahrnehmung dient in erster Linie der unwillkürlichen motorischen Steuerung des Gleichgewichts. Mechanorezeptoren geben Informationen über die Linear- und Kreisbeschleunigung unseres Körpers (entgegen der Schwerkraft) sowie über die statische Position des Kopfes weiter an das Vestibularorgan.

Dabei ist der N. vestibularis eng verbunden mit den Kerngebieten der Nerven, die die Augenmuskeln steuern, um die Augen- mit den Kopfbewegungen zu koordinieren. Die Verarbeitung dieser Informationen gibt uns letztendlich eine Orientierung über unsere Position und Lageveränderung im Raum und darüber, wie schnell und in welche Richtung wir uns bewegen. Die vestibuläre Wahrnehmung ist das grundlegende Bezugssystem, um optische Informationen sinnvoll zu verarbeiten.

Gerade Intensivpatienten erfahren oftmals eine sensorische Verarmung in diesem sensiblen Bereich und bedürfen einer sinngebenden vestibulären Stimulation.

### 1.3.5 Vibratorische Wahrnehmung

Die Wahrnehmung von Vibration entwickelt sich ebenfalls in einer sehr frühen Phase der embryonalen Entwicklung. Das Vibrationsempfinden wird durch Schwingungen (Frequenz, Amplitude) hervorgerufen, die wir über spezielle Mechanorezeptoren als periodische Erschütterungen der Haut wahrnehmen. Vibrationen werden vorwiegend von unserem Skelettsystem weitergeleitet, z. B. beim Gehen oder Sprechen. Diese rhythmischen Empfindungen geben uns eine Information über unsere Körpertiefe und -fülle. Vibrationsrezeptoren an Gelenken und Sehnen nehmen auch einen regulierenden Einfluss auf den Muskeltonus und unser Empfinden bei Bewegung. Oft bedürfen Patienten im intensivpflegerischen Bereich einer Harmonisierung ihres Muskeltonus, sei es, dass sich eine Spastizität ausprägt oder eine Muskeldystrophie eintritt.

Rhythmus beinhaltet aber auch noch eine andere Qualität. Er weckt unsere Aufmerksamkeit und ermöglicht ein Hineinhorchen in uns selbst. Zusammenfassend kann gesagt werden, dass vibratorisches Erleben im Zusammenspiel mit unserer somatischen und vestibulären Wahrnehmung die Grundlage für unser Körper-Ich bildet.

## 1.3.6 Orale/olfaktorische Wahrnehmung

Der Geschmackssinn registriert mittels Chemorezeptoren auf der Zunge die Wahrnehmungsqualitäten süß, sauer, bitter, salzig sowie umami (pikant, herzhaft) und wahrscheinlich auch Fett. Beim Föten wird der Geschmackssinn bereits intrauterin durch gelöste Geschmacksstoffe im Fruchtwasser angeregt. Der Geschmack als unmittelbarer Nahsinn ermöglicht uns eine gustatorische Nahrungskontrolle und Steuerung der Nahrungsaufnahme und -verarbeitung, z. B. mittels Speichelreflex. Darüber hinaus hat jeder von uns eine eigene Vorstellung von dem, was gut schmeckt und so zu unserem Wohlbefinden beiträgt.

Speisen werden von uns aber nicht nur den benannten Geschmacksqualitäten zugeordnet, sondern auch als pikant oder herzhaft bezeichnet. Die volle Geschmacksempfindung wird möglich, wenn die freigesetzten Aromastoffe über den hinteren Rachenraum zu den Riechzellen der Nasenschleimhaut aufsteigen und so vom Geruchssinn identifiziert und über den N. trigeminus weitergeleitet werden können.

Neben den Aromastoffen nehmen wir mit dem Luftstrom Duftmoleküle auf, die direkt zur Riechschleimhaut gelangen und dort mittels Chemorezeptoren an den Riechnerven weitergeleitet werden. Der Geruch hat neben seiner Warn- und Kontrollfunktion auch einen ganz spezifischen Einfluss auf unsere Befindlichkeit. Die Differenzierung, was gut riecht oder gut schmeckt, unterliegt einer komplexen Bewertung. Diese kann ganz individuell ausfallen oder auch beim einzelnen Menschen von seiner augenblicklichen emotionalen Situation abhängen. Es besteht also die Möglichkeit, durch olfaktorische Stimulation an frühere Erfahrungen anzuknüpfen.

Der orale Bereich stellt, durch seine komplexe nervale Versorgung eine hochsensible Einheit dar! Die taktilen Empfindungen des Mundbereichs, insbesondere der Zunge geben uns Auskunft über die Temperatur, Menge und Konsistenz der Speisen. Die außerordentlich hohe Wahrnehmungsspezifität unserer Zunge beinhaltet einen hohen individuellen Wiedererkennungswert.

Bienstein hat aufgrund ihrer Beobachtungen die Aktivitäten des Mundbereichs mit dem Wachheitsgrad stark bewusstseinseingeschränkter Menschen in Verbindung gebracht. Sie beschreibt dies so: „Anhand der Aktivität des Mundes ist die Konzentration/Wachheit, Schläfrigkeit oder Zunahme eines Komas erkenntlich. Ist ein Mensch wach und ansprechbar, bleibt der Mund zumeist geschlossen, die Zunge bewegt sich im Mundinnenraum. Je müder ein Mensch wird, desto geringer werden die Zungenbewegungen, häufig fällt der Unterkiefer herab, Speichel läuft heraus." Auch wir konnten in unserer Praxis diese Beobachtungen machen und sehen von daher durch die orale Stimulation eine Möglichkeit, Patienten aus ihrer Isolation herauszulocken (Bienstein, Fröhlich 1994).

## 1.3.7 Auditive Wahrnehmung

Bereits ab der 26. Woche der fötalen Entwicklung können eindeutige Reaktionen auf akustische Reize festgestellt werden. Auditive Informationen werden über Mechanorezeptoren registriert und in elektromagnetische Impulse umgewandelt. Die Hörbarkeit von Schallereignissen hängt von der Frequenz (Töne, Klänge, Geräusche) und ihrer Intensität (Lautstärke) ab. Das beidohrige (binaurale) Hören ermöglicht uns eine fokussierende Richtungsbestimmung des Gehörten. Die auditive Wahrnehmungsfähigkeit hat ferner eine Warnfunktion, die auch im Schlaf erhalten bleibt. Jeder hat sicher schon einmal erlebt, dass ihn Geräusche beunruhigt, ja sogar aufgeweckt haben. Dies ist für uns von hoher Bedeutung, insbesondere im Umgang mit sedierten oder bewusstseinsgetrübten Patienten. Es stellt sich in diesem Zusammenhang die Frage, welche Auswirkungen negative Äußerungen für den bewusstseineingeschränkten Patienten haben.

Die auditive Wahrnehmung ist individuell geprägt durch unsere Erfahrungen. Bestimmte Geräusche können von unterschiedlichen Personen jeweils anders wahrgenommen werden. Es ergibt sich daraus, dass für die Qualität der auditiven Stimulation besonders die Eindeutigkeit des Angebots von großer Bedeutung ist.

### 1.3.8 Taktil-haptische Wahrnehmung

Taktile Empfindungen werden von speziellen Mechanorezeptoren aufgenommen. Eine hohe Anzahl von Tastpunkten befindet sich an den Fingerkuppen und Lippen. Hier finden auch embryonalgeschichtlich, durch die sich anbahnende Mund- und Handkoordination, z. B. beim Saugen am Finger, am häufigsten Berührungen statt. Die haptische Ausprägung des Greifens ist beim Feten ab der 26. Schwangerschaftswoche zu beobachten. Im Alter von zwei bis drei Monaten entfällt der angeborene Greifreflex und wird durch ein bewusstes Greifen ersetzt. Dabei inspirieren und unterstützen visuelle und auditive Angebote diesen Entwicklungsschritt. So versucht z. B. ein Kind, nach einer Rassel zu greifen, auf die es zuvor durch das Rasselgeräusch aufmerksam geworden ist.

Der taktil-haptische Sinn (Tast- und Greifsinn) ermöglicht es uns, nicht nur zu spüren, sondern durch den aktiven Vorgang des Abtastens und Greifens unsere Umwelt zu identifizieren (Was ist das?) und zu differenzieren (Ist es für mich wichtig?), ja zu begreifen.

Darin liegt ein hoher individueller Wiedererkennungswert für den in der Wahrnehmung beeinträchtigten Patienten.

### 1.3.9 Visuelle Wahrnehmung

Die visuelle Wahrnehmung ist ein äußerst komplexes System. Die kindlichen Entwicklungsstufen können für uns eine Orientierung darstellen, welche visuellen Angebote wir an die in der Wahrnehmung beeinträchtigten Patienten richten. Die Hell-Dunkel-Wahrnehmung ist der Beginn der visuellen Wahrnehmungsfähigkeit, dem folgt das Erkennen von Umrissen auf kurze Distanz (ca. 10–15 cm), gefolgt vom Sehen eigener Körperteile über die Wahrnehmung von Umrissen auf größere Distanz (ca. 1–2 m). Nun erst nehmen sie schärfere Konturen wahr bis hin zum Unterscheiden einzelner Personen oder Gegenstände.

Visuelle Reize werden über Fotorezeptoren in drei kortikalen Zentren verarbeitet:
- Zunächst werden Formen, Bewegungen, Entfernung, Kontraste und Farben als dreidimensionale Bilder erkannt (primäres Sehzentrum).
- Dann folgt das Erkennen auf der Basis von Erfahrung und Erlerntem (sekundäres Sehzentrum),
- das schließlich mit dem Erinnerten verknüpft wird (tertiäres Sehzentrum).

Beeinträchtigungen der visuellen Wahrnehmung können vielfältige Ursachen haben, sei es, dass eine sensorische Verarmung eintritt oder dass der Patient nicht in der Lage ist, seinen Blick zu fixieren.

## 1.3.10 Sinngebende Wahrnehmung

Die Fähigkeit, das Wahrgenommene in einen sinnvollen Zusammenhang zu bringen, stellt hohe Anforderungen an unsere Intelligenz und setzt eine intakte neurologische Verarbeitung innerer wie äußerer Informationen voraus. Dieser Kontext ist individuell verschieden und beruht auf unserer jeweiligen Entwicklung, in der wir komplexe Wahrnehmungen als Erfahrungen abgespeichert haben.

Die Reize, die unsere Sinneszellen registrieren, werden über die sensiblen peripheren Nerven ins Rückenmark und dann zum Gehirn oder direkt in die einzelnen entsprechenden Zentren weitergeleitet. Dort werden die Informationen nach Relevanz gefiltert (nur 10 % des Wahrgenommenen sind wichtig) und mit bisherigem Wissen verglichen, kategorisiert und in einem persönlichen Gesamtzusammenhang beurteilt. Wir unterscheiden in diesem Zusammenhang zwischen Realität und Wirklichkeit. Realität ist die Gesamtheit der Objekte, Wirklichkeit hingegen ist die „mentale Repräsentation" (Pickenhain 1998) der Realität in unserem Kortex. Sie wird relativiert durch die Selektion unserer Wahrnehmung und deren Beurteilung. Wirklichkeit ist die subjektive Interpretation der Realität.

Diese mentale Repräsentation beruht auf dem Zusammenwirken der einzelnen Wahrnehmungsbereiche und erst dann, wenn diese Wahrnehmungsbereiche eine sinnvolle Übereinstimmung ergeben, wird Wirklichkeit glaubwürdig. Je eindeutiger dabei eine Information wahrgenommen wird, desto glaubhafter ist sie. Wenn sich Informationen der Wahrnehmung widersprechen, wird die Wirklichkeit unglaubwürdig. Bei eingeschränkter Wahrnehmungsfähigkeit kann dies zu Orientierungs- und Identitätsstörungen führen.

Wenn Sie z. B. sehen, wie eine Pflegende auf Sie zukommt, dabei jedoch hören, wie sie sich entfernt, so erhalten Sie widersprüchliche Informationen und werden verunsichert sein: Was stimmt denn nun? Kommt sie oder geht sie? Sie werden versuchen, diese verwirrende Wirklichkeit zu überprüfen, indem Sie Ihre Position verändern, die Person ansprechen oder andere Methoden zur Überprüfung wählen.

Bleiben diese Information in ihrer Struktur unverändert widersprüchlich, so müssen Sie sich entscheiden, welcher Wahrnehmung Sie Glauben schenken können (kommt sie oder geht sie?) und danach ihr Handeln orientieren.

Solche Fehlinterpretationen treten häufig bei Wahrnehmungsstörungen oder auch durch eine fremde, reizarme Umgebung auf, wie sie im Krankenhaus gegeben ist.

─────────────── **Beispiel** ───────────────

Ein beatmeter, im Bett liegender Intensivpatient erhält viele Informationen über seine Situation. Somatisch erfährt er bei Bewegungen seine Körpergrenzen und spürt, dass er ausgestreckt liegt. Er nimmt vestibulär wahr, dass er eine um ca. 15° nach oben gerichtete Position einnimmt, vibratorisch wird er wahrscheinlich nicht viel spüren können, auditiv nimmt er das Piepsen von Geräten, das Zischen der Beatmung und darüber hinaus z. B. Stimmen, Klappern und Papiergeraschel wahr. Es wird ihm möglicherweise leicht übel sein, denn er ist oral intubiert, wobei der Tubus riesenhaft erscheint und außerdem ein schlechter Geschmack im Rachen besteht. Er wird eine beige Decke sehen, Personen, die vorbeihuschen, und ab und zu ein freundliches Gesicht. Er spürt mit seinen Händen und Fingern eine seltsam weiche Unterlage, die mit Stoff bezogen ist und nur wenige Konturen bietet (➤ Abb. 1.4)

───────────────────────────────────────────

Wenn wir uns vorstellen, dass dieser Patient sein zeitliches Kontinuum – sein Gedächtnis – durch eine retrograde Amnesie infolge eines Unfalls oder einer Narkose verloren hat, so wird er seine Wirklichkeit nur schwer glaubwürdig finden können. Es könnte sein, dass er Traum und Wirklichkeit verwechselt, dass er seine Wirklichkeit an einer vermeintlich eindeutigen Wahrnehmung – z. B. dem Piepsen – festmacht und dadurch die Realität falsch interpretiert. Er könnte auch bereits erlebte Situationen mit der aktuellen Situation verwechseln und glauben, er würde diese Situation noch einmal erleben. Durch die Verunsicherung werden schließlich die Orientierung und die Kommunikation gestört. Eine sinngebende und realitätsnahe Wahrnehmung wird also erst möglich, wenn alle Bereiche der Wahrnehmung übereinstimmende Informationen liefern.

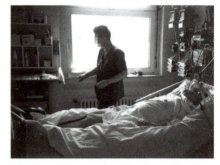

Abb. 1.4 Was kann der Patient wahrnehmen?

## 1.4 Wahrnehmungsstörungen
Harald Haynert

Die Welt ist so, wie sie jeder einzelne Mensch wahrnimmt. Dabei wird aber vergessen, dass die Wahrnehmung eines jeden Menschen ebenso vielfältig und anders ist, wie die menschlichen Sinne selbst. In diesem Kapitel werden deshalb altersbedingte Wahrnehmungsveränderungen ebenso wie Wahrnehmungsangleichungen und Wahrnehmungsstörungen vorgestellt und anhand von praktischen Beispielen erläutert. Die für die Pflege relevanten Phänomene werden dabei durch Fallbeispiele verdeutlicht.

### Wie wirklich ist die Wirklichkeit?

Normalerweise gehen wir davon aus, dass wir ein recht realistisches Bild der Welt haben und zum Beispiel unsere Umgebung wie auf einem hochaufgelösten Panoramafoto in allen Einzelheiten sehen. Doch das ist ein Trugschluss (Watzlawik 1995). Wir nehmen nur winzige, vage Ausschnitte des Ganzen wahr und sind darüber hinaus rund ein Viertel der wachen Zeit blind (ebd. S. 36). Denn wenn wir blinzeln oder sich unsere Augen von einem Punkt zu einem anderen bewegen können wir nichts sehen. Die wenigen Informationen die unserem Gehirn zu Verfügung stehen werden allerdings so geschickt kombiniert und aus der Erfahrung ergänzt, dass wir die Illusion haben, ständig eine komplette Welt zu sehen (Roth 2009: 27). Passiert etwas Ungewöhnliches oder – im wahrsten Sinne des Wortes – Unvorhergesehenes – kann es sein, dass wir das Ereignis nicht wahrnehmen, obwohl es vor unseren Augen stattfindet. Dies wird in der Wahrnehmungspsychologie selektive Wahrnehmung genannt (Goldstein 2007: 132). Wollten wir alle visuellen Reize, die unser Auge erreichen, gleichzeitig erfassen, wäre unser Gehirn hoffnungslos überfordert und müsste vermutlich mehrere Tonnen wiegen. Im Grunde genommen nehmen wir nur die Objekte bewusst wahr, auf die wir unsere Aufmerksamkeit richten.

Nur vergleichsweise winzige Teile des Hirns müssen beeinträchtigt werden, z. B. durch einen Schlaganfall oder ein Hirntrauma (Ewers & Osterbrink 2003: 243), damit die Wirklichkeit eine ganz andere wird (Goldenberg 2006, Marks 1978). Die Folge davon sind nicht nur physiologisch nachweisbare Veränderungen im Körper. Die Betroffenen verhalten sich auch anders, sie leiden unter Symptomen wie postoperativer Verwirrtheit, was die Zusammenarbeit mit Ihnen deutlich erschwert (Ewers & Osterbrink 2002: 823). Sie sind „Gefangene Ihrer Wahrheit", da Menschen stets so handeln, wie sie die Welt wahrnehmen (Wilhelm 1998: 275).

## Synästhetische Wahrnehmungen

Mittlerweile ist es eine weit verbreitete Erkenntnis, die auch wissenschaftlich erwiesen ist, dass viele unterschiedliche Wahrnehmungsweisen existieren. Sie unterscheiden sich nicht nur im Hinblick auf die Wahrnehmung der Welt selbst, sondern auch darauf hin, welche Sinne in welchen Kombinationen dabei zum Einsatz kommen. Die Synästhesie als eines von möglichen Beispielen wird nachfolgend vorgestellt, um die davon betroffenen Personen, die oft fälschlicherweise das Etikett „Krankheit" erhalten und unter dem daraus resultierenden Stigma leiden, von denen zu unterscheiden, die tatsächlich krank und unterstützungsbedürftig sind.

Mit Synästhesie wird ein erst seit kurzem bekanntes Phänomen bezeichnet, das die Kopplung zweier oder mehrerer Sinne miteinander bezeichnet, die originär voneinander getrennt sind (Duffy 2003). Diese Sinneskopplung kann in zweierlei Form auftreten, als sensorische oder kognitive Synästhesie.

- Mit sensorischer Synästhesie wird ein Prozess gekennzeichnet, bei dem die Stimulation eines Sinns gleichzeitig unwillkürlich andere Sinnessysteme enerviert und dadurch zu einer Dopplung der sensorischen Reize führt. Die Folge kann u. a. darin bestehen, dass die Wahrnehmung von Farben automatisch mit Temperaturempfinden gekoppelt ist und z. B. Rot als warm, Blau als kalt empfunden wird.
- Bei der kognitiven Ausprägungsform erhalten z. B. Zahlen oder Buchstaben zusätzliche sensorische Empfindungen, sodass diesen Geschmack oder Geruch zugeordnet werden können. A ist süss, B ist sauer, C ist bitter.

Die Synästhesie kann alle Sinnesqualitäten betreffen, Kombinationen zwischen dem visuellen Sinn und dem olfaktorischen und gustatorischen Sinn sind allerdings am häufigsten anzutreffen, wobei das Phänomen an sich als selten anzutreffen gilt (Duffy 2003). Erste epidemiologische Forschungen gehen von annähernd 2.000 Personen weltweit aus, die unter synästhetischen Wahrnehmungen leiden. Darunter werden erstmals auch Gefühlssynästhetiker geführt, Personen, bei denen Sinnesreize Gefühle oder Gefühle typischerweise Sinnesreize auslösen.

Nachfolgend soll zum besseren Verständnis von Wahrnehmungs- und Verhaltensweisen und zum Zwecke der Stigma-Prophylaxe alter und/oder kranker Personen systematisch unterschieden werden zwischen:
- altersbedingten Wahrnehmungsveränderungen,
- Wahrnehmungsangleichungen und
- Wahrnehmungsstörungen.

### 1.4.1 Altersbedingte Wahrnehmungsveränderungen

Man kann es sogar sehen: Menschen altern. Am Offensichtlichsten zeigt sich das Altern an äußerlichen Erscheinungen: Falten, schlaffe Haut, schlechte Durchblutung und graue Haare.

## 1.4 Wahrnehmungsstörungen

Das Alter hinterlässt auch an den Sinnesorganen seine Spuren. Die Folge: Sehen, Hören, Riechen, Schmecken und Tasten funktionieren nicht mehr so gut. Grond weist auf diese Veränderungen hin (Grond 1992):
- Die Berührungsempfindlichkeit lässt nach, vor allem an Händen und Füßen (50 % > 80 J.). Die Fähigkeit, somatische Reize zu lokalisieren, schwindet etwas, ebenso die Fähigkeit, sich Temperaturveränderungen anzupassen.
- Der Vibrationssinn nimmt ab einem Alter von 50 Jahren ab.
- 50 % der Männer und 30 % der Frauen über 65 Jahre hören schwer. Eingeschränkt sind das Hören von hohen Tönen, das Richtungshören und das Verstehen des Gehörten. Schnelle Sprache erscheint verhallt, die Reaktionszeit auf Ansprache ist verlängert.
- 12 % der über 70-Jährigen klagen über Geschmacksverluste. Die Zungenrezeptoren für süß und salzig nehmen stärker ab als die für sauer und bitter. Die Riechzellen schwinden bei 70-Jährigen um ein Drittel, ebenso das olfaktorische Differenzierungsvermögen.
- 75 % der über 80-Jährigen haben eine altersbedingte Makuladegeneration, d. h. ein schwarzer Fleck tritt im Gesichtsfeld auf. Ebenso können Linsenverunreinigungen schwarze Flecken und den Effekt des „Nach Fliegen Greifens" hervorrufen. Kontraste und Farben werden schlechter wahrgenommen, die Farben Blau, Braun und Beige sind schwer zu unterscheiden, Rot und Gelb hingegen sind noch gut zu differenzieren. Das dimensionale Sehen lässt nach, so können Entfernungen falsch eingeschätzt werden.

### Atastie: Verlust des Geruchs-und Geschmackssinns

Geruchs- und Geschmackssinn hängen eng zusammen (Marwedel 2008, Goldstein 2007). Die Zunge schmeckt die fünf Geschmacksrichtungen süß, sauer, salzig, bitter und umami (Muttermilchgeschmack) und hilft uns so zu entscheiden, wie wir uns ernähren oder was wir besser nicht essen sollten. Für das Schmecken ist allerdings der Geruchssinn ebenso unverzichtbar: Um das volle Aroma wahrzunehmen, arbeiten rund drei Millionen Riechzellen im Dach der Nasenhöhle. Mit ihnen können wir etwa 10.000 verschiedene Duftstoffe voneinander unterscheiden. Zunge und Nase vermitteln uns also nur gemeinsam den Geschmackseindruck.

Die Geschmackszellen auf der Zunge und die Riechzellen in der Nase sterben alle paar Monate ab und werden durch neue ersetzt. Aber mit zunehmendem Alter sterben Zellen und Nervenfasern zwar immer noch mit der gleichen Geschwindigkeit, werden aber auch immer langsamer ersetzt, sodass beispielsweise die Anzahl der Geschmackszellen im Laufe des Lebens um rund 75 % auf 2.000–3.000 abnimmt (Marwedel 2008: 30). Das wirkt sich auf das Geschmacksempfinden aus. Ältere Menschen haben häufiger eine höhere Wahrnehmungsschwelle für Zucker und Salz als junge Menschen. Deshalb schmeckt für sie vieles fad, es sei denn es ist gesüßt oder gesalzen.

# 1 Basale Stimulation

Der nachlassende Geschmackssinn (Atastie) führt oft zu einem Appetitverlust, einseitiger Ernährung bis hin zu Nahrungsverweigerung, weil die angebotenen Speisen nicht mehr mit dem erinnerten Geschmackserlebnis übereinstimmen. Allerdings gibt es auch Menschen, die selbst in hohem Alter noch gut riechen und schmecken und über einen gesunden Appetit verfügen.

## Altersschwerhörigkeit und Schalläquivalenzstörung

Ab dem 60. Jahren tritt die Altersschwerhörigkeit auf. Sie betrifft beide Ohren und führt dazu, dass Betroffene vor allem hohe und niedrige Töne nicht mehr so gut hören können, das Hörspektrum zunehmend eingegrenzter wird (Marwedel 2008: 34). Die akustische Wahrnehmung digitaler Medien wird deshalb erschwert, da diese Töne andere Frequenzbereiche betreffen: Schellack-Schallplatten sind hör- und damit verstehbar, CDs nicht mehr. Unter dem altersbedingt veränderten Hören leidet auch das Sprachverständnis, denn insbesondere die hohen Töne werden benötigt, um Worte und Sätze voneinander zu unterscheiden.

Viele Ältere klagen gleichzeitig über eine Schalläquivalenzstörung. Die Informationsverarbeitung im Gehirn ist dahingehend gestört, dass die Synchronität der über beide Ohrmuscheln aufgenommenen Töne und Geräusche nicht mehr zeitgleich im Gehirn ankommt, sondern zeitlich versetzt (Goldstein 2007: 133). Die Folge ist ein einem Echo vergleichbares Widerhallen. Beides zusammen, die zusätzlichen Ohrgeräusche und die Verständigungsschwierigkeiten, können zur Orientierungslosigkeit und Verwirrtheit führen.

## Blendungsempfindlichkeit und gestörte Hell-Dunkel-Adaptation

Auch der Sehsinn läßt nach (Marwedel 2008: 35). Mit zunehmendem Alter verliert die Augenlinse ihre Elastizität und wird immer härter und unbeweglicher. Beim Betrachten von nahen Gegenständen oder beim Lesen kann die Linse nicht mehr in die kugelige Form wechseln und für den Nahbereich scharf stellen. In diesem Fall spricht man von Altersweitsichtigkeit – erkennbar dann, wenn Menschen anfangen, Bücher, Zeitungen oder kleine Gegenstände am ausgestreckten Arm von sich weg zu halten.

Bei den meisten Menschen über 65 Jahren entwickelt sich auch noch eine Trübung der Augenlinse – der graue Star (Katarakt). Dazu kommt es, weil die Linse mit zunehmendem Alter schlechter mit Nährstoffen versorgt wird. Normalerweise befinden sich in der Augenlinse gelöste Substanzen, unter anderem Eiweiße. Mit zunehmendem Alter klumpen die Eiweiße zusammen und trüben die Linse ein. Das Bild, das dann auf der Netzhaut entsteht, verliert immer mehr an Schärfe. Man blickt wie durch einen Nebel oder eine Milchglasscheibe.

Durch die trüben Partikel wird das Licht nun auch diffus gebrochen, Veränderungen wie Blendungsempfindlichkeit und gestörte Hell-Dunkel-Adaptation sind die Folge (Niedeggen & Jörgens 2005). Bei wechselhaften Beleuchtungsverhältnissen oder selbst beim Anschalten einer Lichtquelle kann dies die Sehwahrnehmung alter Menschen dahingehend irritieren, dass sie aufgrund der Blendung und daraus resultierenden mangelhaften Anpassungsfähigkeit des Auges über mehrere Minuten orientierungslos sind und gar nicht folgerichtig reagieren können, weil sie nichts wahrnehmen (Niedeggen & Jörgens 2005).

## Blindhandphänomen

In der Haut sind unzählige Tast-, Druck- und Temperatur-Sensoren untergebracht, die ihre Nervenimpulse an spezialisierte Nervenzellen weitersenden, die Motoneuronen. Als Motoneuronen oder motorische Neuronen werden die efferenten Nervenzellen zusammengefasst, die die Muskulatur des Körpers innervieren und somit Grundlage aktiver Kontraktionen der Skelettmuskeln sind (Goldstein 2007). Mit zunehmendem Alter verkümmern aber viele dieser Sensoren und Motoneuronen (ebd. S. 203). Die Folgen sind ebenso einfach wie verheerend: Hemdknöpfe lassen sich nur noch mühsam zuknöpfen, das Nähgarn findet nicht mehr ins Nadelöhr und der Schnürsenkel lässt sich nicht schnüren.

In der Pflegewissenschaft werden die Auswirkungen dieser alters-, aber auch Medikamenten bedingten Veränderung als „Blindhandphänomen" oder „Strumpf- und Handschuh-Gefühl" bezeichnet (Marwedel 2008: 35). Hände und Füße zeigen bei den Betroffenen eine zunehmend geringere Sensibilität, als ob sie ständig Strümpfe und Handschuhe tragen würden. Dabei kann der Gefühlsverlust von einem verringerten Schmerzempfinden bis zur völligen Taubheit gehen und sich immer weiter ausbreiten (Zuckermann et al. 1979: 78). Das Symptom kann bei einigen Menschen angeboren sein, aber auch durch Krankheiten (z. B. Demenz) verursacht werden.

## Gestörter Balance-Reflex

Ältere Menschen leiden nicht selten unter Gleichgewichtsstörungen, Schwindelbeschwerden und Stürzen. Das Risiko nimmt im höheren Alter kontinuierlich zu, weil sich im Rahmen der natürlichen Alterungsprozesse Nerven zurückbilden. Kommen dann noch Funktionsstörungen der Wirbelsäule oder des Herz-Kreislauf-Systems hinzu, ist das Ergebnis oft eine eingeschränkte Mobilität, die sich wiederum negativ auf die Gesundheit auswirkt (Schaaf, Walther, Hesse 2009: 75). So geben etwa 60 % aller weiblichen und 50 % aller männlichen Patienten über 70 Jahre Schwindel und Gleichgewichtsstörungen an (ebd. S. 76). Schwindel tritt im höheren Alter so häufig auf, dass es in der Praxis nicht selten als „normales", physiologisches Altersphänomen interpretiert wird.

Am häufigsten tritt im Alter ein gestörter Balance-Reflex auf, der am ehesten mit einer in ihrer Funktion gestörten „Wasserwaage" verglichen werden kann. Der mit Flüssigkeit gefüllte Zylinder derselben verliert zunehmend an Füllmenge. Die Folge davon sind als sehr stark empfundene Lage-, Positions- und Beschleunigungsveränderungen, die eine mit normalgesunden Menschen vergleichbare Orientierung und Fortbewegung im Raum erschweren bis unmöglich machen. Jede noch so kleine Veränderung führt zu Schwindel- und Gleichgewichtsstörungen, die selbst im Liegen Übelkeit und Erbrechen auslösen können.

### 1.4.2 Wahrnehmungsangleichung

#### Sensorische Deprivation

Sensorische Deprivation bezeichnet die lang anhaltende und vollständige Ausschaltung aller Sinneseindrücke beim Menschen (Zuckermann et al. 1970, Lilly 1956, Hebb 1953). Das Abbauen der Sinne erfolgt dabei unter spezifischen Bedingungen in einer spezifischen Reihenfolge.
- Immobilität oder Ortsfixierung führt zu
- Bindung an einem Ort, die zu
- Ausbildung von Blickkanälen,
- Ausbildung von Blickfeldstörungen,
- Beeinträchtigung der akustischen Wahrnehmung von intermittierenden Geräuschen,
- Beeinträchtigung der akustischen Wahrnehmung von permanenten Geräuschen,
- Verlust der Körperwahrnehmung,
- Verwirrtheit führt.

Infolge der eingeschränkten Wahrnehmungsmöglichkeit steigt das Verlangen nach Sinnesreizen und Körperbewegung, um durch Lage-, Positions- und/oder Ortsveränderungen und unter Einsatz aller verbliebenen Reize neue Sinnesreize zu erhalten und das weitere Fortschreiten des Wahrnehmungsverlustes aufzuhalten. Je länger dieser Zustand dauert, desto mehr lassen sich Störungen des Denkablaufs, Konzentrationsschwäche, depressive Verstimmungen und in einzelnen Fällen auch Halluzinationen beobachten. Lautes Schreien und Rufen, Nesteln an der Kleidung oder medizinischen Geräten sowie motorische Unruhe sind also oft auch Zeichen einer sensorischen Deprivation (Perrar, Sirsch, Kutschke, 2007: 256).

―――――――――――――――― **Beispiel** ――――――――――――――――

Der amerikanische Wahrnehmungspsychologe Lilly hat (1953) die einzelnen Schritte, sowie die Auswirkungen der sensorischen Deprivation auf den Menschen untersucht, indem er riesige Wassertanks von 1,20 m Tiefe aufstellen ließ, in die Probanden gelegt wurden, die zusätzlich durch Ohrstöpsel und über die Wassertanks gelegte Planen ihres akustischen und visuellen Sinnes beraubt wurden.

Die Probanden berichteten, dass bereits nach kurzer Zeit Konzentrationsstörungen aufgetreten sind. Sie haben versucht, diese durch unterschiedliche andere Sinnesreize zu bewältigen, allerdings waren sie ja zur Bewegungslosigkeit verpflichtet und konnten aufgrund der zusätzlich erschwerten Bedingungen auch keine akustischen und visuellen Reize aufnehmen. Die Folge davon war, dass sich die einzelnen Sinneskanäle der Reihe nach abgeschaltet haben. Zuerst veränderte sich der Sehsinn, Tiefensehen und Schärfe veränderten sich. Nachfolgend schaltete der visuelle Sinn nahezu vollständig ab. Gleichzeitig dazu veränderte sich der Hörsinn. Kontinuierlich wahrnehmbare Geräusche, wie das Summen der Umwälzpumpe, wurden zunehmend als lauter und deshalb als störend empfunden. In diesem Zustand konzentrierten sich alle Probanden fast ausschließlich auf sich selbst: ihre Körperfunktionen und Gedanken. Herzschlag, Atmung und Puls wurden ebenfalls als unerträglich laut empfunden. Einige der Probanden mussten in dieser Situation das Experiment abbrechen. Diejenigen, die länger ausgehalten haben, berichteten später, dass sie unter anderem optische und akustische Halluzinationen wahrgenommen haben, die aber als erleichternd in einer reizarmen Welt empfunden worden sind.

---

Zu einer Verarmung von Reizen aus der Außenwelt kann es neben systematischer Reizabschirmung auch durch Krankheiten wie Demenz oder Bettlägerigkeit kommen. Insbesondere die Studie von Angelika Zegelin (Zegelin 2005a, 2005b) hat dies als Theorie mittlerer Reichweite herausgearbeitet. Darin wurde als Grund und ursächliche Bedingung für die Entstehung der Bettlägerigkeit das „Festgenagelt-sein", also die Ortsfixierung und daraus resultierende Reduktion von Sinnesreizen rekonstruiert. Zegelin konnte aufzeigen, dass durch Lage-, Orts- und Positionsveränderungen sowie durch wahrnehmungsfördernde Interventionen sowohl der Prozess des Bettlägerigwerdens als auch der sensorischen Deprivation aufgehalten werden konnte.

Um den fortschreitenden Verlust an Wahrnehmungsmöglichkeiten aufzuhalten bedarf es spezieller Prophylaxen. Diese beziehen sich sowohl auf die Mobilität als Voraussetzung für die Aufnahme von Sinnesreizen wie auch auf die Schaffung von Sinnesreizen für ortsgebundene Patienten.

### Prophylaxe der sensorischen Deprivation

Prophylaxe der sensorischen Deprivation meint alle pflegetherapeutischen Interventionen, die geeignet sind, die selbstständige Wahrnehmungsfähigkeit des Patienten zu erhalten, das weitere Abschalten der Sinnesqualitäten aufzuhalten, die Wahrnehmungsfähigkeiten zu fördern oder wiederherzustellen. Grundsätzlich bieten sich alle basal stimulierenden Angebote, wie sie im Weiteren beschrieben werden, dazu an.

## Habituation

Habituation ist ein Prozess, in welchem sich die Wahrnehmung an eine nahezu immer gleiche – reizarme oder reizüberflutende – Situation degenerierend anpasst. Die Konsequenz kann die undifferenzierte, mit der gegenwärtigen Realität im Widerspruch stehende subjektive Wirklichkeit des Patienten sein. Fröhlich bezeichnet diesen Prozess als *degenerierende Habituation* (Fröhlich 1998, Bienstein, Fröhlich 1994).

Einige Patienten entwickeln im Verlauf ihres Krankenhausaufenthaltes eine erhebliche Störung der Wahrnehmungsfähigkeit und eine damit verbundene Fehlinterpretation der wahrgenommenen Informationen. Sie werden für „verrückt" gehalten, dadurch medikamentös beruhigt und infolgedessen in ihrer Beweglichkeit weiter eingeschränkt. Es kommt zur „degenerierenden Habituation" mit der Folge eines Teufelskreises. Dies führt fast zwangsläufig zu einem prolongierten Krankenhausaufenthalt.

Ausgangspunkt für die beschriebene Situation ist ein Mangel an sensorischer Stimulation. Die Folgen einer Habituation können sein:

- Störung des Körperbildes und der körperbezogenen Wahrnehmung
- Störung der körperlichen Identität
- Koordinationsstörungen
- Fehlinterpretationen der Umweltreize
- räumliche und zeitliche Desorientierung
- Kommunikationsstörungen
- Verhaltensauffälligkeiten
- Beeinträchtigung der auf dem Intellekt beruhenden Leistungsfähigkeit
- emotionale Störungen
- Identitätsverlust

Dies betrifft vor allem immobile Patienten, die in großen Zeitabständen gelagert werden. Bei diesen kann es nicht nur zur somatischen, sondern auch zur vestibulären, auditiven, visuellen (usw.) Habituation kommen. Im Bereich der somatischen Habituation finden wir vor allem eine Störung des Körperbildes, in der auditiven Habituation ein undifferenziertes Hörvermögen und eine daraus resultierende Fehlinterpretation des Gehörten: Nicht der Lärm ist eine Belastung für die Patienten, sondern die gleich bleibende Geräuschkulisse.

Ebenso finden wir in der visuellen Habituation entsprechende Desorientierungen (➤ Abb. 1.5).

Auch in der Habituation versuchen die Patienten, ihrer gestörten Wahrnehmung einen Sinn zu geben und sich in einer glaubwürdigen Wirklichkeit wieder zu finden. Der Zustand der degenerierenden Habituation mit all seinen Konsequenzen findet nur selten im pflegerischen Alltagshandeln Berücksichtigung, noch wird dieser Zustand als Kostenfaktor im Krankenhaus betrachtet. Die bedrohlichste Konsequenz, sowohl für den Patienten als auch für das Gesundheitswesen, ist die damit einhergehende Zunahme der Verweildauer mit all ihren möglichen Komplikationen.

## 1.4 Wahrnehmungsstörungen

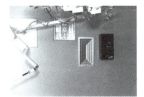 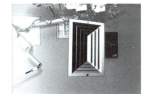 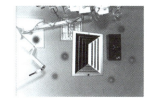

**Abb. 1.5** Abnahme der Differenzierungsfähigkeit. Wenn ein Patient stundenlang an die Zimmerdecke starrt (a), wird er entdecken, dass sich z. B. die Farben und die Entfernung der Decke verändern (b); oder er wird nach einiger Zeit kleine, schwarze Punkte an der Decke sehen (c). Irgendwann werden diese Punkte anfangen, sich zu bewegen, und der Patient wird nervös glauben, dort Spinnen zu sehen.

Daraus lässt sich die Hypothese ableiten, dass chronische Habituation zur sensorischen Deprivation führt, eine Situation, in der die Patienten neurologisch kaum noch wahrnehmungs- und kommunikationsfähig sind (Fröhlich 1998).

### Habituationsprophylaxe

Um auf die Bedeutung der oben angeführten Problematik vermehrt aufmerksam zu machen, soll an dieser Stelle der Begriff der *Habituationsprophylaxe* eingeführt werden. Eine Habituationsprophylaxe meint alle pflegetherapeutischen Interventionen, die geeignet sind, die selbstständige Wahrnehmungsfähigkeit des Patienten zu erhalten und zu fördern oder sie wiederherzustellen. Grundsätzlich bieten sich alle basal stimulierenden Angebote, wie sie im Weiteren beschrieben werden, zur Habituationsprophylaxe an.

### Autostimulation

Der Prozess der Habituation, d. h. der Prozess, der durch ein „Zuviel an Gewöhnung" hervorgerufen wird, kündigt sich bei einigen Patienten deutlich an: In einer Situation der Reizarmut versuchen einige Patienten, sich die fehlenden Informationen über sich und ihre Umwelt selbst zu geben. Wir sprechen hier von Autostimulation. Dies kann sich z. B. als Nesteln, Zähneknirschen oder periodische Kopfbewegungen äußern. Fröhlich sagt in diesem Zusammenhang: „Autostimulation ist eine Information, die der Patient Ihnen gibt. Er braucht etwas! Geben Sie ihm mehr davon, aber in größerer Bandbreite und mehr davon" (Fröhlich 1998). In den genannten Beispielen benötigen die Patienten individuelle Stimulationen über ihre Hände (taktil-haptische Stimulation), eine Erfahrung des Mundbereichs (orale Stimulation) oder eine gezielte Erfahrung der Lage im Raum (vestibuläre Stimulation).

# 1 Basale Stimulation

## Reizüberflutung und taktile Abwehr

Hannich konnte zeigen, dass interdisziplinäre Intensivpatienten alle fünf Minuten von mindestens einer Person berührt werden (Hannich 1987). Dies kann beträchtlichen Stress auslösen. Wird eine kritische Schwelle überschritten, sind wir nicht mehr in der Lage, die Informationen sinngebend zu strukturieren, da wir nur ein gewisses Maß an Reizen gleichzeitig wahrnehmen und verarbeiten können. Wir reagieren in solchen Situationen zunächst mit einer Stresssymptomatik, die sich später in eine aktive Isolation (abschalten) oder auch in eine Form der taktilen Abwehr verändern kann. Oberflächliche und flüchtige Berührungen oder ein überraschendes Heranschreiten an das Bett können die taktile Abwehr auslösen, die sich z. B. in schlagenden Bewegungen, Spasmen oder in einer sich schützenden, kontrakten Haltung darstellen kann.

Auch bei Reizüberflutung ist die Gefahr der Habituation in einem homogenen Wahrnehmungsfeld gegeben. Hier nimmt die differenzierte Wahrnehmungsfähigkeit ab, wodurch Orientierungsschwierigkeiten auftreten können.

### 1.4.3 Wahrnehmungsstörungen

Auf unserer Wahrnehmung beruhen Denken und Fühlen, unser Verständnis für uns selbst und unseren Körper, aber auch unser Verhalten, unsere Kommunikation und unsere Wirklichkeit. Wahrnehmungsstörungen behindern diese je nach Ausmaß. Wurden Wahrnehmungsstörungen früher primär auf die Grunderkrankung oder medikamentöse Nebenwirkungen zurückgeführt, kann durch Forschung mittlerweile belegt werden, dass vor allem eine veränderte, über- oder unterfordernde Umwelt und eine reduzierte Kommunikation als relevante Ursachen für Wahrnehmungsstörungen (Bienstein, Fröhlich 1993) auslösend ist. Dazu gehören außer Habituation, Autostimulation, Reizüberflutung und taktile Abwehr auch Medikamente und sonstige.

## Medikamente

Übliche Dosierungsangaben für Medikamente beziehen sich auf einen 20-jährigen 70 kg schweren Menschen. Ältere Menschen verarbeiten Medikamente anders, bauen sie z. B. langsamer ab, wodurch die Gefahr einer Kumulation wesentlich stärker gegeben ist. Zudem haben viele Standardmedikamente wahrnehmungsstörende Nebenwirkungen:

- Nifidepin kann neben Schwindelgefühlen einen feinschlägigen Tremor auslösen.
- ASS kann Unruhezustände oder Parästhesien bewirken.
- Atropinsulfat kann zu Gedächtnisschwäche und Verwirrtheit führen.
- Diazepam kann die körperliche Koordination beeinträchtigen.
- Digitoxin kann bekannte visuelle Halluzinationen hervorrufen.

Deshalb ist es sinnvoll, den Beipackzettel oder die Rote Liste in Hinblick auf Nebenwirkungen durchzulesen (Fragen Sie Ihren Arzt oder Apotheker …).

### Sonstige mögliche Ursachen von Wahrnehmungsstörungen

Die im Folgenden genannten Störungen stellen nur einen kleinen Ausschnitt weiterer möglicher Ursachen für eine gestörte Wahrnehmung dar und sollen anregen, vorhandene Wahrnehmungsstörungen dahingehend zu überprüfen (Thiele 1980):
- Dehydratation (Durstdelir ist wegen des geringeren Flüssigkeitsquotienten v. a. bei älteren Patienten und Kindern möglich)
- Hyperkaliämie (> 5,0 mval/l)
- Hyperkalzämie (> 5,5 mval/l)
- Magnesiummangel (< 2,0 mg/1000 ml)
- Azidose eher als Alkalose (pH < 7)
- erhöhter Harnstoff (> 35 mg%)
- Sauerstoffmangel (klinisch, $pO_2$ < 70 mmHg)
- Hypotonie (klinisch)
- Hypo- (< 40 mg/dl) und Hyperglykämie (> 300 mg/dl)

Letztlich richtet sich die Beurteilung nach dem klinischen Bild.

Eine Wahrnehmungsstörung ist eine Störung in der Verarbeitung von Sinneseindrücken im Zentralnervensystem bei normaler Intelligenz. Wahrnehmungsstörungen im engeren Sinne liegen dann vor, wenn das Umweltorientierungssystem – das Spüren – die Verbindung der Sinnessysteme untereinander oder die geordnete Abfolge von Sinnesreizen betroffen sind. Eine in der Gerontopsychiatrie häufig vorkommende Wahrnehmungsstörung ist die Agnosie.

### Agnosie

Eine Agnosie bezeichnet eine optische Blickfeldstörung, die Unfähigkeit des sensorischen Erkennens oder Deutens von Objekten, Formen und Konturen, ohne das elementare Sinnes- oder Aufmerksamkeitsstörungen vorliegen (Goldenberg 2006). Alle physiologischen Grundlagen für eine normale visuelle Wahrnehmung sind vorhanden. Die Reizverarbeitung im Gehirn ist allerdings gestört (ebd.). Wie bei allen Wahrnehmungsstörungen ist es den Betroffenen unmöglich, die Störung von einer gesunden Wahrnehmung zu unterscheiden (Wilhelm 1998).

Unterschieden werden zwei Formen von Agnosien:
- apperzeptive Form
- assoziative Form

Bei der **apperzeptiven Agnosie** handelt es sich um eine reine Reizverarbeitungsstörung im Gehirn bei intakter Körperphysiologie. Obwohl Wahrnehmungsgegenstände normal über das Auge aufgenommen werden, können die einzelnen Bildbestandteile im Gehirn nicht mehr richtig zusammengesetzt werden. Farben, Formen, Konturen werden nicht als Ursprungsgegenstand wahrgenommen, alles ist untrennbar miteinander vermischt. Die Folge davon ist, dass Betroffene wie durch ein Insektenauge oder durch den Boden eines Wasserglases gucken. Die Bedeutungslosigkeit von Objekten ist Kennzeichen der **assoziativen Agnosien.** Dabei verlieren die Betroffenen, bei intakter Aufnahme und Wiedergabe eines Wahrnehmungsgegenstandes, alle Assoziationen zum Objekt, sowohl bildlich wie sprachlich. Ein Gegenstand wird zwar gesehen, aber nicht als solcher erkannt und benannt werden können. Die Folge ist häufig, dass Betroffene aus diesem Grund z. B. Alltagsgegenstände nicht werden nutzen können, weil sie sie nicht erkennen.

Unter anderem am Lebensende, bei Demenz, bei Schizophrenie oder bei Hirntumoren können Agnosien auftreten.

## Rotationsblick

Der Rotationsblick bezeichnet die Unfähigkeit der Identifikation komplexer visueller Objekte, weil Formen, Konturen und Farben wie in einem Strudel untrennbar miteinander verbunden sind (Goldberg 2006). Der Betrachter schaut wie durch den Boden eines Wasserglases, das gesamte Blickfeld wirkt in sich gedreht. Die Folgen sind gravierend, Räume, Orte, Gegenstände, selbst Personen können nur schwer, manchmal gar nicht erkannt werden (Wilhelm 1998). Betroffene laufen oft orientierungslos hin und her, folgen auffälligen Strukturen oder reagieren auf Geräusche oder starke Kontrasten, die sich deutlich vom meist hellen Hintergrund abheben. Greifen sie nach Gegenständen, so tun sie dies oftmals mit einer „Wischbewegung", da zielgerichtetes Greifen nahezu unmöglich geworden ist.

## Prismenblick

Der Prismenblick stellt eine schwere Störung der Erstellung einer objektzentrierten Repräsentation, insbesondere beim Identifizieren von Objekten dar (Niedeggen & Jörgens 2005). Die isolierte Identifizierung/Benennung eines Objekts kann nicht mehr erfolgen, da wie beim Blick durch ein Insektenauge die Wahrnehmungsinhalte vervielfältigt werden. Einfache bis hin zu Doppel- oder sogar Mehrfachbildern sind die Folge. Aus einem Wasserglas werden viele Gläser. Die Folge ist ein gestörtes Selektionsvermögen des Gehirns, das einzig richtige Objekt aus Vielen heraus zu identifizieren. Statt das Wasserglas zielgerichtet zu greifen, wird scheinbar ziellos in die Luft gegriffen, bis „das richtige Wasserglas" erkannt wird (ebd. S. 79).

## Kontrastverlust

Der Kontrastverlust ähnelt sehr der Blendungsempfindlichkeit, die bereits in ➤ 1.4.1 „Altersbedingte Wahrnehmungsveränderungen" vorgestellt worden ist. Der Kontrastverlustblick ist durch eine fehlende Kontrastierung gekennzeichnet (Niedeggen 2005: 106). Die Ränder oder äußeren Formen von Objekten werden schwach wahrgenommen, die Farben, Formen und Kontraste des Wahrnehmungsobjektes selber hingegen nicht mehr. Von einem Gesicht wird beispielsweise nur die Umrandung wahrgenommen. Mimik, Gestik, Körperfarbe und Bewegungen hingegen werden nicht mehr wahrgenommen.

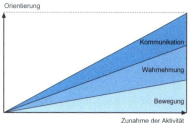

**Abb. 1.6** Bewegung, Wahrnehmung und Kommunikation.

### 1.4.4 Abstraktionsstörung und Verwirrtheit

Bewegung, Wahrnehmung und Kommunikation bedingen einander (➤ Abb. 1.6). Je weniger wir über Informationen über uns selbst und unsere Umwelt verfügen, desto weniger können wir wahrnehmen und desto weniger können wir uns durch die Wahrnehmung eine glaubwürdige Wirklichkeit strukturieren. Erst die Verarbeitung der Wahrnehmungsinformation regt uns an und lässt uns (wieder)erkennen.

Ist nur ein Sinn, z. B. das Sehen, gestört, hat dies Auswirkungen auf die gesamte Wahrnehmung des Menschen. Wahrnehmungsstörungen führen zu Orientierungsstörungen. Ständig vergleichen wir unsere Wahrnehmung mit rasterhaft abgespeicherten Erfahrungen und können uns daran orientieren: Wir wissen, wer, wo, wann, wie und warum wir sind. Wahrnehmungsgestörte Patienten vergleichen ihre für sie glaubwürdigen Wahrnehmungen genauso mit ihren abgespeicherten Mustern, interpretieren die Informationen fehl und wähnen sich dadurch in einer anderen Realität. Drei Beispiele sollen dies im Folgenden verdeutlichen.

---
**Beispiel 1**
---

Ein desorientierter Patient, der ständig aufstehen wollte, um sich etwas zu trinken zu holen, reagierte auf die üblichen Bemühungen des Pflegepersonals („Bitte bleiben Sie liegen") sehr barsch und empört. In einem späteren Gespräch stellte sich heraus, dass er schlecht sehen und seine Umwelt nur undeutlich erkennen und einordnen konnte. Was er aber wahrnahm, war rechts neben ihm ein typischer, aufgeklappter Nachtschrank (➤ Abb. 1.7), darauf eine Sondenkostflasche und Dokumentationsbögen. Dieses Raster, das er sah – Tisch, Flasche, Papierstapel – kannte er von zu Hause. In seinem Wohnzimmer waren diese Dinge genauso angeordnet, also war er in diesem Moment auch zu Hause – und empörte sich über die fremden Menschen, die versuchten, ihn im Sofa festzuhalten.

──────── **Beispiel 2** ────────

Ein unruhiger, wacher Patient wollte andauernd aufstehen mit den Worten: „Ich muss meine Schuhe reinholen." Er lag in einem Doppelzimmer, neben ihm ein zurzeit freier Beatmungsplatz, mit einem Beatmungsgerät, das auf „bereit" eingestellt war. In der Einstellung gab das Beatmungsgerät ein kontinuierliches Klicken von sich, das der unruhige Patient als Regentropfen interpretierte, und zwar als genau die Regentropfen, die er einmal gehört hatte, als seine Schuhe vor der Tür gestanden hatten und nass geworden waren. Durch dieses Geräusch wurde die Erinnerung an die vergangene Situation wachgerufen und zu einer für ihn unsicheren, aber dennoch überzeugenden Wirklichkeit: Er wollte seine Schuhe „reinholen".

──────── **Beispiel 3** ────────

Ein Intensivpatient mit verminderter Sehfähigkeit glaubte, im Einkaufswagen durch einen Supermarkt herumgefahren zu werden. Sein Bett mit den Bettgittern, ein als sehr klein wahrgenommener Körper, umhereilende Personen mit Notizzetteln, Flaschengeklirr, Papiergeraschel und dezente Hintergrundmusik vermittelten ihm diesen Eindruck. Für ihn war dies alles sehr eindeutig; er wusste nur nicht, warum er diese Situation erleben sollte, und das machte ihn unsicher.

Wahrnehmungsstörungen führen zu Verwechslungen von Raum, Zeit und Personalität sowie zu kommunikativen Missverständnissen. Wichtig ist hierbei, dass diese Patienten meistens spüren, dass etwas nicht stimmt. Sie sind sich unsicher, weil bestimmte Dinge zu sehen oder zu hören sind, die nicht 100-prozentig in die für sie aktuell gültige Wirklichkeit passen. In den genannten Beispielen konnten die Patienten durch ein Gespräch ihre Unsicherheit zugeben und dadurch erstmalig für sich realisieren, dass ihre Wirklichkeit gar nicht richtig sein könne. Schließlich wurde ihnen ihre Situation sinnlich und eindeutig erfahrbar gemacht – z. B. durch Betasten ihrer Bauchwunde – und sie konnten dadurch wieder in die eigentliche Wirklichkeit zurückfinden.

Eine besondere Form der Wahrnehmungsstörung stellt die postoperative Verwirrtheit dar. Dabei handelt es sich um ein komplexes Syndrom, das ebenso viele Erscheinungsformen wie Synonyme und Ursachen hat (Ewers & Osterbrink 2002). Gemeinsam ist allen, dass die Betroffenen in mehreren Wahrnehmungsqualitäten zugleich beeinträchtigt sind (ebd.).

Die postoperative Verwirrtheit kann in allen Altersklassen auftreten, jedoch sind insbesondere ältere Menschen davon betroffen (Boyd, Garand, Gerdner, Wakefield & Buckwalter 2005). 10 % der älteren Menschen, welche ins Krankenhaus eintreten, haben bereits eine akute Verwirrtheit, 41 % sind nach einer Operation verwirrt und bei 38 % der medizinischen Patienten ist während der Hospitalisation eine Veränderung ihres kognitiven Zustands beobachtbar (ebd.). Die akute Verwirrtheit ist oft multifaktoriell verursacht.

## 1.4 Wahrnehmungsstörungen

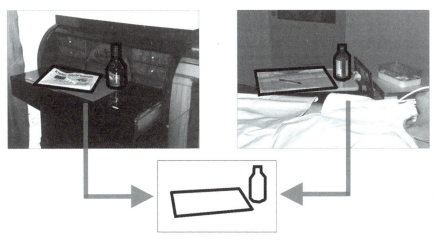

**Abb. 1.7** Die reale Situation (rechtes Bild) wird verwechselt mit einer abgespeicherten Erinnerung (linkes Bild), Text.

Je nach Klassifikationssystem können verschiedene Formen der postoperativen Verwirrtheit unterschieden werden. In der Pflegewissenschaft findet aktuell folgende Unterscheidung am häufigsten Anwendung (Cutin 2004: 18):
- **Hyperaktives Delirium**
  - erhöhte psychomotorische Aktivität, z. B. Nesteln an der Kleidung und an Ableitungen
  - übermäßige Wachsamkeit, Reaktion auf jeden Sinnesreiz
- **Hypoaktives Delirium**
  - reduzierte Psychomotorische Aktivität, z. B. reduzierte bis fehlende Spontanbewegungen
  - reduzierte Wachsamkeit, Phasen lang andauernder Schläfrigkeit
- **Mischform**
  - wechselnde Phasen zwischen 1 und 2

> Wichtig bei der Pflege von Betroffenen aller drei Untergruppen ist:
> - Kontakt zu vertrauten Personen herstellen, bekannte Gegenstände (z. B. Bilder) in Sichtweise stellen.
> - Ablenkungsmöglichkeiten bieten, z. B. durch Mobiles oder Gegegnstände, die den Betroffenen in die Hand gegeben werden.
> - Katheter und Drainagen gegen Herausziehen sichern.
>
> Insbesondere körpernahe Formen der Basalen Stimulation, wie z. B. Einreibungen und Auflagen können angewendet werden, um Linderung zu schaffen und ein intaktes Körpergefühl zu vermitteln.

## 1.5 Erleben

Als Pflegende sind wir zutiefst verunsichert, inwieweit bewusstseinsbeeinträchtigte Patienten am Hier und Jetzt teilnehmen. Was nehmen sie wahr? Wie erleben sie ihre Situation?

Wenn wir mit jemanden reden oder ihn berühren, erhalten wir sofort eine Antwort, sei sie verbal oder nonverbal. Unsere Gesprächspartner reagieren auf uns. In der Pflege von bewusstseinsveränderten Menschen ist das anders. Wir pflegen einen Patienten, der im „Koma" liegt, so gut wir können und erhalten doch kaum „hörbare", eindeutige Antworten. Wir sprechen jemanden an, aber er öffnet nicht die Augen oder reagiert zumindest mit entsprechenden Bewegungen. Vielleicht wird eine leichte Veränderung der Atmung oder eine kleinste Muskelbewegung beobachtet, aber kann dies als Antwort gewertet werden? Ist dies tatsächlich geschehen oder war es nur Einbildung?

Dieser Umstand verunsichert und macht vorsichtig. Es muss die Frage gestellt werden, ob der Begriff „Bewusstlosigkeit" heute noch seine bisherige Gültigkeit besitzt. Bewusstsein ist nicht gleichzusetzen mit Erlebnislosigkeit. Wir können keine Bewusstlosigkeit feststellen, sondern nur das Fehlen einer bestimmten Form von Bewusstsein. Ob ein Patient tatsächlich nichts erlebt, weil er nicht antwortet, bzw. reagiert, kann nicht beurteilt werden.

Entscheidend ist hierbei unsere innere Haltung und Wahrnehmung, den Patienten als potenziell erlebnis- und kommunikationsfähig zu betrachte, nur dann werden wir seine Aktionen sinngebend wahrnehmen und beantworten können, oder wie Fred Salomon (1994) schreibt: „Die Diagnose ‚Bewusstlosigkeit' ist ein Deutungsversuch von uns, den Mangel an Rückkopplung zu uns als Handelnde zu beschreiben. Er sagt nur, dass uns die Antenne fehlt, Botschaften dieser Menschen zu empfangen."

Im Folgenden möchten wir einige Beispiele vorstellen, wie Menschen solche veränderten Bewusstseinszustände erleben.

### 1.5.1 Erleben im Koma

Gustorff berichtet von dem Erleben eines Menschen im Koma (1996). Ein 52-jähriger herztransplantierter Mann war auch noch zwei Wochen nach der Operation komatös. Die Werte der Glasgow-Komaskala (> Tab. 1.1) bewegten sich zwischen 3 und 5. Hirnorganisch waren keine Schädigungen feststellbar. Das EEG zeigte generalisierte Theta-Aktivitäten. Nachdem alle Therapiemöglichkeiten ausgeschöpft wa-

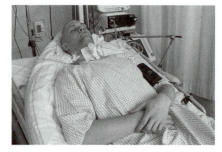

**Abb. 1.8** Dem eigenen Leben Ausdruck geben… [K115]

ren, begann die Musiktherapeutin Gustorff einmal täglich für 20 Minuten im Atemrhythmus des Patienten zu singen. In der dritten Sitzung zeigte der Patient die ersten hämodynamischen Reaktionen. Später öffnete der Patient die Augen. Im weiteren Verlauf konnte dieser Mensch rehabilitiert werden und aus seiner Zeit des Komas berichten.

Nach der Operation fand er sich auf einem mittelalterlichen Schlachtfeld wieder, auf dem umhermarodierende Ritter alles abschlachteten, was sich bewegte und sich lebendig zeigte. Die rote Blutdruckmanschette erlebte er als Feuerlöscher, die Hämofiltration als Bombe. Aufforderungen wie: „Öffnen Sie mal die Augen!", erlebte der Mann als außerordentliche Bedrohung. Die einzige Möglichkeit, um überleben zu können, bestand für ihn darin, sich tot zu stellen. Die Musiktherapeutin hingegen betrachtete er als ein Mädchen, das auf einer Schalmei nur für ihn sang und ihn am Leben haben wollte. Sie war der Grund, aus der Isolation herauszukommen.

Hannich und Dirkes (1996) haben Fallbeispiele von Menschen, die in einem nichtmedikamentös induzierten Koma waren, systematisch ausgewertet. Menschen im Koma können durchaus etwas erleben, auch wenn die Außenwelt dies nicht bemerkt. Ca. ein Drittel der befragten Patienten konnten Erinnerungen an die Zeit des Komas angeben. Diese Erinnerungen waren von sehr emotionalen Wahrnehmungen geprägt, Existenzängste und Lebensbedrohung waren zentrale Themen. Die Patienten haben dabei sehr bruchstückhaft wahrgenommen und konnten komplexe Situationen nicht aufnehmen: Es wird berichtet, mal ein Gesicht gesehen, eine Stimme gehört oder eine Berührung gespürt zu haben.

Der einzige Weg, in diesem Chaos zu überleben, ist der völlige Rückzug von der Außenwelt und der eigenen körperlichen Wahrnehmung. Die Patienten können sich nicht intelligent über einen Zustand hinwegtrösten oder Erlebnisse rational verarbeiten. Sie verstehen nicht, warum sie ständig in den Arm gekniffen werden oder die Augen aufmachen oder eine fremde Hand drücken sollen. Sie können nicht verstehen, warum sie ihrer gestörte Wahrnehmung so hoffnungslos ausgeliefert sind und retten sich in eine Art Totstellreflex.

### 1.5.2 Erleben im Locked-In

Das Locked-In ist vom Koma zu differenzieren. Patienten, die sich im Locked-In-Syndrom befinden, sind voll bei Bewusstsein und können auch ihren Körper spüren, sie können sich aber nicht äußern. Die einzige Möglichkeit, die ihnen im Vollbild des Syndroms zur Kommunikation zur Verfügung steht, sind vertikale Augenbewegungen. Ein Locked-In wird oft fälschlicherweise für ein Koma gehalten und erst nach Monaten bis Jahren – meist durch die Angehörigen – entdeckt. Weil dieses Krankheitsbild sehr schwerig zu diagnostizieren ist, neigen Mitarbeiter von Intensivstationen eher dazu, lebenserhaltende Maßnahmen zu limitieren (Laureys et al. 2005). Die Betroffenen selbst geben aber nach einer entsprechenden Orientierungs- und Verarbeitungsphase eine akzeptable Lebensqualität an (Katz et al. 1992). Von 14 befragten Locked-In-Patienten gab nur einer den Wunsch nach Suizid an, sechs hatten es erwogen, aber wieder verworfen, sieben haben nie daran gedacht (Doble et al. 2003). Viele Locked-In-Patienten leben zu Hause. Die Lebensqualität scheint gut zu sein, wenn sie über ein stabiles soziales Umfeld verfügen und ausreichende technische Unterstützung haben.

Ein eindrückliches Beispiel für das Erleben dieses Krankheitsbildes ist der Film „Schmetterling und Taucherglocke" über J.D. Bauby oder das gleichnamige Buch, das der Patient selbst geschrieben hat! Andere Bücher sind „Locked-In" von K.H. Pantke oder „Bis auf den Grund des Ozeans" von J. Tavalaro und R. Tayson.

### 1.5.3 Erleben im Wachkoma

Bei Menschen, die sich im Wachkoma befinden, wurde die Großhirnrinde durch einen Unfall oder eine Hypoxie geschädigt. Es ist nicht so, dass man von einem A-Pallikum reden kann, vielmehr scheint vor allem die Vernetzung im Großhirn gestört zu sein (Davinia et al. 2009).

> Die Kriterien für ein Wachkoma sind lt. American Neurological Association (1994):
> - erhaltene Spontanatmung (wenn auch nicht immer suffizient)
> - Schlaf-/Wachrhythmus
> - geöffnete Augen
> - kein Fixieren
> - keine *sinnvolle* Reaktion auf Ansprache oder Berührung
> - keine *eigene* Kontaktaufnahme zur Umwelt

Die beiden letzten Kriterien sind subjektiv und hängen damit vom Untersuchenden ab. Was sinnvoll oder absichtsvoll ist, kann ein Mensch kaum beurteilen. Weiter sind die Kriterien nicht eindeutig und in den letzten Jahren setzt sich die Unterscheidung in Wachkoma und Minimales Bewusstsein (MCS = Minimal Conscious State) durch.

Zudem zeigen Menschen im Wachkoma unterschiedliche Verhaltensweisen, abhängig von der Art der Untersuchung. Wachkomatöse zeigen ein deutlicheres Antwortverhalten mit ihrer Mimik, wenn sie stehen, bzw. hingestellt werden, als wenn sie liegen (Elliot et al. 2005). Übliche Diagnostikverfahren werden aber im Liegen durchgeführt und können dadurch zu anderen Ergebnissen führen.

Owen et al. (2006) haben in einer Untersuchung mit einem funktionalen MRT belegt, dass 5 von 54 Wachkomapatienten einen erhöhten Stoffwechsel in Hirn zeigten, wenn sie aufgefordert worden sind, etwas zu tun – sie konnten es nur nicht mit ihrem Körper tun.

Die Rehabilitationschancen hängen sehr von der Ursache ab und nur wenige Patienten können sich an die Zeit des Vollbilds Wachkoma erinnern. Menschen im Wachkoma scheinen zu Beginn ähnlich wie komatöse Menschen wahrzunehmen und zu erleben. Ihr Erleben ähnelt einem nebulösen, bruchstückhaften Wahrnehmen. Im Rehabilitationsprozess werden das Denken und damit Erinnern und Verbalisieren klarer.

Gründler (1996) berichtet von Untersuchungen durch A. Zieger an wachkomatösen Patienten. Diese haben ergeben, dass sehr wohl ein aktives, von uns häufig unbemerktes Erleben im Koma möglich ist. So wurden die Ergebnisse von Langzeitmessungen (Herz- und Atemfrequenz, Hautwiderstand und Muskeltonus) in Relation zu äußeren Reizen gestellt. Es zeigte sich, dass komatöse Patienten signifikant auf unterschiedliche Berührungen, unangenehme Reize wie endotracheales Absaugen oder auch auf die Gegenwart vertrauter Personen reagieren können.

Nach Bienstein und Hannich (2001) ist für Menschen im Wachkoma nicht unbedingt Erwachen und Besserung ein realistisches Therapieziel, sondern aufgrund der oftmals aufbleibenden Besserung vielmehr Zufriedenheit und Wohlergehen. Für Angehörige ist dies eine außerordentlich schwierige Situation. Der Patient ist zwar körperlich anwesend, psychisch aber „weg", vergleichbar einem Soldaten, der im Einsatz vermisst wird – kommt er wieder? Bleibt er – innerlich – fort? Es ist damit eine Situation eines nie beendeten Verlustes (Kean 2010) und außerordentlich schwer zu bewältigen. Angehörige bedürfen somit einer langwieriger professionellen Betreuung.

## 1.5.4 Erleben der schweren Erkrankung und Beatmung

Wenn Patienten nach einer Sedierung in der Aufwachphase sind, wollen sie sich zunächst orientieren: was ist geschehen? Sobald sie dieses begriffen haben, fragen sie sich, wie es weitergeht. In der ersten Phase setzen sie sich mit ihrer Situation, der Krankheit, den Zu- und Ableitungen und der Umgebung auseinander. Wenn die Situation länger andauert, erfahren sie aber auch einen Kontroll- und Kommunikationsverlust. Sie machen sich Sorgen. Es gibt Phasen unklaren Denkens. Durst und Schmerzen treten häufig auf, man denkt an die Familie, das Heim, den Beruf und fragt sich, wie man dafür weiter Verantwortung tragen wird. Das Selbstvertrauen nimmt ab und die Einsamkeit wird größer. Albträume, als real erlebte Träume und Schlafmangel setzen einem zu (Hupcey 2000, Besendorf 2002, Pinkert 2004, Caroll 2007, Schou, Egerod 2008, Karlsson, Forsberg 2008).

Wenige Autoren fragen nach dem Körpergefühl beatmeter Patienten. Die Patienten fühlen sich im eigenen Körper fremd, nicht in Kontakt mit dem Körper und der Realität und dadurch haben sie scheinbar nur begrenzte Möglichkeiten zu handeln (Johannson, Fjellmann-Wiklund 2005).

Schwerstkranke, bzw. beatmete Patienten erleben ihren Körper anders als wir „gesund" bzw. bei Bewusstein Lebenden. Dadurch verändert sich auch das In-der-Welt-Sein und unsere Beziehung zur Welt. Durch die Fähigkeit, sich selbst wahrzunehmen und diese Erfahrungen im Gedächtnis zu speichern, entwickeln wir ein Bewusstsein für uns selbst. Wir sind uns unserer selbst bewusst, wir haben eine kontinuierliche Geschichte, die unser Fühlen und Denken geprägt hat.

Ebenso haben wir uns durch unsere Wahrnehmung über Jahre hinweg ein genaues Bild von unserem eigenen Körper formen können: Wir wissen und fühlen, wie groß wir sind. Wir wissen, was wir fühlen und was wir leisten können. Wir wissen, wie wir uns bewegen müssen, um bestimmte Dinge zu erreichen. Eine schwere Krankheit, die Fremdheit im eigenen Körper bedingt, verändert dies alles. Wir fühlen uns anders, wir sind unsicher in Bewegungen, wir sind anders.

Wir differenzieren den Begriff Körperbewusstsein in Körperschema, Körperbild und Körpergefühl:
- Das **Körperschema** scheint veranlagt und schon im Embryonalstadium vorhanden zu sein. Es beschreibt kategorisierend und ideenhaft unseren Körper und gibt uns die Möglichkeit, uns selbst als Menschen und andere Wesen als Nicht-Menschen zu erkennen: Ich habe zwei Beine, gehe aufrecht; ich bin ein Mensch.
- Das **Körperbild** ist die persönliche Form des Körperschemas: Meine Beine sind so und so lang; ich gehe in einer bestimmten Weise aufrecht. Das Körperbild verändert sich nur langsam, z. B. benötigen hemiplegische Patienten einige Wochen, um ihr Körperbild der Realität anzugleichen.
- Das **Körpergefühl** spiegelt das momentane Körperbild: Meine Beine fühlen sich heute so und so an. Das Körpergefühl kann sich innerhalb von Minuten an Situationen anpassen oder bei gleichbleibender Position auch verloren gehen: Ich spüre meine Beine nicht mehr.

Wir haben also unser Selbstbewusstsein und unser Körperbewusstsein durch unsere Wahrnehmung bilden können. Im kontinuierlichen Austausch mit uns selbst und unserer Umwelt haben wir gelernt, mit uns und der Umwelt umzugehen. Austausch bedeutet eine wechselseitige Beziehung zwischen Bewegung, Wahrnehmung und Kommunikation. Wenn wir uns bewegen, können wir wahrnehmen und miteinander kommunizieren ( ➤ Abb. 1.9).

Diese Fähigkeit, sich selbst bewegen und für ausreichende Wahrnehmungsinformationen sorgen zu können, gibt uns die Möglichkeit, mit der Umwelt zu kommunizieren und uns abzugrenzen. Wie wichtig dieses Körpergefühl für unser Erleben ist, wird erst bei einer Störung deutlich.

Ein weiteres, oft unberücksichtigtes Phänomen ist das Erleben von Zeit. Schwerstkranke, bzw. beatmete Patienten erleben *Zeit* anders. Für beatmete Patienten scheint die Zeit sehr langsam zu vergehen und sich zu dehnen, während die Außenwelt wie im Zeitraffer um sie herum wirbelt (Carroll 2007).

Wenn die Zeit für schwerstkranke und beatmete Patienten langsamer vergeht, bedeutet dies, dass der Rhythmus der Kommunikation und Interaktion angeglichen werden muss. Pflegende u. a. müssen sich an diesen Rhythmus anpassen und „runterschalten". Es muss Gelegenheit gegeben werden, aufmerksam zu werden, zu verarbeiten, zu antworten und aktiv zu werden. Erst dann entsteht Interaktion zwischen den Beteiligten und gemeinsames Handeln.

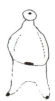

**Abb. 1.9** Zeichnung des Körpergefühls eines Teilnehmers in einem Kurs für Basale Stimulation vor (links) und nach 30-minütigem, ruhigem Liegen auf einer weichen (Mitte) und harten (rechts) Unterlage.

## 1.5.5 Erleben eines Delirs

Der Begriff *Delir* ist ein Synonym für (postoperative) Verwirrtheit, Intensivpsychose, Durchgangssyndrom u. a. Die Leitsymptome des Delirs orientieren sich am DSM IV [3] und umfassen:
- Bewusstseins- und Aufmerksamkeitsstörung
- Veränderung der kognitiven Funktion, bzw. Wahrnehmungsstörung
- akuter Beginn und Fluktuation im Tagesverlauf

Das Delir ist eine direkte physiologische Folge einer körperlichen Erkrankung und hat mehrere Ursachen, z. B. eine große Operation, Immobilität, ein veränderter Tag- und Nachtrhythmus, eine fremde Umgebung, fensterlose Räume. Ein Delir wird heute als komplexe Antwort auf ein körperliches Trauma verstanden und kann nicht auf eine bestimme Ursache reduziert werden. Eine Hüftoperation verursacht noch kein Delir, wenn aber beispielsweise ein hohes Alter, ein Blasenkatheter und Schmerzen dazu kommen, ist das Risiko für den Betroffenen sehr hoch, ein Delir zu entwickeln.

Die meisten Pflegenden denken bei einem Delir an ein hyperaktives Delir, Patienten, die sehr unruhig und „unkooperativ" sind. Die meisten Delirien sind aber hypoaktiv, d. h., die Patienten sind ruhig, wirken zurückgezogen und wortkarg, sind dabei kooperativ und sehen gleichzeitig überall Kaninchen oder etwas anderes.

Ein Delir kann für die Betroffenen und Angehörigen sehr verängstigend sein. Viele Patienten sind nicht mehr sie selbst, fühlen sich getrieben, haben die Situation aber nicht unter Kontrolle und können sie nicht vernünftig steuern, versuchen es aber gleichzeitig. Es ist vergleichbar mit einem sehr bewusst erlebten Albtraum, aus dem man nicht herauskommt, an den man sich später aber sehr detailreich erinnern kann. Auf der englischen Website *www.healthtalkonline.org* sind Interviews von Patienten verfügbar, die sich in einem Delir befanden.

Sie wurden übersetzt und hier auszugsweise dargestellt (Nydahl, Papengut, 2011).

Frau, 46 Jahre: „Ich konnte Geräusche hören und ich konnte warm spüren und ich konnte kalt fühlen, weil ich aus irgendeinem Grund dachte, ich wäre in einem Flughafen, und ich dachte, es war Weihnachten. Wegen Weihnachten habe ich das mit einer glücklichen Zeit assoziiert, und ich habe glaubte, wieder bin ich wirklich beruhigt, dass es durchaus vorkommt, ich dachte, ich sei Opfer einer Vergewaltigung geworden und offenbar, worüber wir gesprochen haben, ich und die Ärzte, wir denken, es sei wegen der persönlichen Betreuung, wissen Sie, mich in wirklich intimen Stellen zu berühren."

## 1.5.6 Erleben einer Demenz

Demenz wird oftmals als das schleichende Vergessen bezeichnet, da gespeicherte Informationen aus dem Langzeitgedächtnis langsam aber sicher verloren gehen und zwar von der Gegenwart gen Vergangenheit. Der Betroffene vergisst sozusagen rückwärts, hin bis zu seiner frühen Kindheit. Dies kein gleichförmiger Prozess. Die Erkrankten können auch in ihrer Erinnerung und damit der erinnerten Umwelt zeitlich springen. Als Folgen des schleichenden Vergessens stellt sich der Verlust des Vertrauten ein. Dies kann die Fähigkeit sein, sich einen Schuh zuzubinden oder die Toilette zu nutzen. Die fehlende Erinnerung kann auch dazu führen weder sich selbst (z. B. im Spiegelbild) noch die eigene Familie wiederzuerkennen (Perrar et al. 2011).

Diese fehlenden Erinnerungen können nicht durch neue Eindrücke ergänzt werden, da die Informationen nicht mehr vom Kurzzeitgedächtnis ins Langzeitgedächtnis gelangen können. Der demenziell Erkrankte kann nichts Neues mehr lernen. In einer neuen Umgebung kommt er erst recht nicht zurecht, da er sich die neuen Eindrücke nicht merken kann. Anpassung ist nicht mehr möglich. Die Folge können ein herausforderndes Verhalten oder schwierige Gefühlszustände sein. Neben den zuvor aufgeführten Ursachen für Verhaltensveränderungen können auch Schmerzen, ein stark verändertes Umfeld oder nicht befriedigte Grundbedürfnisse wie Hunger, Durst oder Harndrang als Erklärung zu Verhaltensauffälligkeiten beitragen. Diese Aspekte sollten als Ursachen immer mit erwogen werden, denn sie sind häufig der Grund für ein herausforderndes Verhalten. Da der demente Mensch seine Bedürfnisse, v. a. in späteren Stadien der Erkrankung, nicht mehr adäquat artikulieren kann (Perrar et al. 2011).

Es zeigt sich, dass die Erkrankung „Demenz" nicht nur für die Betroffenen eine Herausforderung darstellt, sondern auch für ihre Familien und die begleitenden Pflegenden. Daher ist es zu begrüßen, dass nicht nur die Begleitung und Pflege der Erkrankten immer offener in den Medien diskutiert wird, sondern auch ihre Erlebenswelt. Ganz vortrefflich ist dies in dem Buch „Small World" von Sutter (1997) beschrieben. Aber auch zahlreiche Verfilmungen wie „Mein Vater" mit Götz George (auf DVD erhältlich), versuchen, uns die Welt des an Demenz erkrankten Menschen näher zu bringen.

### Internet

Deutsche Alzheimer Gesellschaft e. V. ⌁www.deutsche-alzheimer.de (u. a. Demenz im Krankenhaus)
Deutsche Expertengruppe Dementenbetreuung e. V. ⌁www.demenz-ded.de

## 1.5.7 Die großen Motive im Erleben von Krankheit

Fröhlich beschreibt *die großen Motive* (2009), um die Emotionen und das Erleben von Menschen mit schwerer Erkrankung zu erklären. Diese Motive können – ähnlich wie die zentralen Ziele – uns Pflegenden und Angehörigen eine Hilfe sein, das Handeln und die Äußerungen dieser Menschen zu verstehen, sie empathisch zu begleiten und sie in ihrer Bewältigung, ihrer Entwicklung zu begleiten. Fröhlich differenziert hier zwischen hemmenden und bestärkenden Motiven.

**Hemmende Motive**
- Autonomieverlust – man kann nicht mehr selbst entscheiden
- physische Eingriffe – man muss alles über sich ergehen lassen
- Kommunikationsverlust – man kann sich nicht so ausdrücken wie sonst
- Sorge – um die Familie, Beruf, Geld
- Angst – vor Schmerzen, Einsamkeit, Trauer, weiteren Operationen
- Schuld – ist man selbst schuld?
- Elend – man hat keine Kraft mehr und fühlt sich eben elend
- Scham – man ist abhängig und kann sich nicht selbst pflegen
- Desorientierung – man verliert die Orientierung über Raum, Zeit und Sinn

**Bestärkende Motive**
- Vertrauen – es sind Experten, die mir helfen
- Zusammenarbeit – ich mache bei dem mit, was die mir raten
- Humor – auch in schlechten Situationen, Galgenhumor
- Selbstbewusstsein – ich komme da durch
- Erfahrung – ich habe da schon ganz anderes geschafft
- Hoffnung – das wird schon wieder
- Glaube – in religiöser Hinsicht
- Liebe – Du gibst mir Kraft, „für Dich will ich wieder gesund werden"

Diese großen Motive können die Emotionen der Patienten bestimmen – und damit auch die Kommunikation mit anderen. Mal fühlt man sich elend, dann strotzt man wieder vor Selbstbewusstsein und äußert sich ganz anders. Für Pflegende, Angehörige und Therapeuten ist es wichtig, diese Motive zu erkennen, ggf. auch zu benennen und sie in einer Interaktion einzubeziehen.

## 1.5.8 Intensivmedizin

Intensivmedizin ist in erster Linie eine Medizin, bei der die Gefahr besteht, einen Menschen auf seine Funktionalität zu reduzieren. Bewusstsein wird hier über die Funktionalität des Gehirns definiert: Wenn das Gehirn geschädigt oder durch Sedierung außer Kraft gesetzt wird, so geschieht dasselbe auch mit dem Bewusstsein. Bewusstheit ist hier die Fähigkeit zur reaktiven Wahrnehmung innerer und äußerer Reize. Wachheit lässt sich als mittleres neurologisches Aktivitätspotenzial definieren und mithilfe eines EEGs messen. Wenn nichts messbar ist oder keine Wahrnehmungsreaktionen feststellbar sind, so gilt der Patient als bewusstlos. Die Glasgow-Komaskala verdeutlicht dies (➤ Tab. 1.1), die heute als Instrument zur *Langzeitbeurteilung* von gestörten Bewusstseinszuständen kritisiert wird (Matis, Birbilis 2008).

Die üblichen Methoden zur Bewusstseinsdiagnostik eignen sich ausgezeichnet zur Feststellung eines defizitären Bewusstseinszustands, nämlich Benommenheit, Somnolenz, Sopor und Koma. Aus unseren praktischen Erfahrungen und aus ethischen Gründen – um diese Menschen zu schützen – sehen wir uns aber gezwungen, den Begriff „Be-

**Tab. 1.1** Glasgow-Komaskala. Mit der Glasgow-Komaskala wird die Fähigkeit des Patienten gemessen, auf äußere Reize zu antworten, d. h. mit der Außenwelt zu kommunizieren. Von der Kommunikationsfähigkeit wird auf den Zustand des Bewusstseins geschlossen.

| Augen öffnen | Pkt. | Beste verbale Antwort | Pkt. | Beste motorische Antwort | Pkt. |
|---|---|---|---|---|---|
| Spontan | 4 | Voll orientiert | 5 | Gezielt auf Aufforderung | 6 |
| Auf Aufforderung | 3 | Teilorientiert | 4 | Gezielt auf Schmerzreiz | 5 |
| Auf Schmerzreiz | 2 | Inadäquat | 3 | Ungezielt auf Schmerzreiz | 4 |
| Kein Augenöffnen | 1 | Unverständlich | 2 | Beugemechanismen | 3 |
|  |  | Keine | 1 | Streckmechanismen | 2 |
|  |  |  |  | Keine | 1 |

wusstlosigkeit" zu erweitern. Bewusstsein nur als neuronale Aktivität zu definieren, stellt für uns eine Reduktion des Menschen auf seine Funktionalität dar und somit ist in diesem Sinne auch nur defizitäres Bewusstsein messbar. Die Aussage: „Der Patient ist bewusstlos", kann nicht bedeuten, dass der Patient ohne eine Form von Bewusstsein ist, sondern, dass sich mit diesen Methoden keine andere Bewusstseinsform feststellen lässt.

Unsere Annahme ist es, den Menschen als ganzheitliches Wesen mit verschiedenen Bewusstseinsebenen und entsprechenden Wahrnehmungs- und Ausdrucksmöglichkeiten zu betrachten, so ist eine Kommunikation und damit Feststellung des Bewusstseinszustands nur möglich, wenn wir uns auf die Kommunikationsebene des Patienten begeben.

Wenn ein komatöser Patient sich nur über die Frequenz seiner Atmung äußern kann, dann atmen wir gemeinsam und „spiegeln" seinen Ausdruck durch atemsynchrones Summen oder Singen. Wenn sich ein Patient nur durch Streckkrämpfe ausdrücken kann, so antworten wir, indem wir ihm die Grenzen seiner Haut angenehm erfahrbar machen. Wenn er sich darin verändert, beantworten wir dies auch. Eine solche Kommunikation ist elementar und meint nichts anderes als: „Ich höre dich", „Ich verstehe dich", „Ich bin da". Somit erfährt der Patient sich in einer sicheren Beziehung zu einem anderen Menschen. Er erfährt seine Wirksamkeit in einer Beziehung und kann dadurch auch seine Fähigkeit zur Entwicklung erleben.

Bleiben wir im Umgang mit bewusstseinsveränderten Menschen weiterhin vorsichtig.

### Internet

- www.a-zieger.de
- www.schaedel-hirnpatienten.de
- www.wachkoma.at
- www.ebissociety.org
- www.wbic.cam.ac.uk/%Emrc/
- www.coma.ulg.ac.be/index.html
- www.healthtalkonline.org

## 1.6 Wahrnehmungsfähigkeit unter Narkose und bei Langzeitsedierung
Ulf Linstedt

Inwieweit ein Patient im Koma seine Umgebung wahrnimmt, ist klinisch nicht festzustellen, da das Koma definitionsgemäß gerade durch das Fehlen bewusster Reaktionen auf äußere Reize gekennzeichnet ist. Dies hat ein komatöser Patient mit einem Patienten in Narkose gemeinsam. In einer Reihe von Untersuchungen konnte festgestellt werden, dass es unter Narkose zu Wahrnehmungen kommen kann. Kommt es zu einer „Wachheit in Narkose" können psychische Erkrankungen in Form des Posttraumatischen Stresssyndroms (PTSD) die Folge sein. Schelling (2004, 2008) und Jones (2001) untersuchten Patienten nach ihrem Aufenthalt auf einer Intensivstation. Sie fanden bei bis zu 42 % der Patienten ein PTSD, welches nicht mit der Schwere oder Art der Erkrankung, sondern mit der Dauer und Invasivität der Therapie zusammenhing. Dies lässt den Rückschluss zu, dass es auch unter Sedierung zu Wahrnehmungen kommt, die über den Intensivstationsaufenthalt hinaus spürbar sind. Ein PTSD beeinträchtigt die Patienten nachhaltig, denn es führt zu Schlafstörungen, Albträumen, Angststörungen, schreckhaften Rückerinnerungen (flash-back) und kann die Betroffenen im täglichen Leben stark behindern.

Dabei sind bewusste, u. U. sogar schmerzhafte Wahrnehmungen mit oder ohne Erinnerung von solchen zu unterscheiden, die im Unterbewusstsein aufgenommen und gespeichert werden (Jones 1986). Die zwei verschiedenen Gedächtnissysteme – bewusst und unterbewusst – unterscheiden sich wie folgt:

- Das explizite (bewusste) Gedächtnis speichert Erlebnisse mit einer Erinnerung an Ort und Zeit (Arbeitsgedächtnis, Langzeitgedächtnis).
- Das implizite Gedächtnis (Unterbewusstsein) steuert das Verhalten aufgrund von Erfahrungen, ohne dass eine Erinnerung an die zugrunde liegenden Erlebnisse besteht (z. B. Angst vor Hunden).

Interessant ist die Tatsache, dass beide Gedächtnisformen offenbar unabhängig voneinander funktionieren. Die Beeinträchtigung des bewussten Gedächtnisses durch Krankheiten oder Medikamente (Koma, Narkose, Sedierung) heißt nicht, dass der Patient unterbewusst keine Informationen aufnehmen kann. Das gilt auch für die unbedachte Äußerung am Krankenbett.

Ein Beispiel lieferte schon Anfang des 20. Jahrhunderts der französische Neurologe Claprede. Er behandelte Patienten, die sich aufgrund einer organischen Hirnerkrankung auch an kurz zurückliegende Dinge nicht mehr erinnern konnten (Amnestiker). Einmal gab er ihnen zur Begrüßung die Hand, wobei er sie mit einer zwischen den Fingern gehaltenen Nadel stach. Am nächsten Tag erkannten die Patienten zwar den Arzt nicht wieder und wussten auch von der Nadel nichts mehr, sie weigerten sich dennoch, ihm die Hand zu geben (Schwender 1995). Das Beispiel veranschaulicht, dass die Patienten die Information „Nadelstich" gespeichert hatten und die resultierende Erfahrung auch anwenden konnten, obwohl sie keine bewusste Erinnerung hatten.

In einem weiteren Experiment (Schwender 1995) spielte man narkotisierten Patienten einen Text vor, in dem das Schicksal von Robinson Crusoe mit der Situation des Patienten verglichen wurde (Einsamkeit, Ausgeliefertsein, kritische Situation). Nach der Narkose wurden die Patienten befragt, was sie mit dem Wort „Freitag" assoziieren. Alle Patienten, denen kein Tonband vorgespielt worden war, gaben Begriffe wie z. B. „Wochenende" und „Fischessen" an. Dagegen äußerten einige der Patienten, die das entsprechende Band gehört hatten: „Robinson Crusoe". Eine Erinnerung an intraoperative Begebenheiten bestand in keinem Fall.

Mit der Frage: „Woran denken Sie zuerst, wenn Sie … hören (oder sehen)?", können Psychologen Inhalte des Unterbewusstseins prüfen. Es wird mit diesem Test gezeigt, dass auch ein bewusstloser Patient Informationen aufnehmen kann. Diese können unter bestimmten Umständen Einfluss auf sein Verhalten oder seine Emotionen nehmen. So werden postoperativ auftretende Neurosen oder Psychosen auf negative intraoperative Wahrnehmungen zurückgeführt (Schwender 1995).

Da die bisher geschilderten Untersuchungen eine Wahrnehmungsfähigkeit lediglich nach der Bewusstlosigkeit nachweisen können, suchte man nach Möglichkeiten, schon während der Bewusstlosigkeit eine mögliche Wahrnehmung zu erkennen. Dies gelang mittels akustisch evozierter Potenziale (AEP) (Schwender 1992, 1995; Thornton 1991). Für deren Messung werden über Kopfhörer Töne appliziert und über EEG-Elektroden die elektrische Reizantwort des Gehirns gemessen. So lässt sich nachweisen, dass die akustische Information aufgenommen wird und eine Reizverarbeitung im Gehirn stattfindet. Bei wachen Personen kann man eine Folge von Wellen (Potenziale) ableiten, die nach ihrem Auftreten in frühe, mittellatente und späte akustisch evozierte Potenziale unterteilt werden (➤ Abb. 1.10):
- Frühe Potenziale entstehen bei der Reizleitung im Hirnstamm; sie sind durch Medikamente kaum zu beeinflussen und zeigen keinen Zusammenhang mit Bewusstsein.
- Mittellatente akustisch evozierte Potenziale (MLAEP) sind die ersten kortikalen Reizantworten (➤ Abb. 1.10; ➤ Abb. 1.11), sie zeigen die intakte Reizaufnahme und Verarbeitung im Gehirn.

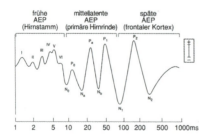

**Abb. 1.10** Schema der akustisch evozierten Potenziale (AEP) und deren zeitliche Unterteilung in frühe, mittellatente und späte AEP (Thornton, Newton 1989). [O592]

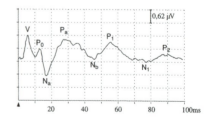

**Abb. 1.11** Mittellatente akustisch evozierte Potenziale (AEP) bei einem wachen Probanden. [O592]

## 1.6 Wahrnehmungsfähigkeit unter Narkose und bei Langzeitsedierung

- Späte akustisch evozierte Potenziale werden durch komplexe Reizverarbeitungen im Gehirn generiert.

Je ausgeprägter eine medikamentöse Bewusstseinsausschaltung ist, umso geringer sind mittellatente Komponenten der akustisch evozierten Potenziale ableitbar. Durch den Vergleich intraoperativer akustisch evozierter Potenziale bei Gabe unterschiedlicher Medikamente mit den oben genannten postoperativen Untersuchungen fand man heraus, dass bei Vorhandensein der mittellatenten Komponenten (zwischen 10 und 100 ms) eine unbewusste Wahrnehmung erfolgt. Auch bei dem beschriebenen Experiment mit dem Robinson-Text konnte festgestellt werden, dass „Freitag" nur dann mit „Robinson" assoziiert wurde, wenn MLAEP auslösbar waren. Es konnte weiterhin in dieser Studie gezeigt werden, dass für Medikamente, die spezifische Rezeptoren besetzen (Benzodiazepine, Opiate, Ketamin), in der Regel gilt, dass die Wahrnehmung auch bei ausreichender Dosierung nicht vollständig zu unterdrücken ist. Dies wird durch das Vorhandensein von MLAEP belegt (➤ Abb. 1.12; obere Kurve).

Unspezifisch wirkende Substanzen (➤ Tab. 1.2) führen jedoch bei suffizienter Dosierung zu einer Unterdrückung der MLAEP (➤ Abb. 1.12; untere Kurve). Diese Patienten haben dann auch keine Wahrnehmungen (Schwender 1992, 1994).

Zwei weitere Fallberichte zeigen, dass die für sedierende Medikamente gemachten Beobachtungen auch bei Komapatienten auftreten. Zwei Patienten mit vergleichbaren Erkrankungen (intrakranielle, extrazerebrale Hämatome), einer identischen Sedierung, die eine Wahrnehmung

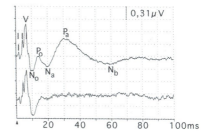

**Abb. 1.12** Mittellatente akustisch evozierte Potenziale (MLAEP), abgeleitet bei einem nicht auf Ansprache reagierenden Patienten auf der Intensivstation (postoperative Sedierung nach Herzklappenersatz). [O592]
Obere Kurve: Sedierung mit Sufentanil-Perfusor (0,1 mg/h) und Rohypnol 12 × 2 mg pro Tag. Frühe AEP (Wellen I-V) und MLAEP (Wellen No, Po, Na, Pa, Nb) ableitbar; eine Wahrnehmungsfähigkeit ist gegeben.
Untere Kurve: Nach zusätzlicher Gabe von 150 mg Propofol sind nur frühe AEP ableitbar, es kann keine Wahrnehmung erfolgen.

**Tab. 1.2** Vergleich zwischen rezeptorspezifischen und unspezifischen Substanzen.

| Rezeptorspezifisch wirkende zentralnervöse Pharmaka | Unspezifisch wirkende zentralnervöse Pharmaka (unbewusste Wahrnehmung wird unterdrückt) |
|---|---|
| Benzodiazepine (z. B. Flumitrazepam, Diazepam, Midazelam) | Barbiturate (z. B. Methohexital, Phenobarbital) |
| Opiate (z. B. Morphium, Fentanyl, Sufentanil) | Propofol |
| Ketamin | Volatile Anästhetika (Halotan, Isofluran, Sevofluran, Desfluran) |

## 1 Basale Stimulation

Patient, w., 68 Jahre, subdurales Hämatom
Midazolam + Sufentanil
Ramsay Score 6

Patient, m., 46 Jahre, epidurales Hämatom
Midazolam + Sufentanil
Ramsay Score 6

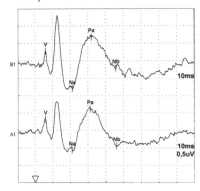
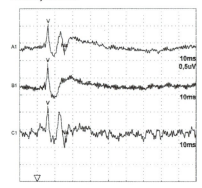

**Abb. 1.13** Patient, m., 46 Jahre, epidurales Hämatom. [0592]

**Abb. 1.14** Patientin, w., 68 Jahre, subdurales Hämatom. [0592]

zulässt (> Tab. 1.2), reagieren in keiner Weise auf äußere Reize (Sedierungsgrad Ramsay 6). Die MLAEP zeigen aber fundamentale Unterschiede. Während Patient A erloschene MLAEP aufweist (nur Welle V und Na nachweisbar), zeigt Patient B völlig normale MLAEP. Patient A kann akustische Reize überhaupt nicht wahrnehmen und verarbeiten. Er ist einer (zumindest akustischen) Stimulation nicht zugänglich. Bei Patient B hingegen ist die Wahrnehmung und primäre Verarbeitung intakt. Hier wird man z. B. eine Musiktherapie versuchen können, auch ist es sinnvoll, mit dem Patienten zu sprechen und ihn zu stimulieren.

## 1.7 Übertragung und Gegenübertragung in der Basalen Stimulation – eine Beziehungsanalyse

Prof. Dr. H. J. Hannich

### 1.7.1 Einleitung

„Basale Stimulation vermittelt wahrnehmungsfördernde emotionale Nähe", „Basale Stimulation erfordert eine ganzheitliche Patientenorientierung", „Basale Stimulation ist Begegnung über Berührungen", „Berührung ist der unmittelbarste Kontakt zu einem Menschen, verbunden mit größtmöglicher Nähe."

Diese Zitate, entnommen dem Tagungsband zum Landauer Kongresses von 1996, sind nur einige Beispiele, in denen sich die Beziehungsorientiertheit des Konzepts der Basalen

Stimulation widerspiegelt. Und sicherlich wird niemand die Wichtigkeit dieser Dimension infrage stellen.

Und gleichzeitig ist auffällig, dass nach der Betonung der Notwendigkeit zu einem emotionalen Dialog sehr schnell der Anwendungs- und Handlungsbezug hergestellt wird. Man kehrt zu dem zurück, was man kennt und entwickelt dafür sehr explizite Konzepte des Vorgehens. Eine entsprechend differenzierte Analyse der Kommunikationsprozesse zwischen Pflegenden und Patient bei der Anwendung Basaler Stimulation ist dagegen erst noch zu leisten.

Häufig beschränkt sich das Wissen um Kommunikation und zwischenmenschliches Beziehungsgeschehen auf das Watzlawicksche Axiom „Man kann nicht nicht kommunizieren". Ein Konsens, dass zu diesem Gebiet noch weitere Entwicklungsarbeit zu leisten ist, ist sicherlich leicht herzustellen.

Ebenso wie die Basale Stimulation auf neurowissenschaftliche, entwicklungspsychologische und -pädagogische Erkenntnisse zur Herstellung ihres Begründungszusammenhangs zurückgreift, kann sie sich auf weitere „Hilfs"-Wissenschaften beziehen, die das Beziehungsgeschehen während der Basalen Stimulation erhellen können. Hierzu möchte ich einen Beitrag leisten, indem ich aus meiner Sicht als Psychoanalytiker vor allem zwei Konzepte näher beleuchte, die für das Beziehungsgeschehen wesentlich sind. Gemeint ist einmal das Konzept „**Körper**" und das andere Mal das Konzept der „**Übertragung**". Wir werden sehen, dass beide in einem engen Zusammenhang stehen.

## 1.7.2 Der Körper in der Basalen Stimulation

Der Körper ist in Medizin und Pflege – und damit auch in der Basalen Stimulation – Dreh- und Angelpunkt der Bemühungen des Behandlers (➤ Abb. 1.13, ➤ Abb. 1.14). Der Zugang zu ihm wird – ob wir wollen oder nicht – durch die Perspektiven und Vorabnahmen bestimmt, mit dem wir uns ihm nähern.

In der klassischen Medizin sind diese geprägt durch das Mensch-Maschine-Modell von Descartes, das den Körper auf seine mechanischen Eigenschaften reduziert, etwa einem komplizierten Uhrwerk vergleichbar. Laut diesem Modell ist er nach den Gesetzen des Verstandes, nach den Gesetzen der Mathematik und der Vernunft beschreibbar. Indem der Körper der Außenwelt (res extensa) zugeordnet wird, wird die Körper-Seele-Einheit aufgelöst, der Körper von seinem Subjekt entfremdet. König (1989) weist darauf hin, dass damit auch die Annahme hinfällig wird, dass es unsere Seele ist, welche im Körper wirkt und die Bewegungen hervorruft.

Die Folgen dieses Denkens für die moderne Medizin weist Foucault am Beispiel der Arzt-Patienten-Beziehung auf. Obwohl der Körper zwischen Arzt und Patient Kommunikation stiftet, wird er zum Objekt, auf das sich beide beziehen. Er existiert nur als biologischer Körper, ohne jede psychische Besetzung. In der Kommunikation zwischen ihnen werden zudem Aspekte der zwischenmenschlichen Kommunikation, die sich über Körpersprache und Körperausdruck mitteilen, ausgeblendet. Das geschieht einerseits, indem der Arzt seine körperliche Anwesenheit verdinglicht. Er wird z. B. zum Auge, das den Patienten durch-hört, durch-leuchtet, durch-schaut, ohne ihn als Person überhaupt noch zu sehen. Zudem verschwindet der leibliche Bezug des Arztes zum Patienten hinter dem weißen Kittel oder anderen, körperlosen Insignien ärztlichen Handelns. Der Patient wiederum blendet die zwischenmenschliche und -leibliche Beziehung aus, indem er – überspitzt gesagt – seinen Körper beim Arzt abgibt. Natürlich ergibt sich mit dieser Form der Begegnung unausweichlich ein zwischenmenschliches Arrangement, das aber weitgehend unreflektiert auf Erleben und Verhalten wirkt. Es könnte so skizziert werden: Arzt und Patient einigen sich auf das Körpersymptom als gemeinsamen Gegner, der bekämpft wird. Die Ausklammerung von Subjektivität und zwischenmenschlicher und -leiblicher Bezüge vom Geschehen teilt die Vorannahme mit, dass die Krankheit beiden – Arzt und Patient – schlussendlich nichts zu sagen habe.

Gegenüber diesem Ansatz bestehen andere Vorstellungen, die neben den Begriff des Körpers den des Leibes stellen. Über die Biologie des Körpers hinaus ist aus ihrer Sicht der Leib der „Ort unseres Eingelassenseins in die Welt" (v. Uslar, 1975). In seiner Wirklichkeit und Präsenz präsentiert sich das gesamte seelische Sein.

Ein früher Vertreter dieser Theorien über den Leib als „Statthalter des Individuums" ist beispielsweise Friedrich Nietzsche. Er postuliert die „Vernunft des Leibes". Sein Credo fasst er in einer der Reden Zarathustras an die „Verächter des Leibes" wie folgt zusammen: „Es ist mehr Vernunft in deinem Leibe als in deiner besten Weisheit."

Ein anderer neuzeitlicher Autor ist H. Schmitz (1985). Er formuliert eine Phänomenologie des eigenleiblichen Spürens. Im Gegensatz zum Körper, den ich habe, bin ich mein Leib. Als solcher erfahre ich Empfindungen, die für mich unteilbar, ganzheitlich und damit absolut sind. Die Grunddimensionen meiner Eigenleiblichkeit lassen sich als Weitung versus Engung, Dilatation versus Kontraktion beschreiben. Beispielsweise herrscht bei Lustempfinden die Weitung, bei Schreck und Angst die Engung vor.

Ebenso postuliert ein weiterer Autor, Merleau-Ponty (1984), dass eine strikte Trennung von Innen und Außen, von Körper und Seele, von Subjekt und Objekt nur so lange möglich ist, wie man die Perspektive des reflektierenden Bewusstseins einnimmt. Im Bereich präreflexiver und vorsprachlicher Erfahrung stehen Leib und Welt einander nicht gegenüber. Durch den Leib bin ich in der Welt, er stellt meine Verankerung in der Welt dar, er ist mein „natürliches Ich". Und der leibliche Ort nötigt mir eine bestimmte Perspektive auf, mit der ich auf die Welt blicke und mich auf sie beziehe.

Aus der Orientierung auf die Welt entwickelt sich eine weitere Dimension von Leib, nämlich die Zwischenleiblichkeit des Menschen. Indem ich leiblich bin, nehme ich auch immer schon teil an der Umwelt. Die Zwischenleiblichkeit ist vor aller Reflexion im Bereich des vorbewussten und unbewussten Erlebens fundiert. Sie lässt sich beispielsweise an frühen Mutter-Kind-Interaktionen feststellen, in denen sich die Interaktionspartner in der leiblichen Begegnung in Mimik und Gestik bis hin zu den feinsten vegetativen Reaktionen aufeinander einstellen. In der Spiegelung, „durch den Glanz im Auge der Mutter", erkennt sich der Säugling. Auch die taktile und kinästhetische Erfahrung im Umgang mit der Mutter gehören dazu.

## 1.7 Übertragung und Gegenübertragung in der Basalen Stimulation

Dabei sind die Gesten und Gebärden, die sich im „spontanen Gespräch der Leiber" entwickeln, nicht Ausdruck eines besonderen psychischen Zustands. Vielmehr bilden Gesten und Erleben eine Einheit: Indem ich mich in der Zwiesprache gebärde, entwickelt sich mein Erleben und umgekehrt. Das bedeutet, dass die Zwischenleiblichkeit den Boden darstellt, auf dem über das Miteinander Sinn entsteht. Damit transzendiert der Mensch den Körper als bloß biologisches Seiendes. Er wird zum Ursprung von Sprache, die über das leibliche Spiegelungsphänomen ego – alter ego ihren Ausgang nimmt.

Die Ähnlichkeiten dieses Körper-Konzepts zu dem in der Basalen Stimulation sind unübersehbar. Übereinstimmungen bestehen beispielsweise in der Vorstellung vom Körper als Grundlage der Identität, in der Rolle des Körpers als primäre Kommunikationsebene, in der Leib-Fundierung von Erleben und Verhalten. Es geht aber über das der Basalen Stimulation hinaus, als dass in der Vorstellung von der Zwischenleiblichkeit dem Wirksamwerden von unbewussten Prozessen Rechnung getragen wird. Zwischenleiblichkeit als primäre, präreflexive und präverbale Gegebenheit ist für das Bewusstsein nicht vollständig zu durchdringen. In der „spontanen Sprache der Leiber" verbleiben unbewusste leiblich-affektive Prozesse, die sich zwischen den Gesprächspartner ereignen. Zu deren Beschreibung und Erfassung bietet die Psychoanalyse das Kommunikationsmodell der Übertragung/Gegenübertragung an, auf dass im Folgenden näher eingegangen wird. Dabei wird die historische Entwicklung dieses Konzepts sowie die Bedeutung für die Basale Stimulation erörtert.

### 1.7.3 Übertragung/Gegenübertragung

#### Begriffsbestimmung

Die Entdeckung des Phänomens der Übertragung/Gegenübertragung basiert auf den therapeutischen Beobachtungen von S. Freud (1895). Gemeint ist mit **Übertragung,** dass es im zwischenmenschlichen Kontakt zu einer Wiederbelebung von Empfindungen kommen kann, die nicht aus der realen Beziehung herstammen. Aus der Erfahrung zu früheren Bezugspersonen kommend, werden sie auf die aktuelle Beziehung übertragen. Beispielsweise „trägt" der Mensch, der einem momentan gegenübersteht, dann „das Gesicht" des autoritären Vaters, des gütigen Lehrers, der hilflos-kranken Schwester, sodass entsprechend früherer Erfahrungen auf den Menschen reagiert wird, ohne sein eigentliches Wesen wahrzunehmen. Mit anderen Worten heißt das, dass im Hier und Jetzt „inkorporierte Kindheitserinnerungen" aktiviert werden, sie werden leibhaft und handlungsmäßig verschlüsselt und ausgetragen.

Indem sich der Therapeut öffnet und auf den Patienten einlässt, erlebt er dessen Übertragungsangebot in seiner emotionalen Reaktion. Diese sog. **„Gegenübertragung"** liefert ihm Hinweise darüber, was im Patienten in seiner Beziehung zum anderen vorgeht. Die Analyse der Gegenübertragung als die Spiegelung des Unbewussten des Patienten ist somit ein unerlässliches Instrument im Sinne eines Schlüssels zum ganzheitlichen Erleben des Gegenübers.

Für die zwischenmenschliche Beziehungsgestaltung sind damit zwei Ebenen zu unterscheiden: Zum einen die Ebene der realen Beziehung, die auf realistischer, objektiver Wahrnehmung dem anderen gegenüber beruht, und zum anderen die Ebene der Übertragungsbeziehung, auf der im Hier und Jetzt aus unseren früheren Erfahrungen stammende Wahrnehmungen und Kommunikationsformen wirksam werden. Wie bereits angeführt, ist die spontane Zwischenleiblichkeit, „das spontane Gespräch der Leiber", Ort der Vermittlung und Inszenierung der Übertragungsbeziehung. In der Alltagserfahrung erkennen wir diese Abläufe am ehesten in den Gefühlen von spontaner Sympathie und Antipathie wieder, die sich bei uns beim Anblick eines anderen Menschen einstellen.

Und diese Alltagserfahrung zeigt, dass Übertragung ein umfassendes Geschehen darstellt, sodass man in Anlehnung an Watzlawick formulieren kann: „Man kann nicht nicht übertragen." Ein Fallbeispiel aus dem psychotherapeutischen Kontext soll das im Leibhaftigen wirkende Übertragungsgeschehen verdeutlichen.

### Beispiel

Eine 27-jährige Patientin leidet seit zwei Jahren unter heftigen, persistierenden Zahn-, Kiefer- und Gelenkschmerzen, die vor allem morgens nach dem Aufwachen so stark sind, dass sie den Mund nicht mehr öffnen kann. Sie hat sich regelrecht in sich verbissen.

Bei ihrem Erscheinen in der Klinik fällt ihre demonstrativ leidende Miene auf, die noch durch ihre grau in grau gehaltene Kleidung unterstrichen wird („graue Maus"). Das Gespräch gestaltet sie so, dass sie sich in die gegenüberliegende Ecke setzt, mit dem Rücken vom Therapeuten abgewendet. Sie spricht leise, fast tonlos, mit zusammengebissenen Zähnen. Das Ende der Sitzung zögert die Patientin heraus, indem sie sich durch Hyperventilation in einen Erregungszustand hineinatmet und vom Stuhl sinkt.

In der Gegenübertragung erlebe ich mich ungeduldig und in meinem Bemühen um die Patientin von ihr missachtet. Gleichermaßen fühle ich mich unter Druck gesetzt, mich um sie zu kümmern. Die sich dahinter verbergende Botschaft meines Gegenübers könnte damit lauten: „Ich bin wichtig. Kümmere Dich um mich. Sei ausschließlich für mich da."

In dieser körperlichen Inszenierung findet sich ihre frühkindliche Erfahrung wieder, als unerwünschtes Kind einer ledigen Mutter direkt nach der Geburt in ein Heim gekommen zu sein und dort die ersten Lebensjahre verbracht zu haben. Es realisiert sich im Übertragungs-Gegenübertragungs-Geschehen die Sehnsucht des Kindes nach Zuwendung, Geborgenheit und Nicht-Verlassenwerden-Erfahrungen, um die es Zeit seines Lebens kämpfen musste. Gleichzeitig findet sich aber auch die Angst vor menschlicher Nähe und die Unfähigkeit zu vertrauen, die Folge der frühen Zurückweisung ist.

## 1.7.4 Die Rolle der Übertragung in der Basalen Stimulation

Basale Stimulation ist eine Körpertherapie, die auf dem intensiven interpersonalen Austausch aufbaut. In ihrem Zugang über die Berührung macht sie sich die Zwischenleiblichkeit zunutze, um dem Patienten Orientierung, Nähe und Geborgenheit zu vermitteln. Die Ebene der Übertragung kommt somit unweigerlich in den Patientenkontakt hinein. In ihr verschränkt sich Gegenwart und Vergangenheit, indem der Patient über die Sprache des Körpers an die lebensgeschichtlich bedeutsamen Ereignisse, an seine Leiden und an sein historisches Geworden-Sein erinnert. Auf diesen Zusammenhang verweist auch die Forderung von Christel Bienstein nach einer größeren biografischen Unterfütterung der Basalen Stimulation. Auf die konkrete Helfer-Patienten-Kommunikation bezogen heißt Biografiearbeit auch, die Berücksichtigung der aktuellen Übertragungs-Gegenübertragungsphänomene.

In Bezug auf den Patienten ist die Gegenübertragung, d. h. die psychische Antwort des Therapeuten auf seinen Körperausdruck und auf die sich darin vollziehenden Lebensbewegungen, zu beachten. Die Biografie des Patienten könnte dann eine weitere wichtige Informationsquelle darstellen, um das Gegenübertragungsgefühl zu überprüfen.

Natürlich sind wir im Umgang mit dem Patienten nicht vor eigenen Übertragungen gefeit. Wir können davon ausgehen, dass sie bei dem Behandler in jedem Kontakt aktiviert und in Szene gesetzt werden, z. B.:
- indem wir im anderen das kleine hilflose Kind sehen, das wir selbst einmal waren,
- dadurch, dass wir durch den Patienten an unsere eigene Verletzbarkeit und Begrenztheit und an die tiefe, sprachlose Angst vor dem Verloren-Sein erinnert werden, oder
- dadurch, dass wir durch das Anders-Sein des Gegenübers mit eigenen, uns fremd erscheinenden Anteilen konfrontiert werden.

Übertragungsphänomene sind nur schwer zu beschreiben, da sie jenseits der sprachlichen Symbolisierung angesiedelt sind. Es besteht die Schwierigkeit, die mit der eines Physikers vergleichbar ist, der eine Kraft zu definieren sucht, die nicht unmittelbar wahrgenommen oder beobachtet werden kann, z. B. Lichtwellen oder Schwerkraft.

Vielleicht ist dies ein Grund dafür, dass sich in der Basalen Stimulation außer vereinzelten Hinweisen, man solle Übertragung beachten, keine systematische Beschreibung und Reflexion darüber findet. Zu den Voraussetzungen, die der Betreuer in die zwischenleibliche Kommunikation mit dem Patienten mitbringen muss, finden sich Empfehlungen, die mehr oder minder unbestimmt gehalten sind (z. B. „sich leer zu machen", „offen wie ein leer geräumtes Schaufenster zu sein"). Wie man zu einer solchen Einstellung gelangen kann und inwieweit sie vor Ort im Kontakt beibehalten werden kann, bleibt dabei weitgehend unbeantwortet.

Auf der anderen Seite ist das Übertragungsphänomen, wenn es vom Helfer in die Situation hineingetragen wird, eine Störvariable. Der Grund ist der, dass die daraus gespeiste Empfindung aus der Vergangenheit des Betreuers stammt und nicht aus dem Aktuellen. Dieses „alte" Gefühl verzerrt die realistische Wahrnehmung vom Patienten. Was man für ihn tut, gilt dann nicht ihm, sondern einem signifikanten anderem aus der Biografie des Therapeuten.

Aus diesem Grund hat ein Nachdenken über die Übertragung nicht nur behandlungstheoretische Gründe, indem es das Verhältnis von Leib und Kommunikation näher durchleuchtet. Eine Ausdifferenzierung dieses Konzepts für die Basale Stimulation müsste auch Auswirkungen haben auf die Ausbildung und Praxiskontrolle von Anwendern dieses Konzepts. In diesem Zusammenhang sei beispielsweise an die langjährige Selbsterfahrung von Psychotherapie-Kandidaten erinnert, deren Ziel die Kontrolle der eigenen Übertragung auf den Patienten ist. Gleiches für die Aus- und Weiterbildung innerhalb der Basalen Stimulation anzustreben, wäre sicherlich nicht zu leisten. Zumindest sollten aber kontrollierte Selbsterfahrungselemente Bestandteil der Ausbildung werden, um diesen Graubereich von Theorie und Praxis in der Basalen Stimulation aufzuhellen. Nur so erscheint es möglich, auf der Ebene der Realbeziehung, d.h. an der objektiven, realistischen Wahrnehmung des Patienten orientiert, Kompetenz zu entwickeln.

Es geht hier schlussendlich um die Entwicklung von therapeutischer Abstinenz. Darunter verstehe ich eine Haltung, die nicht durch das eigene Unbewusste – durch die eigene Bedürftigkeit, das eigene Begehren – gesteuert wird, sondern allein dadurch, dass man das tut, was dem Patienten nützt.

# KAPITEL 2

# Kompetenzen

Welche Fähigkeiten und Kompetenzen müssen Pflegende entwickeln, um basal stimulierende Pflege im Alltag umsetzen zu können? Hierzu haben Bienstein und Fröhlich verschiedene Voraussetzungen und auch Kompetenzen beschrieben. Wir stellen zunächst die Voraussetzungen dar, um dann vertieft auf die Kompetenzen einzugehen.

Bienstein und Fröhlich (2010) haben verschiedene Kompetenzen beschrieben, um basal stimulierende Pflege im Alltag umsetzen zu können:
- Kompetenz zur Informationserfassung mithilfe der biografischen Anamnese
- Kompetenz zur differenzierten Beobachtung
- Kompetenz zur Einschätzung des Pflegebedarfs
- Kompetenz zur Einschätzung des Bewusstseins
- Kompetenz zur Tages- und Lebensgestaltung
- Kompetenz zur Umweltgestaltung
- Kompetenz, die zentralen Ziele in die Pflege zu integrieren

Im Weiteren werden diese Kompetenzen erläutert, wobei wir unterschiedlich gewichten.

## 2.1 Kompetenz zur Informationserfassung

Welche Geschichte hat dieser Mensch, den wir pflegen? Über welche Lebenserfahrung verfügt er? Was ist ihm bekannt und vertraut? Was könnte ihn verunsichern? Wir gehen davon aus und **wissen** es mittlerweile auch aus der Biografiearbeit, dass diese Informationen sehr hilfreich sein können, um Angebote zu entwickeln, die für den einzelnen Menschen eine besondere Bedeutung haben. Angebote, die an die individuelle Lebenserfahrung eines Menschen anknüpfen, vermitteln oftmals ein Wiedererkennen, Selbst-Sicherheit und ermöglichen Aktivität.

Die Lebenserfahrung von Voraufenthalten in anderen Einrichtungen und Krankenhäusern wird zunehmend berücksichtigt wie auch die kontextspezifische Berücksichtigung biografischer Angebote (niemand nimmt seine Lieblingsspeise 24 Stunden am Tag zu sich, sondern immer in besonderen Situationen – Gleiches gilt für andere bevorzugte Sinneserfahrungen).

Herausfordernd ist, eine angemessene Dokumentation zu finden. Bewährt hat sich eine Integration der individuellen Belange in die Pflegeplanung. Bei zusätzlichen Dokumentationsbögen ( > Abb. 2.1) wird zwar der Fokus auf die individuellen Bedarfe des Patienten gelenkt dabei besteht jedoch die Gefahr, dass diese Dokumente nur unzureichend genutzt werden.

### 2.1.1 Warum eine biografische Anamnese?

In der Basalen Stimulation dient die Anamnese in erster Linie dazu, den Patienten kennen zu lernen und ihm so individuelle Angebote machen zu können. Die Pflegenden übernehmen die meisten Patienten nach der Operation beatmet und sediert und wissen vieles über deren Körper, aber nichts über den Menschen. Das Wissen um die Geschichte und die Lebensgewohnheiten des Patienten ändert häufig das Bewusstsein der Pflegenden und damit auch ihre Pflege. Sie pflegen den Patienten dann weniger routiniert, sondern bieten eher eine individuelle Pflege an. Vor diesem Hintergrund wird die Pflegeanamnese erhoben. Nicht nur der körperliche und psychische Zustand werden beobachtet, sondern auch die verbliebenen Fähigkeiten, Gewohnheiten, Zu- und Abneigungen.

Dieses Wissen kann als Grundlage für Angebote aus vertrauten Aktivitäten dienen. Das Angebot, etwas Bekanntes zu spüren, bedeutet für den Patienten, dass er nichts Neues lernen muss, sondern auf Gewohntem aufbauen kann. Bekannte Gerüche oder vertraute Berührungen bewirken selbst bei Hirnschädigungen eher ein Wiederkennen als neue, unbekannte Informationen. Durch die sinnvolle, regelmäßige Stimulierung durch bekannte Angebote kann die Dendritenvernetzung wahrscheinlich neu strukturiert werden (Bienstein, Fröhlich 2010).

Bekannte Wahrnehmungen, die mehrfach abgespeichert wurden, können neu vernetzt werden, und die Wahrnehmungsfähigkeit kann dadurch schneller rehabilitiert werden. Es ist einfacher, etwas Gewohntes wieder zu erlernen als etwas Ungewohntes neu zu lernen.

Gleichzeitig fördern die Anamnese und deren Informationen die Beziehungsqualität zwischen Patienten und Pflegenden. Durch seine Eigenarten wird der Patienten zur Persönlichkeit und ist dann nicht mehr „austauschbar". Wir haben oft erlebt, dass z. B. die Information über den ausgeübten Beruf des kaum noch ansprechbaren Menschen die Pflegenden in ihrer Art, mit dem Patienten umzugehen, verändert. Durch mehr Informationen wird der einzelne Mensch erlebbarer.

So kann es interessant sein, die Angehörigen zu bitten, ein Foto, ein Video oder eine CD vom Patienten mitzubringen, damit zu sehen ist, wie dieser Mensch im Gartenstuhl, auf einer Feier oder im Urlaub ausgesehen hat, welche Haltung er einnimmt. Im Krankenhaushemd, immobil und stumm, zeigen diese Menschen nur wenig Persönlichkeit, durch ein Foto können wir uns ein Bild von ihnen machen. Dies birgt allerdings immer die Gefahr des Leistungsdrucks für den Patienten, seine Angehörigen und die Pflegenden in sich: Werde wieder so wie auf dem Foto! Dies ist nicht unser Ziel. Fotos und alle biografischen Informationen können uns nur eine Hilfe sein, den anderen kennen und in seiner jetzigen Situation verstehen zu lernen.

Die in einer Anamnese erhobenen biografischen Angaben können die Zusammenarbeit und Pflege eines Schwerstkranken erleichtern. Gerade bei dementen oder verwirrten Patienten ist die Nutzung von bekannten Materialien und Gewohnheiten eine gute Möglichkeit, damit diese einer Aktivität einen Sinn und eine Bedeutung geben können.

### Beispiel

Eine apraktische Patientin nach einem Hirninfarkt hatte große Schwierigkeiten, die Aktivitäten bei der Zahnpflege in einen sinnvollen Zusammenhang zu bringen: Sie bürstete sich mit der Zahnbürste die Haare, wusch sich die Hände in der Toilettenschüssel, rührte die Margarine in den Kaffee und benötigte für alle alltäglichen Verrichtungen kleinschrittige Anleitung und Aufsicht. Dann wurde die Gestaltung des Tagesbeginns verändert und an den Gewohnheiten der Patientin orientiert. Sie war es gewohnt, gleich nach dem Wecken im Bett zu frühstücken und sich dann erst zu waschen. Nur dieses wenig veränderte Vorgehen ermöglichte ihr, das Frühstück *alleine* zu richten und sich ohne Anleitung ihre Toilettenartikel zu richten, sich alleine zu waschen und anzuziehen.

Auch Schwerstkranke zeigen oft eher eine Anteilnahme, wenn sie etwas Bekanntes erfahren: Sie reagieren auf die ihnen bekannte Musik, auf die Stimmen der Angehörigen, selbst auf Gerüche, wie beispielsweise der Automechaniker auf den Geruch seines Werkstattlappens (Bienstein, Fröhlich 2010).

Biografische Angebote dürfen niemals Selbstzweck sein und können durchaus auch verwirren: Ein von der Mutter getragenes Hemd kann dem Kind durchaus Trost spenden, wenn das Hemd auf oder neben dem Kopfkissen liegt, zugleich riecht es aber seine Mutter, obwohl diese nicht zu sehen ist. Manche Patienten werden durch biografische Angebote verwirrt: Das kenne ich von zu Hause, aber dies ist hier nicht mein zu Hause.

### Beispiel

Eine Pflegende betreute einen älteren Herrn, der nach einer längeren Sedierung nicht wieder aufzuwachen schien. Sie sprach ihn zunächst mit Nachnamen an, ohne dass der Patient darauf zu reagieren schien. Dann erfuhr sie von den Angehörigen, dass der Patient von allen mit Vornamen angesprochen wurde. Sie probierte es aus und bemerkte ein Augenblinzeln und dann schließlich ein Augenöffnen, nachdem sie ihn angesprochen hatte. Durch diese Reaktion ermutigt, beschloss sie, für diesen Patienten – ein Fernfahrer – abends einige Geräusche von der Straße aufzunehmen, um ihm diese Autogeräusche am nächsten Tag vorzuspielen. Am nächsten Tag betreute sie ihn wieder und bemerkte, dass der Patient nunmehr wacher geworden war, sich orientierend umsah und sie, zwar nicht wieder erkennend, aber doch interessiert anblickte. Ihr erschien das Vorspielen der Straßengeräusche nunmehr unangemessen, denn diese hätten den erwachenden Patienten wahrscheinlich eher verwirrt („Was soll ein LKW im Krankenhaus?"). Auch die Ansprache mit seinem Vornamen wirkte zu distanzlos, schließlich war sie nicht seine Freundin. Er reagierte durchaus auf seinen Nachnamen.

Dieses Beispiel zeigt, dass wir biografische Angebote wohl überlegt anbieten müssen: Wenn ein Patient noch nicht zu seiner Person orientiert ist, so wirken Angebote, die eine biografische Bedeutung haben, durchaus persönlichkeitsorientierend. Wenn ein Patient aber zur Person und evtl. zur Situation orientiert ist, so müssen die biografischen Angebote in ihrer Bedeutung angemessen sein.

### 2.1.2 Anamnesebögen

Eine an der Persönlichkeit orientierte Anamnese des Patienten kann unterschiedlich strukturiert werden:
- nach den zentralen Zielen
- nach geschichtlichen Ereignissen
- nach dem Status zu einem gewissen Zeitpunkt (meist der Zeitpunkt direkt vor der Operation oder vor dem Unfall)
- nach eigenen Angaben
- medizinisch nach Vorerkrankungen
- pflegerisch nach Fähigkeiten sowie körperlichem und psychischem Zustand

Die gebräuchlichen Anamnesebögen, die uns zur Verfügung stehen, genügen meistens nicht den Anforderungen der basal stimulierenden Pflege. Die Informationen sind nicht detailliert genug oder einfach zu gering, um individuelle Pflege anbieten zu können. Aus diesem Grunde haben wir eigene Anamnesebögen entwickelt, die wir Ihnen hier kurz vorstellen möchten.

Den hier aufgeführten Bogen (➤ Abb. 2.1) haben wir für Langzeitpatienten unserer Intensivstation entwickelt. Dieser Anamnesebogen soll umfassend die Situation der Patienten verdeutlichen und uns helfen, Pflegeschwerpunkte (Prioritäten) festzulegen und damit eindeutiges, zielgerichtetes Handeln zu ermöglichen, damit eine „Berieselung" (Fröhlich 1991) unterbunden wird. Er kann eine Hilfe für Pflegende sein, ihre pflegerischen Aufgaben zu strukturieren und einen Überblick über die Tätigkeiten eher basal stimulierender Angebote zu wahren. Gerade zu Beginn der Umsetzung des Konzepts in einem Team war dies eine hilfreiche Art der Dokumentation zur pflegerischen Prioritätensetzung.

Der zweite Bogen, den wir vorstellen möchten, ist der „Persönliche Fragebogen zur Pflegeanamnese", den die Patienten präoperativ selbst ausfüllen. Ziel des Fragebogens ist es, die Pflegenden ausreichend und schnell über die Patienten zu informieren und diese gleichzeitig auf den Intensivaufenthalt vorzubereiten.

## 2.1 Kompetenz zur Informationserfassung

| NAME: VORNAME: | GEBURTSDATUM: |
|---|---|
| PFLEGEZUSTAND / - ERFASSUNG | ZIEL |
| A. BEWUSSTSEINSLAGE/ - VERHALTEN | A) |
| Sedierung: Ja / Nein | Zielüberprüfung am: |
| B. ALLGEMEINZUSTAND / Besonderheiten zur Person | B) |
| C. HAUT<br>Hautbeschaffenheit: | C)<br>somatisch = körperliche elementare Wahrnehmung |
| | vibratorisch = Schwingungen empfinden |
| Durchblutung: | |
| AVK: Ja / Nein<br>Pilzbefall: | vestibulär = Bewegung wahrnehmen |
| Decubitus: Ja / Nein (wenn ja, siehe umseitiges Schema)<br>Wundheilungsstörung/- verhältnisse | haptisch / taktil = berührend<br>tastend |
| D. MUND / RACHENRAUM<br>Veränderungen: | D)<br>oral = Geschmacks - und Motorikstimulans |
| Hilfsmittel: | |
| E. NASE:<br>Veränderungen: | E)<br>nasal = Geruchsempfindung |
| F. OHR:<br>Veränderungen: | F)<br>auditiv = Geräuschwahrnehmung |
| Hilfsmittel: | |
| G. AUGE:<br>Veränderungen: | G)<br>visuell = sehen<br>erkennen |
| Hilfsmittel: | |

**Abb. 2.1** Anamnesebogen zur Basalen Stimulation.

Die Patienten erhalten diesen Fragebogen präoperativ, wenn zu erwarten ist, dass sie nach der Operation auf die Intensivstation verlegt werden. Sie füllen diesen Bogen selbst aus und setzen sich durch die Beantwortung der Fragen mit ihrem Aufenthalt auf der Intensivstation auseinander. Bei Patienten, die notfallmäßig auf die Intensivstation verlegt werden, bitten wir die nächsten Angehörigen, den Bogen auszufüllen.

Der Bogen (ein gefalteter DIN-A-3-Bogen mit vier Seiten) enthält neben einem einführenden Text Fragen zum Ankreuzen oder Ausfüllen. Die Fragen sind in verschiedene Bereiche gegliedert, die jeweiligen Fragen enthalten differenzierte Ankreuzmöglichkeiten.

Wie möchten Sie von uns angesprochen werden?
- Nachnamen
- Vornamen
- mit Titel
- Spitznamen
- andere

Durch die einzelnen Fragestellungen werden die Patienten dazu angeregt, sich mit sich selbst auseinanderzusetzen. Die offene und vertrauenerweckende Struktur des Fragebogens ermöglicht es den Patienten, auch über unliebsame Themen wie Krankheit nachzudenken und diese für die Zeit nach der Operation zu akzeptieren. Sie werden dazu angeregt, ihr Verhalten in Grenzsituationen zu reflektieren und schon vor der Operation die Situation emotional vorzubereiten.

Der Fragebogen wird von den Pflegenden der Intensivstation als effiziente Hilfe angesehen und ist eine wichtige Informationsquelle, um Patienten individuell betreuen zu können. Viele Pflegeprobleme, wie Schlaflosigkeit durch falsches Liegen im Bett, Kommunikationsprobleme durch Verwechslungen bei vorhandenen Sehfehlern oder Orientierungsschwierigkeiten, konnten durch den Einsatz dieses Bogens gelöst werden.

Mittlerweile wurde dieser Bogen wiederholt überarbeitet. Nach vielen Jahren in der neurologischen Pflege ist uns aufgefallen, dass neurologische Patienten ihre Situation anders erleben als chirurgische. Chirurgische Patienten scheinen eine kurzfristige Hilflosigkeit eher akzeptieren zu können, sie werden eben operiert, müssen eine überschaubare Zeit einiges aushalten und dann ist sozusagen „alles wieder gut". Patienten mit neurologischen Störungen wie etwa einem Schlaganfall, erleben dies anders. Hilflosigkeit ist scheinbar nicht kurzfristig, sondern lebenslänglich und eine entsprechende Frage übersteigt häufig ihre persönlichen Verarbeitungsmöglichkeiten. Der Bogen musste also verändert und angepasst werden (Bartoszek, Nydahl 2003).

Wir haben mit 15 Patienten einen Pre-Test des Fragebogens in verschiedenen Häusern gemacht.

Bei der Überarbeitung ist uns aufgefallen, dass die meisten Fragen *handlungs*orientiert sind. Dadurch lässt sich leicht ableiten, was wann getan wird. Es resultiert daraus eine Art Handlungsanweisung für uns Pflegende, was sicherlich wichtig ist. Ebenso interessant erscheinen uns heute die *verhaltens*orientierten Fragen, nach denen der Umgang mit den Patienten gestaltet werden kann. Beispielsweise haben wir nach einer Reihenfolge bei der Ganzkörperwaschung oder auch nach Lieblingsspeisen gefragt. Dies lässt sich aber nicht immer unreflektiert umsetzen. Gerade wenn Menschen sich krank fühlen, scheinen die üblichen Lebensgewohnheiten nicht mehr zu stimmen. Schwerstkranke Menschen erleben nicht selten eine Veränderung in ihrer Persönlichkeit, was auch Gewohnheiten betreffen kann (Angehörige: „Früher mochte er nie etwas Saures"), der Antrieb kann verändert sein, die Motivation und Lebensperspektive werden womöglich auch eine andere. Zudem ist eine Lieblingsspeise nur selten immer die Gleiche: Wir bevorzugen eine Lieblingsspeise an Geburtstagen, eine andere zur Belohnung, wieder eine andere an Frusttagen und womöglich wieder etwas anderes zum abendlichen Fernsehen. Wir müssen also nicht mehr so sehr nach dem „Was soll gemacht werden?" fragen, sondern vielmehr nach dem „Wie soll es gemacht werden?". Die Fragen sollten anders gestellt werden.

Ebenso hat sich das Konzept der Basalen Stimulation in der Pflege verändert. Wurden noch vor einigen Jahren verschiedene Stimulationsformen beschrieben und deshalb auch Wahrnehmungsbereiche abgefragt, so versuchen wir heute vielmehr, die Ziele eines anderen Menschen zu entdecken und ihn in seinem Erleben zu begleiten. Die Zielsetzung des betroffenen Menschen versuchen wir, wieder den zentralen Zielen zuzuordnen. Im Rahmen der biografischen Anamnese stehen folgende zentrale Ziele im Mittelpunkt:
- Leben erhalten und Entwicklung erfahren
- Sicherheit erleben und Vertrauen aufbauen
- Den eigenen Rhythmus entwickeln
- Beziehung aufnehmen und Begegnung gestalten
- Sinn und Bedeutung geben
- Sein Leben gestalten

Die Erläuterung folgt in der Vorstellung des Bogens. Er wird auf unserer Intensiv- und Schlaganfallstation bei ausgesuchten Patienten verwendet, wenn zu erwarten ist, dass diese einen längeren Aufenthalt als üblich oder eine besondere Pflege benötigen. Nicht jeder unserer Patienten benötigt einen solchen Bogen. Praktisch kann dies bei Patienten sein, die einen ausgedehnten Hirninfarkt erlitten haben und in den ersten Tagen noch ansprechbar sind, dann aber eintrüben und beatmungspflichtig werden, oder beispielsweise bei Patienten, die eine Autoimmunerkrankung wie Polyradikulitis haben: Sie sind ansprechbar und wach, erleiden aber eine progressive Lähmung, die bis zum Atemstillstand führen und nach spezifischer Therapie reversibel sein kann. Solche Patienten bedürfen einer speziellen Pflege und wir brauchen daher mehr Informationen über sie.

Der Bogen selbst wird in DIN-A-3-Form ausgedruckt. Die erste Seite beginnt mit dem Kopf, dem Titel der Station und einem einführenden Text. Die folgenden Fragen der drei Seiten wurden in drei thematische Blöcke gegliedert: *Beziehungen, Aktivität und Ruhe* und *Bewältigung des Intensivaufenthaltes*. Auf der Rückseite des Bogens stehen Möglichkeiten zur Gestaltung des Aufenthaltes und eine Übersicht über den zeitlichen Ablauf der Station. Der folgende Text entspricht den Rahmenbedingungen der Station.

Sehr geehrte Patientin, sehr geehrter Patient!
Sehr geehrte Angehörige!
Sie werden die nächsten Tage auf der Intensiv- und Schlaganfallstation verbringen. Damit wir Ihre Bedürfnisse und Gewohnheiten berücksichtigen können, benötigen wir Informationen über Sie. Es kann z.B. sein, dass Sie durch die Erkrankung zu erschöpft sind, um sich selbst zu bewegen und sich auf die Seite zu drehen. Wenn wir wissen, wie

Sie gerne liegen möchten, genügt eine Andeutung, um Sie zu verstehen und Ihnen bei der Bewegung zu helfen. Dies bezieht sich auch auf andere Bereiche. Bitte bedenken Sie dabei, dass Sie die meiste Zeit auf der Intensivstation im Bett liegen werden und sich zu Beginn evtl. auch z. B. im Bett waschen werden müssen.

Wir möchten Ihren Aufenthalt auf der Station so angenehm wie möglich gestalten und bitten Sie deshalb, die folgenden Fragen nach Ihrem Ermessen auszufüllen bzw. anzukreuzen. Herzlichen Dank!

Die Schwestern und Pfleger der Intensiv- und Schlaganfallstation

Dieser einführende Text verfolgt die Ziele *Leben erhalten und Entwicklung erfahren* und *Sicherheit erleben und Vertrauen aufbauen*. Ein Intensivaufenthalt ist aus Sicht des Betroffenen eine schwer einschätzbare Situation und hier möchten wir durch den Text vermitteln, dass wir uns um den einzelnen Menschen kümmern und engagiert sind.

Da wir nicht selten auch Patienten aufnehmen, die nicht mehr ansprechbar sind, bitten wir die nächsten Angehörigen, den Bogen auszufüllen. Der Text ist so gestaltet, dass er verständlich macht, warum wir die Informationen wissen möchten.

Da wir diese Bögen über unsere eigene Stationssoftware ausdrucken, bietet es sich weiterhin an, den Namen des Patienten direkt in die Anrede mit einfließen zu lassen. Der Bogen kann dadurch noch persönlicher gestaltet werden und hat weniger den Charakter eines Formulars.

Danach werden Fragen zur Beziehungsgestaltung gestellt. Ausgangspunkt ist hier das Bedürfnis des Patienten. Das Ziel ist hier *Beziehung aufnehmen und Begegnung gestalten* durch den Patienten. Wir möchten innerhalb unserer Rahmenbedingungen dem Patienten einen möglichst großen Spielraum für eigene Beziehungsgestaltungen ermöglichen.

1. Miteinander
a) Die Pflegenden werden die meiste Zeit mit Ihnen verbringen. Unsere Pflege hat eine sichere und gute Qualität Was wünschen und erwarten Sie darüber hinaus von unserer Pflege?

Diese Formulierung hat einen Mitarbeiter irritiert: „Wie könnt ihr behaupten, dass eure Pflege eine sichere und gute Qualität hat"? Natürlich wissen wir de facto nicht, was für eine Qualität unsere Pflege hat, wir haben dies nie wissenschaftlich untersucht. Darum geht es hierbei auch gar nicht. Patienten auf Intensivstationen haben vor allem das Bedürfnis nach Sicherheit und Information. Sie möchten, dass Pflegende sich um ihre Bedürfnisse kümmern. Dem möchten wir hier entsprechen. In den ersten Pretests haben die gefragten Patienten sich übrigens überhaupt nicht an dieser Formulierung gestört, sondern eher interessante Hinweise gegeben („keine Hektik", „Verständnis für Probleme", „freundliches Entgegenkommen"). Insgesamt erhoffen wir uns durch die Beantwortung der Frage eine langfristige Auswertung zu den differenzierten Bedürfnissen der Patienten.

b) Wie möchten Sie von uns angesprochen werden?
■ Nachnamen   ■ Vornamen   ■ Mit Titel   ■ Spitznamen:

Die meisten Erwachsenen bevorzugen hier die Ansprache „Sie" mit dem Nachnamen. Erstaunlich war es für uns, dass dennoch einige ältere Patienten die Variante mit dem Vornamen unterstrichen haben.

c) Wo können wir Sie berühren, um Ihnen etwas mitzuteilen oder Sie z. B. zu wecken (z. B. linke Schulter, rechte Hand)?

Dies ist die Frage nach der Initialberührung (Berührungsgeste). Ideal ist es natürlich, wenn Patienten diesen Bereich selbst angeben können. Zu bedenken sind natürlich gerade im neurologischen Bereich progressive Sensibilitätsstörungen, die die Angaben hinfällig machen können. Auf jeden Fall gibt die Antwort einen Hinweis darauf, wie der Patient eine Beziehungsaufnahme gestalten möchte.

d) In unserem Team arbeiten viele unterschiedliche Personen zumeist im Schichtdienst. Möchten Sie lieber von wenigen ständig oder von vielen wechselnd betreut werden?
■ Egal   ■ Wenige, beständige Personen   ■ Viele, wechselnde Personen

Hier fragen wir nach der Bezugspflege. Diese ist zwar heute ein allgemeines Ziel der Pflege, doch können wir nicht davon ausgehen, dass es jeder Patient wirklich will.

e) Möchten Sie lieber von Schwestern oder von Pflegern betreut werden?
■ Egal   ■ Von Schwestern   ■ Von Pflegern

Viele der im Pretest befragen Patienten haben diese Frage hervorgehoben, selbst, wenn ihnen die Antwort „egal" war. Scheinbar ist Sexualität und Geschlechtlichkeit ein wichtiger Punkt in der Betreuung. Im Pretest haben wir die Patienten direkt dazu befragt, wie es wäre, eine Wahl zwischen Pfleger und Schwester zu haben und dann enttäuscht zu werden. Das mache nichts, so etwas komme eben vor, wichtig sei der gute Wille. Scheinbar wird zwar eine gewisse Erwartung ausgelöst, deren Enttäuschung aber nicht wichtig zu sein scheint.

Es ist dennoch selbstverständlich, dass diese – wie alle anderen Fragen – dem Team wie den Rahmenbedingungen angepasst sein müssen. Wenn ein Team nur über ein oder zwei Pfleger verfügt, so kann diese Frage nicht gestellt werden.

f) Wer von Ihren Angehörigen und Freunden darf Sie auf der Intensivstation besuchen?
■ Jeder   ■ Nur:
Wann und wie oft sollte dies sein?
■ Bestimmte Person(en) nicht

Auch hier werden Sie zahlreiche Beispiele dafür kennen, dass Schwerstkranke von bestimmten Angehörigen besucht werden und als zuständige Verantwortliche anderen Besuchern das Kommen untersagen ( > 4.5). Diese Wünsche können sich im Verlauf des Genesungsprozesses verändern. Man will vielleicht nicht jeden Tag dieselben Menschen sehen. Ideal ist es, wenn der Patient zu Beginn selbst bestimmen kann, wen er nicht sehen möchte.

g) Können Sie sich vorstellen, dass wir einen Angehörigen in Ihre Pflege mit einbeziehen? (z. B. Teilwaschungen, Mobilisierung, Lagerungen – keine spezielle Intensivpflege!)
■ Nein   ■ Ja, und zwar (Person)

Ca. 80 % der Angehörigen von Patienten im Krankenhaus wären bereit, ihre Nahestehenden zu pflegen. Fragt man aber die Patienten selbst, so stimmen nur 12 % zu und dies aus den verschiedensten Gründen: Sie trauen den Angehörigen dies nicht zu, wollen ihnen nicht zur Last fallen oder so nicht gesehen werden, fürchten, die Beziehung könne dies nicht aushalten (Nydahl et al. 1996). Zwei Beispiele: In einem Fall ging die Integration einer Angehörigen so weit, dass wir die Partnerin eines tetraspastischen Patienten baten, sich zu ihm ins Bett zu legen, worauf der Patient wohlig entspannte. In einem ähnlichen Fall baten wir die Partnerin eines Patienten, sich mit ins Bett zu legen, worauf der Mann spastisch wurde – im Nachhinein erzählte uns letzterer, dass beide in Scheidung lebten und er sich nicht anders ausdrücken konnte. Solche Situationen gibt es und es ist wichtig, hier die Meinung des Patienten zu kennen.

h) Was für eine Tätigkeit oder einen Beruf üben Sie aus?

Dies ist eine allgemeine Frage zur Tätigkeit des Patienten. Antworten darauf können uns Hinweise geben, womit sich dieser Mensch einen Großteil seines Lebens beschäftigt hat und welche Interessen er hat. Daraus lassen sich evtl. Angebote entwickeln, je nachdem, welches Verhältnis der Mensch zu diesem Beruf hatte.

2. Aktivität und Ruhe

Dieser Abschnitt folgt dem Ziel, einen eigenen Rhythmus (z. B. Tagesrhythmus) zu entwickeln. Gerade nach schwerer Erkrankung kann der normale Rhythmus gestört sein, der Körper braucht Ruhe, um wieder zu genesen. Hier können biografische Angaben hilfreich sein, den Patienten im Wiederfinden seines Rhythmus zu unterstützen. Es geht aber nicht darum, ihm einen Rhythmus vorzugeben. Selbst wenn er nach biografischer Anamnese morgens um vier aufgestanden ist, heißt dies nicht, dass er um 4:15 Uhr gewaschen werden will. Vielleicht genießt er ja auch die Ruhe und entwickelt gerade in seinem Krankheitserleben einen ganz anderen Wechsel von Aktivität und Ruhe.

## 2.1 Kompetenz zur Informationserfassung

a) Wir möchten unsere Aktivitäten, z. B. Morgentoilette, Physiotherapie, gerne mit Ihnen koordinieren. Was für einen Rhythmus von Aktivität und Ruhe haben Sie?
- Lieber eine anstrengende Aktivität abschließen und dann eine längere Pause machen
- Lieber eine anstrengende Aktivität zwischendurch mit kleinen Pausen unterbrechen

Es gibt unterschiedliche Rhythmen von Aktivität und Ruhe. Wenn Sie Ihre Kolleginnen in Ihrem Team beobachten, so werden die meisten zunächst viel wegarbeiten, um dann eine ordentliche Pause machen zu können. Aber nicht alle. Andere werden ihre Arbeit lieber durch mehrere, kurze Pausen unterbrechen und dann weiterarbeiten. Gut ist es zu wissen, wie der betreffende Mensch gelebt hat und welchen Rhythmus er jetzt entwickelt.

b) Was ist Ihnen bei der Morgentoilette wichtig, worauf würden Sie nicht verzichten wollen?
- Ganzkörperwaschung
- Teilwaschung
- Zahnpflege/Prothesenpflege
- Gesicht eincremen
- Körper eincremen
- Haare waschen
- Haare kämmen
- Rasieren
- Schminken
- Lippenstift
- Anderes:

Sollte Ihnen eine bestimmte Reihenfolge wichtig sein, so geben Sie den Tätigkeiten bitte Nummern.

Früher haben wir möglichst differenziert nach Waschgewohnheiten gefragt, an denen wir uns orientieren konnten. Das Problem war dabei, dass das Waschen im Krankenhaus einfach etwas anderes ist als das Duschen zu Hause. Wer wäscht sich zu Hause noch mit einer Waschschüssel am oder sogar im Bett? Es gibt Rahmenbedingungen, denen wir Rechnung tragen müssen. Viel interessanter und wichtiger scheinen Informationen darüber zu sein, was den Patienten bei einer – wie auch immer gestalteten – Körperpflege wichtig ist, ob z. B. der Lippenstift oder das Zähneputzen. Die Frage ist hier, was mindestens getan werden muss, damit ich mit mir zufrieden und unter Menschen sein kann. Dies kann bei jedem Patienten anders sein und sich gerade im Krankheitserleben wiederum verändern. Hand auf's Herz: Wenn Sie sich richtig krank fühlen, duschen Sie dann morgens? Oder reicht ein spätes Zähneputzen? Wenn Sie vor einem Frühdienst verschlafen haben, genügen dann ein Deoroller und das Kämmen der Haare oder müssen Sie das „komplette Programm" umsetzen? Die Frage ist, was einem Patienten wichtig ist, damit er sich als Mensch fühlt: Das bin ich, das macht mich aus!

c) Sind Sie ■ Rechtshänder ■ Linkshänder?

Diese Frage bedarf keiner großen Erklärungen. Die Information, welche Hand die dominante ist, kann wichtig bei dem Anbieten geführter, unterstützender Bewegungen sein, wobei Faktoren wie ein Schlaganfall oder eine Spastik natürlich berücksichtigt werden müssen.

d) Haben Sie schmerzempfindliche Stellen oder Bewegungseinschränkungen?

Alte Kriegsverletzungen, ein kaputtes Knie oder Rückenleiden tauchen selten in medizinischen Diagnosen auf, können in der Pflege aber von Bedeutung sein. Hier ist ein Hinweis wichtig, um z. B. eine schmerzhafte Mobilisierung grundsätzlich zu vermeiden. Das Wissen und die Berücksichtigung der Grenzen eines anderen Menschen wirken vertrauenswürdig.

e) Welche Liegepositionen meiden Sie im Bett?
■ Oberkörper hoch  ■ flach  ■ rechte Seite  ■ linke Seite  ■ Bauch  ■ Rücken

Auch hier haben wir früher nach verschiedenen Positionen gefragt, z. B. der Einschlafposition, um Patienten in ihren Aktivitäten besser unterstützen zu können. Die Erkrankung, die verschiedenen Zu- und Ableitungen und schließlich auch die Matratze können diese Gewohnheiten aber erheblich verändern. Es scheint daher wichtig zu sein, über eine grundlegende Ablehnung einer Liegeposition Bescheid zu wissen.

f) Auf zu wenig Schlaf reagieren Sie mit … (z. B. Fahrigkeit, Gereiztheit)?

Die meisten Patienten geben unter dieser Frage „Müdigkeit" an und dies scheint auf den ersten Blick auch selbstverständlich. Wichtig ist uns hier der Zusatz „Fahrigkeit, Gereiztheit". Der häufig durch die Rahmenbedingungen verursachte Mangel an Schlaf bei Intensivpatienten ist ein Problem und diese Ergänzung hat zum Ziel, den Patienten auf evtl. Schlafentzug und eine entsprechende Konzentrationsschwäche oder emotionale Störung vorzubereiten.

g) Was brauchen Sie, um gut einschlafen zu können (z. B. einen bestimmten Ablauf)?

Ein Glas warme Milch, ein laufendes Radio, Beten oder auch warme Füße können, müssen aber nicht zu dem Einschlafritual gehören. Diese Frage ist in der Kinderkrankenpflege sicherlich selbstverständlich, z. B. Spieluhr, Kassette hören, Licht anlassen, es gibt aber auch viele Erwachsene, die für sie notwendige und einschlaffördernde Rituale haben. Die Umsetzung dieser Rituale kann den Patienten in der Entwicklung eines eigenen Schlaf- und Wachrhythmus unterstützen.

3. Das Ganze durchstehen und bewältigen

## 2.1 Kompetenz zur Informationserfassung    61

Diese Fragestellungen verfolgt zentrale Ziele wie *Das Leben erhalten und Entwicklung erfahren* (➤ 2.6.1) sowie *Sicherheit und Vertrauen aufbauen* (➤ 2.6.3). Wie kann es weitergehen, welche Bewältigungsstrategien hat der Patient und wie kann er dabei begleitet werden Die Überschrift ist durchaus umgangssprachlich gewählt und soll einfach von allen möglichen Menschen verstanden werden: „etwas durchstehen" ist eher zu verstehen als „Bewältigungsstrategien"

a) Sind Sie schon einmal auf einer Intensivstation gewesen?
■ Nein   ■ Ja
Falls „ja", wie ist Ihr Eindruck gewesen?
■ Positiv   ■ Gemischt

Wenn ein Mensch bereits die Umgebungsgeräusche und Geräte einer Intensivstation, eines Krankenhauses kennen gelernt hat, so kann er häufig besser damit zurechtkommen als ein Mensch, der diese Erfahrung noch nicht machen musste. Wichtig sind hierbei die subjektiven Eindrücke, die in dieser Zeit gewonnen wurden. Wenn jemand eher negative Erfahrungen gesammelt hat, so kann ein vorsichtiges, umfassend-behutsames Arbeiten mit dem Patienten sehr vertrauenswürdig und wiedergutmachend wirken.

b) Was benötigen Sie, um sich wohl zu fühlen (z. B. ein besonderes Kissen, bestimmte Personen oder einfach nur viel Ruhe)?

Zum Vertrauen – auch zum Selbstvertrauen – können bestimmte Gegenstände oder Personen wichtig sein. Auch Erwachsene haben mitunter Vorlieben für Schmusedecken, Lieblingskissen, hören bestimmte Musik oder haben einen Talisman, der ihnen wichtig ist. Gerade in kritischen Situationen und in einer fremden Umgebung kann dies Wohlbefinden unterstützen. Zahlreiche Patienten haben in den Pretests „bestimmte Personen" und „viel Ruhe" unterstrichen.

c) Was verschafft Ihnen Sicherheit (z. B. viel Information, Gespräche, Schmusekissen oder bestimmte Menschen)?

Das Bedürfnis von Intensivpatienten nach Sicherheit ist zentral – nur wie erfährt dies ein Patient, was bedeutet „Sicherheit" für den Einzelnen? Auch hier können individuelle Informationen zur Begleitung des einzelnen Menschen von Nutzen sein.

d) Was verändert sich für Sie, wenn Sie sich krank fühlen?
■ Ich brauche viel Nähe und Zuwendung   ■ Ich möchte in Ruhe gelassen werden

Diese Frage bezieht sich auf ein gewisses Maß an Rückzug oder Zuwendung. Es ist eine schwierige Frage, da diese Nähe nicht weiter differenziert wird: Nähe durch Gespräche, Nähe durch Anwesenheit, Nähe durch Hand halten? Ebenso kann der Patient durchaus

Phasen erleben, in denen er sich doch lieber zurückziehen oder eben alleine sein möchte. Die Beantwortung dieser Frage ersetzt also im weiteren Verlauf des Patienten nicht dessen gute Beobachtung und kann immer nur ein Hinweis sein.

e) Unangenehme Tätigkeiten. Mitunter kann es sein, dass wir Sie auch mit unangenehmen Tätigkeiten wie Blutabnehmen, dem Legen eines Katheters o. a. belästigen müssen. Das machen wir nicht gerne, aber manchmal muss dies sein. Wie möchten Sie solche unangenehmen Tätigkeiten gestalten?

Mit dieser Frage verfolgen wir die Absicht, uns an den Bewältigungsstrategien des Patienten zu orientieren. Es ist schwierig, danach zu fragen, denn wir möchten einerseits keine Angst auslösen, andererseits aber deutlich darauf hinweisen, dass diese Tätigkeiten zu dem Aufenthalt dazugehören. In den Pretests hat sich kein Patient über die Formulierung beklagt oder Verständnisschwierigkeiten geäußert, bei einer Änderung empfehlen wir daher, ebenfalls eigene Versionen vorher zu testen.

- Ich möchte genauestens informiert werden ODER
- Ich möchte allgemein informiert werden

Es gibt Patienten, denen eine pauschale Information genügt, andere scheinen sich sicherer zu fühlen, wenn sie differenziert informiert werden.

- Lieber schnell machen ODER
- Lieber mit Pausen zwischendurch (z. B. mal Luft holen, etwas trinken)

Ein häufig anzutreffender Ansatz ist hier die Vorgehensweise, schnell zu handeln, um schnell eine unangenehme Tätigkeit und ein Leiden zu beenden. Dies muss nicht bei jedem Patienten richtig sein und ideal ist es, den Patienten direkt zu fragen. Auch bei dem Legen eines Dauerkatheters oder einer Magensonde kann der Patient zwischendurch gefragt werden, wie es geht, um ein „Luft holen" zu ermöglichen.

- Kein Problem, ich schaff das
- Ich schalte ab und ziehe mich zurück
- Ein bisschen Ablenkung durch ein Gespräch wäre nicht schlecht
- Hand halten
- Angehörige sollten dabei sein
- Andere:

Bei Zahnärzten und mittlerweile auch bei kleinen Operationen ist die Ablenkung durch selbst gewählte Musik anerkannt – warum auch nicht beim Legen eines zentralen Venenkatheters? Wichtig ist hierbei die aktive Auswahl durch den Patienten, da es sonst zu einer klassischen Konditionierung kommen kann (Musik = Schmerzen). Weiterhin werden solche unangenehmen Tätigkeiten auch geplant und da kann es durchaus sinnvoll sein, die Angehörigen nicht rauszuschicken, wenn diese einverstanden sind.

f) Wie können wir Sie motivieren?
- Durch sachliche Informationen
- Durch Lob
- Durch ein Ziel (welches haben Sie persönlich?)
- Durch Aufforderung
- Durch deutliche Aufforderung
- Andere:

Die Frage nach der Motivation ist uns erst relativ spät eingefallen, aber wir haben entdeckt, wie unterschiedlich und relevant die Angaben hierüber sein können.

> **Weaning**
> - Sachliche Information: „Die Atemmuskulatur ist erschöpft und muss jetzt wieder trainiert werden."
> - Lob: „Sie haben das bisher prima gemacht und werden das Nächste auch schaffen!"
> - Belohnung: „Sie üben ein paar Minuten, dann haben Sie sich eine Pause verdient."
> - Positive Zielsetzung: „Sie wollen doch wieder nach Hause/mit Ihren Angehörigen sprechen."
> - Aufforderung: „Kommen Sie, das schaffen Sie schon, los geht's."
> - Kritik: „Das reicht jetzt. Wollen Sie immer so bleiben? Reißen Sie sich zusammen und strengen Sie sich an!"
> 
> Sie beziehen sich auf alle Bereiche der täglichen Pflege und ermöglichen uns einen spezifischeren Umgang mit dem einzelnen Menschen, denn nicht jeder möchte und kann in der gleichen Art und Weise motiviert werden.

4. Möchten Sie uns außerdem noch etwas mitteilen?
Die Fragen wurden   ■ von mir selbst   ■ von einem Angehörigen   ■ von einer Schwester/einem Pfleger beantwortet.
Unterschrift/Datum:
Vielen Dank für die Beantwortung der Fragen. Wir werden versuchen, die Informationen – soweit es uns möglich ist – zu gebrauchen.

Der Schluss des Fragebogens bietet noch einige Zeilen zum Formulieren eigener Anmerkungen. Dieser Platz wird zwar nur sehr selten genutzt, dennoch haben wir ihn in dem Bogen belassen.

Für den Fall, dass der Patient den Bogen nicht selbst ausfüllen konnte, sind auch hier verschiedene Ankreuzmöglichkeiten vorgegeben. Angaben von den Angehörigen müssen relativiert werden.

Der Zusatz „soweit es uns möglich ist" beruht auf einer Befürchtung von Kollegen, manche Patienten könnten aufgrund der Angaben verschiedene Tätigkeiten und Angebote einklagen, beispielsweise wenn jemand nicht daran gedacht hat. Unsere Erfahrung

**Tab. 2.1** Allgemeiner Tagesablauf.

| Allgemeiner Tagesablauf | |
|---|---|
| 6:00–6:30 h | Wechsel Nachtdienst – Frühdienst |
| ab 6:30 h | Messungen, Blutentnahmen, Waschen und Betten der Patienten, Pflege und Lagern |
| 7:30 h | Frühstück der Patienten |
| 8:00 h | Visite |
| ab 9:00 h | Hilfestellung bei dem Aufstehen und Untersuchungen im Haus oder in externen Kliniken, spezielle Pflegemaßnahmen (z. B. Verbände) |
| ab 11:30 h | Mittagessen der Patienten, Messungen, Pflege und Lagern |
| 13:00–14:00 h | Wechsel Frühdienst – Spätdienst |
| 13:00–14:00 h | Mittagsruhe der Patienten |
| ab 14:30 h | Patientenkaffee, Hilfestellung bei dem Aufstehen |
| 15:00–18:30 h | Besuchszeiten durch Angehörige. Ausnahmen sind natürlich möglich, aber bitte erst nach Absprache |
| 17:30 h | Abendessen der Patienten |
| | Messungen, Pflege und Lagern |
| ab 18:30 h | Abendtoilette |
| 20:15–21:00 h | Wechsel Spätdienst – Nachtdienst |
| ab 21:00 h | Nachtruhe, d. h. Sie sollten Ihre Aktivitäten aus Rücksicht auf andere Patienten möglichst leise gestalten |
| Es versteht sich von selbst, dass wir Ihren Tagesrhythmus und auch Ihre jeweilige Tagesform berücksichtigen werden. Bitte haben Sie Verständnis dafür, wenn dies aufgrund besonderer Umstände, z. B. einer dringenden Untersuchung, nicht beachtet werden kann. | |

ist, dass zwar eine gewisse Erwartungshaltung entstehen kann, Patienten aber durchaus Verständnis für Stresssituationen des Personals haben.

Auf der Rückseite des Bogens weisen wir auf verschiedene Ansprechpartner, persönliche Gestaltungsmöglichkeiten und den Tagesablauf ( > Tab. 2.1) hin. Dies muss natürlich den jeweiligen Rahmenbedingungen angepasst werden. Die letzte Seite kann auch als Informationsblatt allen Patienten und deren Angehörigen auszuhändigen sein, dann mit den Besuchszeiten, Telefonnummern, Arztsprechzeiten und Anreisemöglichkeiten:

### Hinweise

Sie befinden sich auf der Intensivstation, bzw. Schlaganfallstation der Klinik für Neurologie des Universitätsklinikums Kiel. Die gesamte Station verfügt über 12 Betten und wird von Ärzten, Pflegenden, Physiotherapeuten, Logopäden, Stationsgehilfen und Sozialarbeitern betreut.

**Chefarzt:** Prof. Dr. G. Deuschl
**Oberarzt:** Dr. A. Binder
**Pflegerische Leitung:** Mark Baillie

## 2.1 Kompetenz zur Informationserfassung

Natürlich soll Ihr Aufenthalt so kurz wie möglich dauern. Dennoch haben Sie für diese Zeit folgende Gestaltungsmöglichkeiten:

Sie werden einen **Nachtschrank** zur persönlichen Verfügung haben, auf den Sie auch Bilder, Bücher oder andere Gegenstände legen können, die eine persönliche Bedeutung für Sie haben. Größere Bilder oder Poster können an der Wand aufgehängt werden. Sie können sich gerne ein Radio oder auch einen Fernseher mitbringen lassen (denken Sie bitte an Kopfhörer).
**Reisetaschen und Koffer** werden in einem separaten Schrank aufbewahrt und sind stets verfügbar.
**Hygieneartikel,** die Sie zu Hause zur Körperpflege verwenden, können Sie auch hier benutzen. Sollten Sie nichts dabei haben, können wir Ihnen etwas zur Verfügung stellen. Es ist z. B. auch durchaus möglich, eigene Kleidung zu tragen oder eigene Bettwäsche und „Lieblingskissen" zu verwenden.
**Blumen** sind auf der Intensivstation aus hygienischen Gründen leider nicht gestattet (auf der Schlaganfallstation sind Schnittblumen erlaubt).
Die **Essenszeiten** sind aus organisatorischen Gründen leider vorgegeben. Sie können sich Ihr Essen natürlich auch zurückstellen lassen oder sich etwas von Ihren Angehörigen mitbringen lassen.
**Getränke** können wir Ihnen jederzeit kostenlos zur Verfügung stellen (Tee, Kaffee, Säfte, Cola, Kakao, alkoholfreies Bier und Wasser).
**Telefonieren** ist mit einem tragbaren Telefon möglich – allerdings ist dies das Stationstelefon und kann deshalb immer nur kurz von Ihnen genutzt werden.

Dokumentations- und Anamnesebögen sind Hilfsmittel, die verändert werden müssen, wenn sie nicht mehr ausreichen. Wir möchten Sie hier anregen, *eigene* Anamnesebögen zu entwickeln, die Ihren Anforderungen und Ihren Patienten gerecht werden, schließlich sollen Sie damit arbeiten. Sie können den Bogen übrigens als pdf-Datei auf der Homepage der Basalen Stimulation downloaden: www.basale-stimulation.de
   Neben einer Orientierung zum Patienten bedürfen auch der Patient und seine Angehörigen einer Orientierung zu den Pflegenden als auch zu den stationsinternen Abläufen. Die Idee ist hierbei, Ihnen den Bogen als beispielhafte Vorlage zur Verfügung zu stellen, um einen Ihren Rahmenbedingungen angepassten Bogen zu entwickeln.
   Der hier vorgestellte Bogen wurde schon in vielen Häusern als Vorlage benutzt. Thomas Pahl hat einen Bogen beispielsweise in zwei Spalten gegliedert, um in der einen Spalte den Istzustand des Patienten zu erheben und in der anderen Spalte die Gewohnheiten zu dokumentieren. Im Langzeitbereich bietet es sich an, eine zusätzliche Seite für auftretende Veränderungen zu nutzen, denn die Antworten des Patienten gelten womöglich nicht für den gesamten Aufenthalt. In der Kinderkrankenpflege können andere Fragen als im geriatrischen Bereich gestellt werden. Eine weitere Variation auf unserer Station bestand darin, aus der 4. Seite des Bogens zwei Flugblätter für Patienten oder nur Angehörige zu gestalten, die jeder Patient zu Beginn seines Aufenthaltes erhält.

Wir empfehlen Ihnen, nach der ersten Erstellung eines Bogens einige Pretests mit Ihrem Team und auch Ihren Patienten durchzuführen, um eventuelle Verständnisschwierigkeiten zu vermeiden. Ein Ansatz zur Erstellung möglicher Fragen kann auch die direkte Mitarbeit ansprechbarer Patienten sein: Fragen Sie Ihre Patienten, was Sie über sie wissen sollten, um sie gut pflegen zu können.

### 2.1.3 Die Anamnese ist nicht möglich

Und wenn wir keine Informationen über den Patienten haben? Mitunter dauert es Tage, bis wir die Angehörigen eines schwer verletzten Patienten kennen lernen und Gelegenheit haben, sie zu dem Menschen zu befragen. Angehörige sind in der Regel gerne dazu bereit, über den Patienten Auskunft zu geben und bekommen dadurch das Gefühl, für den Patienten etwas tun zu können. Allerdings muss bei diesen Angaben berücksichtigt werden, dass die meisten Angehörigen durch die Situation überlastet sind und sich häufig überfordern. Dadurch kann es passieren, dass bestimmte Angaben einfach nicht gewusst oder auch beschönigt werden.

Wenn keine Angehörigen erreichbar sind – letztlich keine biografischen Informationen zu bekommen sind – so müssen wir von dem allgemein üblichen Lebensgewohnheiten eines Menschen einer bestimmten Altersgruppe ausgehen. Ein erster Gedanke kann auch unser eigenes persönliches alltägliches Vorgehen (z. B. bei der Köperpflege) sein, dies kann allerdings immer nur ein Versuch sein, der evtl. auch zum Irrtum führt.

## 2.2 Differenzierte Beobachtung

Eine andere Kompetenz der Pflegenden besteht in der **Fähigkeit zur differenzierten Beobachtung** und jemanden „lesen" zu lernen. Der Begriff des „Lesens" stammt von Zieger und meint die Beobachtung und Interpretation der möglichen Bedeutung der Äußerungen eines Patienten, wobei die Interpretation der Bedeutung von beiden – dem Patienten und dem „Lesenden" – abhängig ist.

Eine einfach strukturierte Beobachtung erfolgt hinsichtlich der Fähigkeiten des Patienten zur Wahrnehmung, Bewegung und Kommunikation. Hierbei gilt es, zwischen eigener Wahrnehmung und eigener Interpretation des Wahrgenommenen zu unterscheiden, um vorsichtige Hypothesen aufstellen zu können, was den anderen bewegen, wie er erleben und was sein, bzw. ihr zentrales Ziel sein könnte. Gerade schwerst bewusstseinsveränderte Menschen sind eine hervorragende Zielscheibe für eigene Projektionen und Übertragungen (➤ 1.7) Angehörige sind oft Experten für die Ausdrucksmöglichkeiten eines Patienten und können viel differenzierter die Fähigkeiten und Stimmungen des Patienten beschreiben.

**Tab. 2.2** Skala Expressive Kommunikation und Selbstaktualisierung (nach A. Zieger).

| | |
|---|---|
| Vegetative Körpersignale | Atmung, Herzfrequenz, Schwitzen, Tränen, Hautdurchblutung |
| Tonische Körpersignale | Gesamter Körper, Extremitäten, Schultern, Gesicht, Bauch, Nasenflügel |
| Mimik und Stimmungslage | Apathie, Schmerz, Interesse, Staunen, Freude, Furcht, Trauer |
| Augen | Stumpfer, starrer, glänzender Blick, Blickwendung, Blickkontakt |
| Bewegungen | Stereotypien, Suchaktivitäten, zielgerichtete Bewegungen |
| Gesten und Gebärden | Gesten für: Ja/Nein, Bedürfnis nach Nähe oder Ruhe, Schlafen |
| Sprache | Wortwahl, Satzbau, Geschwindigkeit, Rhythmus, Melodie, Stimme |

Gerade in der Pflege komatöser und wachkomatöser Patienten ist es schwierig, Aktionen des Patienten als sinnvolle Aktivitäten zu beobachten. Allgemein gehen wir bei Bewegungen solcher Patienten von Automatismen und Reflexmustern aus und können keine Zusammenhänge zwischen der Umwelt und dem Patienten erkennen. Dennoch kann diesen Patienten nicht das Erleben zu sich und ihrer Umwelt abgesprochen werden. Wie wir schon in Kapitel ➤ 1.5 dargelegt haben, können wir davon ausgehen, dass prinzipiell jeder Mensch erlebnisfähig ist und seinem Befinden auch Ausdruck verleihen kann, selbst bei schweren Schädel-Hirn-Schädigungen. Auch schwerstbeeinträchtigte Menschen haben das elementare Bedürfnis nach Kommunikation, nach Kontakt und Interesse für die eigene Person.

Wir verstehen daher jede Eigenbewegung des Patienten als Ausdruck seines Willens und seiner verbliebenen Kommunikationsfähigkeit. Wenn dem Patienten nur das Schmatzen als einziges Mittel zum Ausdruck geblieben ist, so ist dieses eben seine Kommunikationsform, seine Art der Sprache, ein sedierter Patient kann sich evt. nur durch Puls- und Blutdruckveränderungen äußern.

Die ➤ Tab. 2.2 zeigt eine Auswahl von Ausdrucksmöglichkeiten zum Kommunikationsaufbau.

Selbst ein apathischer Blick eines Patienten, ein Verharren in Bewegungslosigkeit, selbst Nicht-Atmen ist ein Ausdruck des ganzen Menschen und hat auf die Pflegenden eine bestimmte Wirkung. Sie gehen anders mit einem nicht atmenden Menschen um, als mit jemandem, der bereits eigene Ansätze zur Atmung zeigt. Jemand, der Sie anblickt, wenn Sie ins Zimmer kommen, wirkt anders, als jemand, der weiterhin ins Leere blickt. Man kann nicht nicht kommunizieren.

Versuchen Sie, solche Aktivitäten als Kommunikationsansatz, als Ausdrucksmöglichkeit zu verstehen: Warum schmatzt der Patient gerade jetzt? Wozu streckt er die Beine? Was könnte er damit ausdrücken, wie kann dies interpretiert werden?

Wir haben in unserer eigenen Weiterbildung zum Kursleiter für Basale Stimulation in einer Beobachtungsaufgabe verschiedene Patienten 8–12 Stunden beobachtet und dabei entdeckt, dass selbst Patienten, auf die wir vorher nur einen Blick geworfen und nichts bemerkt haben, sehr wohl eigene Rhythmen und Aktivitäten zeigen. Wir wissen, dass dies im Alltag nicht in diesem Umfang möglich ist und die Arbeitsabläufe auf Station völlig behindern würde. Es bietet sich aber an, die Angehörigen oder auch einen Kollegen dabei zu integrieren und ihnen entsprechende Beobachtungsaufgaben zu stellen. Sie können während der Ganzkörperwaschung dabeibleiben, zum einen um konstruktive Kritik zu üben und zum anderen das Wahrgenommene mitzuteilen. Auch Videoaufnahmen sind sehr sinnvoll. Dann kann deutlich werden, dass der Patient auf (bestimmte) Geräusche reagiert, dass sein Blutdruck ansteigt, wenn bestimmte Personen ins Zimmer kommen, dass er einen ganz eigenen Lebensrhythmus der Atmung, des Kreislaufs und des Wachseins hat (➤ Abb. 2.2).

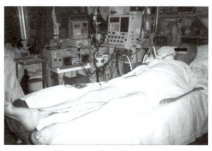

**Abb. 2.2** Was drückt dieser Mensch aus?

Die in ➤ Tab. 2.2 aufgezeigten Signale bieten eine Grundlage für unsere Kommunikation mit dem Patienten. Wenn der betroffene Mensch erfährt, dass seine Ausdrucksmöglichkeiten etwas in dem anderen bewirken und beantwortet werden, so erfährt der Mensch Kommunikation.

## 2.3 Einschätzung des Pflegebedarfs

Die **Einschätzung des Pflegebedarfs** ist eine andere Kompetenz. Anhand der Anamnese und aktuellen Pflegesituation wird der Pflegebedarf erhoben. In diesem Zusammenhang sollten auch die Bedürfnisse und Präferenzen/Wünsche des Patienten einbezogen werden. Die strukturierte Erhebung des Pflegebedarfs (z. B. ausgerichtet an den Aktivitäten des täglichen Lebens – ATLs) ermöglicht die Definition der individuellen Pflegeziele. Die darauf aufbauende Pflegeplanung weist die notwendigen pflegerischen Interventionen aus, die in regelmäßigen Abständen auf die Pflegeziele hin evaluiert werden.

Die strukturierte Erhebung des Pflegebedarfs kann sowohl auf Pflegeassessments als auch auf der Expertise der Pflegekraft beruhen. Bienstein und Fröhlich (2010) empfehlen hierzu verschiedene Skalen, um den Selbstpflegebedarf vor allem geriatrischer Patienten und seiner Angehörigen beurteilen zu können. Alle Skalen haben ihre Vor- und Nachteile.

Dies hilft Pflegenden in der Praxis, Pflegeprobleme zu formulieren und die Pflege zu evaluieren. Es fehlen hier dennoch zahlreiche Assessmentinstrumente für andere Bereiche der Pflege (z. B. Einschätzung des Bewusstseins).

## 2.4 Einschätzung des Bewusstseins

Der Fähigkeit, das **Bewusstsein des Patienten einschätzen zu können,** kommt eine besondere Bedeutung zu. Hierzu stehen auch verschiedene medizinische Skalen zur Verfügung. Dies sind vor allem:
- Glasgow Coma Scale (GCS)
- Skala expressive Kommunikation und Selbstaktualisierung (SEKS nach Zieger)

Weitere Scores sind
- RASS (Richmond Agitation and Sedation Score) für den Intensivbereich
- Ramsey-Score für den Intensivbereich
- EFA (Early Functionality Abilities) für den Wachkomabereich
- KRS (Koma-Remissions-Skala) für den Wachkomabereich

Alle genannten Skalen haben ihre Vor- und Nachteile. Die GCS kann innerhalb der Basalen Stimulation *nicht* empfohlen werden, da sie – ethisch nicht vertretbar – mit Schmerzreizen arbeitet und nur für die Akutsituation, nicht für die Langzeituntersuchung konzipiert und validiert wurde (Matis, Birbilis 2008). In der Intensivmedizin und -pflege hat sich der Richmond Agitation and Sedation Score durchgesetzt und den Ramsey-Score abgelöst (DGAI 2009).

Im Wachkomabereich ist die Kombination verschiedener Instrumente wie EFA und KRS empfehlenswert (Stepan et al. 2004). Wichtig ist zu wissen, dass alle Scores nie eine hundertprozentige Sicherheit geben und immer eine gewisse Ungenauigkeit beinhalten. Bleiben Sie also vorsichtig (➤ 1.5).

## 2.5 Tages- und Lebensgestaltung

Eine sehr kreative und für Pflegende herausfordernde Kompetenz bezieht sich auf die **Tages- und Lebensgestaltung.** Pflegende denken und handeln oft in Pflegekategorien wie Grundpflege, Verbandswechsel, Positionierung usw. Der Patient ist beispielsweise abends unruhig, also wird er (beruhigend) gewaschen. Hand auf's Herz: wer von Ihnen, liebe KollegInnen, geht sich abends waschen, weil er oder sie nicht schlafen kann? Pflegenden fällt es schwer, in „normalen" Kategorien zu denken und entsprechende Entscheidungen zu treffen. Patienten, die von einem Locked-In (➤ 1.5.2) betroffen sind, machen ihre Lebensqualität beispielsweise an dem Maß an Kommunikation und sozialer Unterstützung fest (Laureys et al. 2005) und nicht an medizinischer, pflegerischer oder gar finanzieller Unterstützung, sondern an „sozialer" Unterstützung. Sie wollen nicht ständig gewaschen, gedreht, beklebt oder desinfiziert werden, sondern einfach mit anderen leben und kommunizieren. Es geht also darum:

- Betreuungssituationen lebenswert zu gestalten
- Bezugspersonen zu ermöglichen
- basal stimulierende Angebote vertrauenswürdig umzusetzen
- eine anregende Atmosphäre zu schaffen
- eine destimulierende Umwelt zu vermeiden
- Mobilität zu ermöglichen
- Tage, Wochenenden, Ehrentage zu erleben
- die Körperpflege nicht als „Abwaschen", sondern als Körpererfahrung zu erfahren

Diese Inhalte können natürlich sehr nach den Rahmenbedingungen des pflegerischen Bereichs variieren. Es ist für den Intensivbereich nicht immer einfach, „Ehrentage" oder „Geburtstage" zu berücksichtigen, im Altenpflegebereich hingegen schon. Allerdings hat sich die Intensivpflege sehr weiterentwickelt. Angehörige werden vermehrt integriert, es wird in der Gestaltung der Intensivstationen mehr auf eine Anregung geachtet und auch das „Abwaschen" wird mehr und mehr zur Körpererfahrung. Dennoch besteht die größte Herausforderung innerhalb der Kompetenz der Tages- und Lebensgestaltung im Umdenken im Hinblick auf die Normalität eines Menschen. Wie würde ein Mensch mit einer Extremsituation umgehen, wenn er zu Hause wäre? Wie würde er reagieren, wenn er eine schlechte Nachricht bekommt oder sich einfach nur langweilt oder zurückziehen möchte? Diese ganz normalen Aktivitäten können in Ansätzen auch in der Pflege Schwerstkranker berücksichtigt werden. Der Nachbarpatient war unruhig, man hat selbst wenig geschlafen und möchte jetzt nur seine Ruhe, aber nicht um sechs Uhr gewaschen werden. Oder man liegt seit einigen Wochen in dem gleichen Zimmer und möchte eigentlich mal aus diesem Zimmer raus, einen Ortswechsel und Mobilität erleben. Was wäre das Normale? Was würde man zu Hause tun, wenn man nicht Patient im Krankenhaus wäre?

## 2.6 Die zentralen Ziele

Das Konzept der Basalen Stimulation ist in den letzten 15 Jahren sehr gereift. Als das Konzept der Basalen Stimulation Mitte der 70er-Jahre des 20. Jahrhunderts entwickelt wurde, imponierten zunächst die Möglichkeiten, mit schwerstbehinderten Menschen doch eine Kommunikation aufbauen zu können. Das schwerstmehrfachbehinderte Kind reagierte innerhalb seiner Möglichkeiten. Mitte der 80er-Jahre wurden diese Möglichkeiten auch in der Pflege bei komatösen Erwachsenen umgesetzt und man entdeckte, dass scheinbar erlebnisunfähige Menschen doch etwas wahrnehmen und sogar antworten können. Nach der Phase der Kontaktaufnahme traten Anfang der 90er-Jahre immer mehr Stimulationsmöglichkeiten in den Vordergrund, Wege, den einzelnen Menschen durch bekannte und vor allem basale Anregungen zu fördern. Das Konzept ließ sich auf viele andere Bereiche der Pflege (z. B. Pädiatrie, Altenpflege) erfolgreich übertragen. Das ging soweit, dass regelrechte Stimulationsschemata für einzelne Krankheitsbilder formuliert worden sind, z. B.

## 2.6 Die zentralen Ziele

half bei einer Hemiplegie eine damals noch als bobathorientiert bezeichnete Ganzkörperwaschung und bei postoperativer Verwirrtheit eine atemstimulierende Einreibung.

Dies hatte durchaus Erfolg, aber es wurden in der Pflege immer wieder Bedenken laut, das Konzept wieder personenorientierter bzw. individueller zu begreifen. Nicht die Stimulation, die Bereizung eines beeinträchtigten Menschen, sondern die Beziehung und der gemeinsame Entwicklungsprozess traten in den Vordergrund. Basale Stimulationen fördern in einer prozesshaften Beziehung die Selbstbestimmung eines anderen Menschen. Schließlich haben C. Bienstein und A. Fröhlich die sozialpsychologischen und individualpsychologischen Grundgedanken des Konzepts weiterentwickelt und die Bedürfnisse schwerstkranker Menschen in den *zentralen Zielen* immer mehr in den Vordergrund gestellt. In der neuen Auflage ihres Werkes *Basale Stimulation in der Pflege* werden diese auch veröffentlicht (Bienstein, Fröhlich 2003), wir stellen hier die Ziele grundlegend dar und erläutern sie anhand ihrer Bedeutung für den schwerstwahrnehmungbeeinträchtigten Menschen.

> **Die zentralen Ziele der Basalen Stimulation sind**
> - Leben erhalten und Entwicklung erfahren
> - Das eigene Leben spüren
> - Sicherheit erleben und Vertrauen aufbauen
> - Den eigenen Rhythmus entwickeln
> - Außenwelt erfahren
> - Beziehung aufnehmen und Begegnung gestalten
> - Sinn und Bedeutung geben
> - Sein Leben gestalten
> - Autonomie und Verantwortung
> - Für Kinder: Die Welt entdecken und sich entwickeln

Der von einer Krankheit betroffene Menschen soll mehr in den Mittelpunkt gestellt werden, das Ziel basal stimulierender Pflege ist nicht nur die Förderung der Wahrnehmungsfähigkeit, sondern vielmehr die Unterstützung der eigenen Entwicklung des Patienten. Der Patient ist Subjekt seiner eigenen Entwicklung und soll darin unterstützt werden und nicht (mehr) als Objekt durchaus gut gemeinten, pflegerischen Planens und Handelns verstanden werden. Somit versuchen die *zentralen Ziele*, Aktivitäten der Patienten zu beschreiben, nicht pflegerische Aktivitäten.

Die Pflegesituation wird mehr und mehr aus Sicht des Patienten verstanden. Es wird versucht, sich in den Patienten hineinzuversetzen, seine Situation nachzuvollziehen und daraus eine persönliche Bedeutung für ihn abzuleiten. Welche Geschichte hat dieser Mensch, was mag die Erkrankung ihm bedeuten, welche Entwicklungen sind aus seiner Sicht für ihn wichtig? Und ganz konkret: Wie mag sich das anfühlen, in einer bestimmten Position im Bett zu liegen, welche Signale erhält und sendet dieser Mensch innerhalb seiner Umwelt und was ist ihm dabei von Bedeutung?

Aus diesem Einfühlungsvermögen und Pflegeverständnis heraus wird Pflege prozesshaft und gemeinsam zwischen dem Pflegenden, dem Patienten und seinen Angehörigen entwickelt.

Wir können die Signale eines anderen Menschen immer nur interpretieren und uns den zentralen Zielen eines anderen Menschen anzunähern versuchen, wirklich definieren können wir sie nicht. Es sind Arbeitshypothesen, Annahmen zur subjektiven Wirklichkeit eines anderen Menschen. Bei schwerstbeeinträchtigten Menschen kann dieser Prozess der Annäherung einige Tage dauern, um überhaupt eine Ahnung seiner Ziele zu entwickeln, bei wacheren Patienten gelingt dies durchaus schneller und sprechende Patienten können direkt gefragt werden: „Was ist Ihnen wichtig?"

Aus den zentralen Zielen, die die Aktivitäten des gemeinten Menschen beschreiben, können Prioritäten für das pflegerische Handeln abgeleitet werden. Eine basal stimulierende Ganzkörperwaschung kann bei einem Menschen, dem das *Sich-spüren* wichtig ist, ganz anders gestaltet werden als bei einem Menschen, dem *Autonomie und Verantwortung* wichtig ist.

Es kann im Alltag durchaus vorkommen, dass sich die Ziele des Patienten nicht mit Pflegezielen decken. Die Ziele einer klassischen Pflegeplanung entsprechen **nicht** den zentralen Zielen eines Patienten! Für uns kann beispielsweise die Beatmung oder die Rehabilitation der mehr betroffenen Seite eines Patienten mit Hemiplegie im Vordergrund stehen, für den gepflegten Menschen aber könnte vielmehr die Beziehungsaufnahme oder seine Autonomie wichtig sein. Auch können bestimmte pflegerische Aktivitäten **notwendig** sein, wie z. B. ein Verbandswechsel oder eine dekubitalprophylaktische Umlagerung, schließlich haben wir auch Anweisungen und Aufgaben zu erfüllen. Hier muss noch genauer unterschieden werden, ob dies wirklich den zentralen Zielen, den Bedürfnissen des Patienten oder vielmehr einer pflegerischen Aufgabe entspricht. Ziel der Pflege muss es sein, beides zu erfüllen und dabei die pflegerischen Aufgaben den Prioritäten der zentralen Ziele des Patienten anzunähern.

Die zentralen Ziele verfolgen nach Bienstein und Fröhlich eine gewisse Reihenfolge, wobei *Leben erhalten* und *Entwicklung erfahren* an erster Stelle stehen. Diese Reihenfolge muss aber nicht bei jedem Menschen gelten, es können Überschneidungen auftreten, die Ziele können sich im Verlauf verändern und es können auch mehrere Ziele einem Menschen gleichzeitig gleich wichtig sein. Auch hier ist die genaue Beobachtung und die prozesshafte Annäherung wichtig, um beurteilen zu können, was dem anderen Menschen wichtig ist.

### 2.6.1 Leben erhalten und Entwicklung erfahren

Dieses Ziel findet eine generelle Übereinstimmung mit den krisenhaften Erlebenssituationen der Patienten auf der Intensiveinheit: Es geht um die Rettung von Menschenleben, um das Überleben. Viele Patienten fühlen sich in einer solchen Umgebung zwar nicht unbedingt wohl, aber sicher. Basal stimulierende Pflege, die dieses Ziel verfolgt, beginnt also in der ersten Aufenthaltsstunde des Patienten – nicht erst, wenn dieser „stabil" ist.

## Atmen, sich ernähren und bewegen

Aus Sicht des Patienten kann *Leben erhalten* elementare Grundfunktionen des Lebens beinhalten: Atmen, sich ernähren, sich bewegen. Auch, wenn man von anderen Menschen abhängig ist, so will man sich doch gewiss sein, dass diese Funktionen weiterhin unterstützt werden, dass man nicht ersticken muss, weil niemand zur Stelle ist, der das Sekret absaugt, und dass man ausreichend ernährt und bewegt wird.

Für Menschen, die um den Erhalt ihres Lebens fürchten, kann es also von Bedeutung sein, ihre Atmung und hier durchaus auch die passive Beatmung als elementaren Lebensprozess zu erfahren. Selbst wenn ihr Leben von einer Maschine abhängig ist, so kann dies doch dem Erreichen ihres Zieles wichtig sein. Das Spüren der Bewegungen des Brustkorbs und die freien Atemwege bedeuten Lebendigkeit. Die Atmung kann gespürt und das Dehnen und Zusammenziehen des Brustkorbs erlebt werden. Atmen fühlt sich in unterschiedlichen Positionen anders an, es kann durch eigene oder fremde Hände sowie durch Materialien, die auf Bauch und Brustkorb liegen, noch deutlicher erlebt werden. Darüber hinaus kann man diese Bewegungen auch sehen und verfolgen. Atmung ist bei maschineller Beatmung auch deutlich zu hören und – wenn die eigenen Ohren zugehalten werden – auch innerlich zu vernehmen. Selbst das Spüren von Vibrationen durch Sekrete ermöglichen ein Erfahren der Atmung, denn dieses Vibrieren ist rhythmisch, synchron zur Ein- und Ausatmung und lässt sich bei vorhandenem Hustenreiz sogar beeinflussen: ich atme, ich lebe!

Es ist – aus Sicht des Patienten – verständlich, wenn bei beatmeten Patienten psychische Abhängigkeiten von der Beatmung auftreten können. Leben erhalten scheint dann nur durch eine Maschine möglich zu sein. Auch wenn wir Pflegende anhand verschiedener Parameter erkennen können, dass diese Abhängigkeit nunmehr überwunden werden sollte, so ist sie doch für den Patienten real und wir müssen diese Abhängigkeit als für den Patienten notwendig akzeptieren und behutsam-beharrlich mit ihr umgehen.

---
**Beispiel**

---

Ein männlicher Patient, der einige Wochen an der Beatmung verbrachte und daran auch wieder wach wurde, schien die Maschine auch in der Zeit der Entwöhnung außerordentlich oft zu brauchen. Seine Atmung wirkte physiologisch, er zeigte keine Erschöpfungszeichen, die BGAs waren gut, aber er wollte immer wieder an die Beatmungsmaschine konnektiert werden. Später berichtete er, dass er schon mal einen Intensivaufenthalt hinter sich hatte und seine Priorität darin bestand, den wiederholten Aufenthalt so sicher wie möglich zu überleben. Er wollte auf jeden Fall sich nicht gefährden, eben sein Leben erhalten. Dies war seine Strategie, mit der Situation umzugehen, und wir haben ihn darin unterstützt.

## Durch Nicht-atmen überleben?

Gerade in und nach lebensbedrohlichen Krisen reagieren Menschen mit ganz unterschiedlichen Strategien, manche werden aggressiv, andere ziehen sich in sich selbst zurück. Ein interessanter Aspekt, der durch Interviews mit ehemals Komatösen bestätigt wurde, ist, dass selbst Nicht-Atmen wie auch Nicht-Bewegen aus der Patientenperspektive dem *Leben erhalten* dienen kann. Der Mensch versucht sich nach dem Unfall oder dem Trauma durch Rückzug und Inaktivität zu schützen. Der Unfall, das Trauma, die Schädigung kann so umfassend und bedrohlich erlebt werden, dass der Mensch nur dadurch überleben kann, sich ins Innerste zurückzuziehen und alle überflüssigen Aktivitäten vorübergehend einzustellen, eine Situation, wie wir sie bei komatösen und auch wachkomatösen Patienten häufig erleben. Diese Menschen brauchen Zeit, um sich zu erholen und zu regenerieren, und selbst in dieser Extremsituation ist es ihnen zuzutrauen, dass sie ihre Entwicklung und den Zeitpunkt ihrer Wiederaufnahme von Aktivitäten selbst bestimmen. Nach unseren Erfahrungen brauchen diese Menschen viel Sicherheit, bevor sie wieder aktiv werden, und dies meint eine körperliche, psychische wie auch soziale Sicherheit. Das Leben wird nicht mehr bedroht, die Gefahr verschwindet und die eigene Leiblichkeit, andere Menschen und auch die Umwelt beginnen wieder wahrnehmbar und erlebbar zu werden. Wenn sie überdies beginnen, verständlich-interessant zu werden, so kann sich daraus ein Interesse zur Eigenaktivität entwickeln. Der Nebel lichtet sich, viele der aus dem Koma Erwachten beschreiben dies so.

## Entwicklung erfahren

Intensivpflegende wissen aber auch, dass eine intensivmedizinische Behandlung an Grenzen stoßen kann, wenn menschliches Leben und dessen Würde widersprüchlich oder Patienten eher zu Versuchsobjekten neuester technischer Errungenschaften, Behandlungsmethoden oder auch persönlichen Ehrgeizes werden („In meiner Schicht stirbt der nicht", Zitat eines Kollegen).

Hier ist es von entscheidender Bedeutung, dass *Leben erhalten* und *Entwicklung erfahren* zusammen genannt werden. Menschliches Leben ist nicht nur die Erhaltung des Lebens, sondern auch seine Entwicklung. Gerade für Menschen, die vor der Behandlung eine Einschränkung in diesem Bereich erfahren haben, kann die *erfahrbare* Entwicklung der grundlegenden Aktivitäten der Atmung, Ernährung und Bewegung maßgeblich sein: eine Ateminsuffizienz aufgrund einer Lähmung, eine Nahrungsmitteleinschränkung wegen eines Geschwürs, eine Bewegungseinschränkung wegen eines Unfalls. Hier können erste eigene Atemzüge, das erste aktive Schlucken eines Getränks oder einer Speise oder auch die beginnenden Eigenbewegungen grundlegende Bedeutung haben.

## 2.6 Die zentralen Ziele

─────────── **Beispiel** ───────────

Ein Mann Mitte fünfzig litt an einer aufsteigenden, vorübergehenden Lähmung, die so weit fortschritt, dass er sich überhaupt nicht mehr bewegen konnte und beatmet werden musste. Bis zum Zeitpunkt der Beatmung erlebte er dies bei vollem Bewusstsein. Er erlitt Todesängste. Nach der Beatmung und dem Wachwerden war es für ihn ein erster Entwicklungsschritt, wieder eine aktive Bewegung mit dem kleinen Finger seiner linken Hand ausüben zu können – nach seinen Angaben die erste eigene, kleine Bewegung, zu der er in der Lage war. Er weinte und freute sich. Er konnte erfahren, dass es voranging.

Oft sind es kleine und kleinste Entwicklungsschritte, die eine Veränderung verdeutlichen: eine Veränderung des Muskeltonus, das erste, eigene Kopfdrehen. Dadurch wird ein Fortschritt in Richtung Rehabilitation möglich oder aus Sicht des Patienten: zu einem normalen Leben. Dies wird vor allem beim Weaning, dem Abtrainieren von einer maschinellen Beatmung, deutlich. Für uns Pflegende steht die Fähigkeit des Patienten im Vordergrund und wir freuen uns über Entwicklungen in Richtung selbstständiger Atmung, wenn die Spontanphasen verlängert oder der Unterstützungsdruck reduziert werden kann. Aus Sicht der Patienten kann es, nach unseren Erfahrungen, viel wichtiger sein, wieder selbst sprechen zu können, auch wenn dies bedeutet, während einer Spontanatemphase die Kanüle entblockt zu bekommen und abgesaugt zu werden. Selbst wenn dies zu dem Zeitpunkt nur vorübergehend und kurz sein kann, weil die Kraft zu längeren Sprechversuchen nicht ausreicht, so erfahren die Patienten einen Ausblick auf ihre weitere Entwicklung und dies motiviert sie mehr als die Beschreibung reduzierter Beatmungsparameter. Es geht um die Frage, was aus Sicht des Patienten Entwicklung für sie selbst ausmacht und an welchen Entwicklungen er ein Interesse hat.

─────────── **Beispiel** ───────────

Im Nachtdienst betreute ich eine Frau, die aufgrund einer Hirnblutung vorübergehend gelähmt war, kreislaufstabil, tracheotomiert und über Tage vollständig gepflegt werden musste. Danach hätte sie nach ihrem Befund eigentlich aktiver sein können, aber sie tat eine Woche lang gar nichts. Sie lag da und hatte die Augen zumeist geschlossen, schien oft zu träumen und sich zurückgezogen zu haben. Da ihr Körper auffallend gut gepflegt wirkte, bot ich ihr in den Morgenstunden eine beruhigende Ganzkörperwaschung an. Während und nach der Waschung cremte ich sie ein und betonte ihre körperliche Beschaffenheit, ich verwöhnte sie so, wie sie es wahrscheinlich selbst getan hätte. Sie schien die Waschung zu genießen, seufzte und bedankte sich am Schluss mit einem Tätscheln meiner Hand. Im weiteren Verlauf wiederholten wir diese Körpererfahrung und interessant war, dass sie dem Angebot von geführten Bewegungen – einer nahe liegenden Form der Selbstpflege – nicht folgen wollte, als würde ihr dies zu viel Leistung abfordern. Der wesentliche Entwicklungsschritt schien für sie vielmehr ein kleiner Schluck Kaffee nebenbei zu sein, den ich ihr morgens anbot, ein leistungsfreies Angebot, das nichts mit Rehabilitation zu tun hatte, wo sie einfach sie selbst sein konnte. Wir verkürzten also die Waschung und konzentrierten uns auf das morgendliche Kaffeetrinken und förderten dabei ihre Selbstständigkeit.

Wenn wir den Patienten zum Ausgangspunkt unserer Überlegungen machen, dann müssen wir uns auch fragen, welche Entwicklungen für ihn Bedeutung haben, wie und wohin er sich entwickeln möchte. Ziel der Basalen Stimulation ist es, den Patienten in seiner eigenen Entwicklung zu unterstützen. Diese eigenen Entwicklungen zu erkennen und fördern, ist in der Praxis nicht immer einfach, denn es bedeutet für uns Pflegende, dass wir ein Stück weit die Verantwortung für die Förderung eines Patienten an ihn zurück abgeben und auf seine Fähigkeit zur Eigenentwicklung vertrauen. Er hat genug Entwicklungspotenzial in sich und weiß, was für ihn das Beste ist. Unsere – pädagogische – Aufgabe ist es, dieses Potenzial zu erkennen. Wir können durchaus einen Menschen dabei zu bestimmten Entwicklungen anregen, ihm mögliche Wege zeigen, aber in erster Linie soll er seinen eigenen Weg gehen, nicht uns auf unserem Weg folgen.

### Entwicklung vom Anfang bis zum Ende

Dieser pädagogische Ansatz kann für die Ziele *Leben erhalten* und *Entwicklung erfahren* noch mehr bedeuten. Nach Fröhlich ist das gesamte Leben ein Lernprozess, eine ständige Entwicklung, d. h. dass auch das Ende des Lebens eine Entwicklung für den Patienten ist. *Entwicklung erfahren* kann auch bedeuten, das Sterben und das Abschied nehmen als Entwicklung zu erfahren. Auch hier kann ein Mensch ganz eigene Wege verfolgen, verschiedene Prozesse der Entwicklung durchleben und so oft wiederholen, bis er bereit ist, die Entwicklung zu vollenden. Das eigene Leben auch am Ende zu erhalten und sich schließlich aktiv davon zu verabschieden, kann für viele Menschen wichtig sein. Nicht jeder Intensivpatient will sediert sterben. Wenn wir den Gedanken der lebenslangen Entwicklung ernst nehmen, so können wir Patienten auch bei diesem letzten Lernprozess begleiten. Welche Bedürfnisse und Fähigkeiten sind ihm auch im Sterben wichtig, welche eher unwichtig? Wie möchte er sein Leben in der letzten Phase erhalten, bzw. erleben? Wie und mit wem möchte er nochmals sprechen, welche Entscheidungen sollen getroffen sein? Entwicklung dauert ein ganzes Leben.

Eine Vertiefung zur Sterbebegleitung und Basale Stimulation finden Sie in: Kostrzewa, S.; Kutzner, M.: Was wir noch tun können – Basale Stimulation in der Sterbebegleitung, H. Huber, Bern 2002.

## 2.6.2 Das eigene Leben spüren

Schwerstkranke Menschen können Schwierigkeiten haben, ihr Leben und ihren Körper konkret zu erleben. Unbeweglichkeit führt zur Habituation (➤ 1.4.2), Sinnesveränderungen und verzerrte Interpretationen können die Folge sein. Das Fühlen des eigenen Körpers, der unmittelbaren Identität, wird von immobilen Patienten oftmals schwammig, nebulös und verzerrt gespürt. Die Haut als Abgrenzung zur Umwelt wird mitunter undeutlich erfahren, verschiedene Zu- und Ableitungen durchbrechen die gewohnte Unversehrtheit der Haut und machen die Einheit des eigenen Leibes bruchstückhaft.

Das Erwachen aus dem Koma, aus einer längeren Sedierung wird zu einem Lernprozess, in dem die eigene, körperliche Identität erst wieder aktualisiert und bestätigt werden muss. Gerade nach Veränderungen durch Operationen und Unfällen kann dies zu erheblichen Verunsicherungen führen. Wie fühle ich mich an? Bin ich ganz? Bin ich noch eine Einheit, kann ich mich abgrenzen von dieser Umwelt, von anderen Menschen? Ein schwieriger Prozess, der in einer fremden Umwelt geschieht, mit vielen unbekannten Menschen, denen der eigene Leib scheinbar unkontrollierbar ausgeliefert ist.

### Traum und Wirklichkeit

Nach längerer Sedierung können Traum und Wirklichkeit ineinander verwoben wirken, es kann für den Patienten schwierig werden, zu unterscheiden, was der Realität und was eher einem Traum entspringt. Ein Patient berichtete, dass ein Oberarzt in dem Augenblick an sein Bett trat, als er erschrocken feststellte, dass er ins Bett abgeführt hatte und fand sich im nächsten Augenblick in der Bibliothek des Arztes wieder und suchte verzweifelt mit dem Arzt nach einem Buch, in dem wichtige Antworten stehen würden. Wie kann in einer Welt, in der Traum und Wirklichkeit verschwommen erlebt werden, das eigene Leben deutlich gespürt werden?

### Bewältigungsstrategien

──────────────── **Beispiel** ────────────────

Ein junger, bettlägeriger Mann mit Hirnhautentzündung war sehr unruhig. Er hyperventilierte, öffnete gelegentlich die Augen, sah durch einen hindurch und schien stark zu phantasieren. Er war motorisch unruhig und schien wie in einem Albtraum gefangen zu sein. Auf Ansprache reagierte er nicht. Ich berührte ihn an seiner Hand, drückte diese fest und wartete ab, ob er aufmerksam werden würde. Dies war nicht eindeutig, aber als ich seinen Körper mit festen Berührungen von oben nach unten nachmodellierte, schien sein Blick anders zu werden. Anschließend ließ ich die Luft aus seiner Wechseldruckluftmatratze und deckte ihn mit einer großen Röntgenschürze zu, der Thorax blieb dabei frei. Er schien nach innen zu lauschen und beruhigte sich, die Atmung wurde langsamer und normofrequent. Nach ca. einer Stunde begann seine Unruhe erneut, ich stellte den vorherigen Zustand wieder her und er beruhigte sich abermals. So entwickelte sich ein Wechselspiel: Sobald er Unruhe entwickelte und sich zu verlieren drohte, veränderte ich die Situation. Im weiteren Verlauf atmete er insgesamt immer ruhiger.

Hier können deutliche Körpererfahrungen einladen, das eigene Leben wieder zu erfahren: Berührungen, Ausstreichungen, Bewegungen durch andere Menschen, die spürbar werden lassen, dass da andere Menschen sind, die sich auch anders anfühlen als man selbst. Verschiedene Positionen, mal aufrecht, mal liegend, mit denen man sich unterschiedlich im Raum, in seiner Umgebung erfahren kann und wodurch auch die Umwelt als etwas anderes als man selbst erlebt werden kann. Das Tragen von Kleidung, Materialien, die den Körper berühren, machen eigene Grenzen deutlich: „Ich spüre mich, mein Leben nimmt wieder Konturen an." Diese Erfahrungen können wichtig sein, um die Wirklichkeit von einem Traum zu unterscheiden und sich wieder real zu erleben. Auch andere Sinneserfahrungen wie schmecken, riechen, sehen und hören können das eigene Leben spürbar machen. Unterschiede werden bedeutsam und dadurch kann auch der eigene Körper, das eigene Leben wieder bedeutsam werden.

Die Priorität ist hierbei nicht ein „Bereizen" des betroffenen Menschen, er soll nicht einfach mit Spürinformationen versorgt werden. Ziel ist vielmehr, ihn dabei zu unterstützen, sich selbst aktiv zu spüren. Manche schwerstkranke Patienten zeigen hierzu Ansätze: Eine Spastik kann durchaus als Ausdruck eines ersten, eigenen, aktiven Spürens verstanden werden. Aus Sicht des Patienten ermöglicht die Erhöhung des Muskeltonus ein Spüren der Körpertiefe, dies kann sinnvoll sein, denn Spastik ermöglicht eher ein Spüren des eigenen Lebens als gar kein Muskeltonus. Die Unterstützung von Eigenentwicklungen heißt nun nicht, dass wir den Patienten in dieser Spastizität fördern, denn diese kann äußerst schmerzhaft erlebt werden, vielmehr deutet sich hier ein Weg an, den Körper zu erfahren: Körpertiefe wird vom Patienten erlebt und dies ist auch durch eindeutige Berührungen möglich, die in der Tiefe zu spüren sind, durch Bewegungen, die langsam angeboten werden, oder auch durch vorsichtige Vibrationen. Dadurch kann der Körper anders in seiner Tiefe wahrgenommen werden und unsere Hoffnung ist, dass der Patient dann seine Spastik nicht mehr braucht, weil er andere Wege entdeckt, sich in der Tiefe zu spüren.

Dasselbe gilt für autoaggressives Verhalten: Patienten, die sich selbst beißen, sich blutig kratzen oder kneifen. Auch hier gehen wir davon aus, dass der jeweilige Mensch einen für sich sinnvollen Weg gefunden hat, um sich selbst zu spüren, eine für uns nur schwer nachzuvollziehende Bewältigungsstrategie entwickelt hat, um mit seiner Situation umzugehen.

---
**Beispiel**
---

Ein junger Mann hatte einen Drogenunfall, wurde reanimiert und lag vier Wochen auf der Intensivstation, wach, ansprechbar, aber nahezu unbeweglich, an allen vier Extremitäten mit hoher Spastik. Nachdem er verlegt wurde, kam er am nächsten Tag kurzfristig zurück, weil er Autoaggressionen entwickelt hatte: Er biss sich ganze Stücke aus seiner Unterlippe heraus.

---

Scheinbar realisierte er seine Situation, die Verlegung und auch die Hoffnungslosigkeit, das Nichts-mehr-tun-können. Er konnte nicht weglaufen, nicht mit seiner Freundin telefonieren, sich nicht mal betrinken. Er musste es einfach aushalten. Kann es da nicht sinnvoll sein, sich ganze Stücke aus den Lippen heraus zu beißen, weil dieser Schmerz viel leichter zu ertragen ist, als die Vorstellung, den Rest des Lebens in einem Pflegeheim zu verbringen? Auch wenn dies für uns kaum nachvollziehbar sein mag, stellt es sich für den Betroffenen mit seiner eigenen Wirklichkeit, mit seinen erlernten Gestaltungsmöglichkeiten anders dar. Ein nervöser Tick, das Kneifen der eigenen Unterlippe in Stresssituationen kann hier zum Blitzableiter für eine Extremsituation werden. Natürlich dürfen wir hier die vom Patienten eingeschlagenen Entwicklungswege nicht unterstützen, sondern wir müssen diese Signale als deutliches Bedürfnis verstehen, sich selbst und das eigene Leben deutlich zu spüren und müssen den Patienten anregen, andere Bewältigungsstrategien zu entwickeln. Oftmals gelingt dies durch Angebote, sich in den Bereichen, in denen dieses Verhalten zu beobachten ist, deutlicher wahrzunehmen. Im obigen Beispiel haben wir dem Patienten verschiedene orale Erfahrungen angeboten, damit er seinen Mundbereich nicht nur ausschließlich als Medium zur Stressbewältigung erfährt. Eine begleitende Gesprächsführung und eine medikamentöse Therapie halfen ihm, neue Wege zu entwickeln. Das „Ich kann mich nur durch Schmerzen spüren" wird zu einem „Ich kann mich auch anders spüren" weiterentwickelt.

### 2.6.3 Sicherheit erleben und Vertrauen aufbauen

Der Großteil der von uns betreuten Patienten vertraut uns und unseren Fähigkeiten. Ein sicheres Auftreten, die Berufskleidung und auch die Umgebung unterstreichen den vertrauenswürdigen Eindruck. Dieser ist aber nur bedingt haltbar. Spätestens, wenn eine Magensonde gelegt oder der Patient zur Lumbalpunktion festgehalten werden muss, wird dieser Eindruck gebrochen und es fällt auf, dass das Vertrauen, das Pflegenden entgegengebracht wird, nicht selbstverständlich ist. Wodurch wird und bleibt ein anderer Mensch vertrauenswürdig? Wie können wir uns selbst verwirrten oder bewusstseinsgestörten Menschen vertrauensvoll und sicher annähern? Was braucht ein anderer Mensch, damit er mir vertrauen kann?

Vertrauen entsteht vor allem dadurch, dass wir auf einen Patienten Rücksicht nehmen, indem wir vorsichtig auf seine Äußerungen eingehen: Während einer Umlagerung zeigt der Patient eine Schmerzmimik, also wird Vertrauen gebildet, indem der Patient erst einmal wieder zurückgelegt und ein anderer Weg gesucht wird; wenn der Patient sich während einer Mobilisierung plötzlich an uns festkrallt, dann halten wir inne, damit der Patient die Situation aktiv begreifen kann (> 1.8). Es sind oft kleine Zeichen, die Vertrauenswürdigkeit signalisieren. Das Gesicht des Patienten wird nicht sofort zügig gewaschen, sondern der warme, feuchte Waschlappen wird zunächst für einen ausreichend kurzen Moment an die Wange des Patienten gehalten, damit dieser spüren kann, was jetzt geschehen wird. Pflegende reagieren auf die Signale des Patienten, damit dieser wahrnehmen kann, dass er gehört, beobachtet und gespürt wurde. Dies wirkt vertrauenswürdig.

---
**Beispiel**
---

Ein verwirrter Patient, bettlägerig, nestelig, aggressiv, zog sich wiederholt seine Magensonde. Ich hatte die Aufgabe, ihm eine neue Sonde zu legen. Nach der verbalen Information, die ihm nicht von Bedeutung schien, richtete ich sein Kopfteil auf und erklärte es ihm noch einmal: „Herr Müller, ich muss Ihnen eine neue Magensonde legen. Die führe ich gleich in Ihre Nase ein." Eine Berührung an der Nase. „Dann geht dieser dünne Schlauch durch die Speiseröhre bis in den Magen. Darüber erhalten sie später Suppen und Getränke." Wieder eine Berührung, diesmal am Bauch. Er wirkte aufmerksam und ich nahm die Sonde in die Hand. Wieder eine Berührung an der Nase, das erste Vorschieben der Sonde um einige Zentimeter. Er kräuselte die Stirn und schien zurückzuweichen. Ich hielt inne, zog die Sonde ein Stück zurück und erklärte „Es tut mir leid, dass es Ihnen so unangenehm ist." Kurze Pause, ein- und ausatmen. „Es wird gleich einfacher, wenn Sie schlucken … können wir?" Er nickte. Ich schob die Sonde weiter, passierte unter seinem Schlucken den Rachen. Dann würgte er und hob die Hand. Ich hielt wieder inne und wartete, bis er sich beruhigte. Seine Hand schob sich weiter hoch und ich bot ihm an, diese Hand auf meinen Arm zu legen, um mich gegebenenfalls zu unterbrechen. Wieder konnten wir gemeinsam weitermachen und die Sonde bis in den Magen schieben. Er vertraute selbst in seiner Verwirrtheit, denn ihm wurde zugehört (Fröhlich, Nydahl 2004).

---

Wir ermöglichen dem Patienten ein Mindestmaß an Kontrolle über die jeweilige Aktivität. Gerade wenn die Aktivität unangenehm werden kann, ist Kontrolle von Seiten des Patienten wichtig. Oder anders formuliert: In dem Maße, in dem wir auf andere Menschen und unsere Umgebung einwirken können, können wir sie auch kontrollieren und ihr vertrauen. Unsere Aufgabe ist es also, uns so zu verhalten, dass der Patient seine eigene Wirksamkeit erfahren kann. Ich wirke auf andere, mein Stöhnen wird gehört, mein Schwitzen gespürt, meine Bewegungen wahrgenommen und unterstützt. Ich befinde mich in einer vertrauenswürdigen Situation.

## Vorhersehbarkeit

Eine Situation wirkt durch die „Vertraubarkeit" sicher. Das Empfinden von Sicherheit entsteht zum einen durch Kontrolle und erlebte Wirksamkeit, zum anderen auch durch Vorhersehbarkeit.

Wenn ein Patient erlebt, dass bestimmte, voneinander unterscheidbare Aktivitäten immer wieder auftreten, dass sie eine regelmäßige Reihenfolge haben, so erlebt er dadurch Sicherheit. Er kann lernen, was als Nächstes passieren wird. Zieger hat nachgewiesen, dass selbst komatöse Patienten lernfähig sind: Sie reagieren bereits auf das Anstellen der Absaugung so, als würden sie schon abgesaugt werden (Zieger 1996). Sie haben gelernt, was gleich passieren wird. Nun ist gerade das Lernen eines Absaugvorgangs nicht unbedingt ein „interessantes" Angebot, macht aber deutlich, wie wichtig ein strukturiertes, vorhersehbares Arbeiten für den Patienten sein kann. Wenn das morgendliche Waschen eine bekannte Reihenfolge hat, wenn das Aufstehen durch stets gleiche Bewegungen geschieht, dann kann ein Patient sich sicher fühlen.

Wir brauchen ein gewisses Maß an Vorhersehbarkeit, um aktiv zu sein, um das Gefühl zu entwickeln: Das kenne ich, da kann ich mitmachen! Wenn allerdings alles vorhersehbar wird, so besteht die Gefahr, dass es für Patienten wie für Pflegende zur Routine wird und beide in ihrer Aktivität hemmt. Wir brauchen gelegentlich auch etwas Veränderung. Wenn sich aber zu viele Veränderungen vollziehen, dann hemmen diese wiederum die Aktivität. Das Maß an Zuviel und Zuwenig liegt beim Patienten: Wie viel an vorhersehbarer Sicherheit braucht er, um aktiv sein zu können? Wie viel mehr wird aber für ihn zur Langeweile? Jeder Mensch erlebt dies anders, braucht unterschiedliche Rituale, die ihm wichtig sind, um ihn zu befähigen, sein Leben selbst zu gestalten.

## Initialberührung und Kontakthalten

Sicherheit und Vertrauen kann bei bewusstseinsgestörten Menschen auch durch die sog. Initialberührung und durch Kontakthalten ermöglicht werden. Wir haben gute Erfahrungen damit gemacht, den Patienten durch eine ritualisierte Begrüßung auf Aktivitäten vorzubereiten und das Ende ebenso zu signalisieren. Während der jeweiligen Aktivität kann es für den Patienten bedeutsam sein, mit der Pflegekraft einen Kontakt zu halten, der angemessen nahe ist und vom Patienten deutlich wahrgenommen wird: es beginnt, es geht weiter, es endet. Diese deutliche Wahrnehmung ermöglicht Sicherheit und Vertrauen. Die Initialberührung und das Kontakthalten vertiefen wir in Kapitel ➤ 3.2.1.

## 2.6.4 Den eigenen Rhythmus entwickeln

### Verarbeitungsrhythmus

Entwicklung und Förderung verlaufen selten geradlinig. Man kann nicht 24 Stunden am Tag nur gefördert werden, man braucht auch Phasen der Ruhe, um die Förderung zu verarbeiten, oder mitunter auch Rückschritte, um frühere Phasen noch einmal zu vertiefen.

Entwicklung geschieht rhythmisch, und hier besteht die Aufgabe der Pflegenden darin, durch Beobachtung den Rhythmus des Patienten zu erkennen und ihn in der weiteren Entwicklung seines Rhythmus zu unterstützen. Mitunter können Phasen des Rückzugs, sogar der Verweigerung auftreten, in denen die Krankheit und die gesamte Situation abgelehnt werden. Solche Phasen sind wichtig für die gesamte Krankheitsverarbeitung. Man will auch mal die Decke über den Kopf ziehen und niemanden sehen, für sich alleine sein. Rückzug und Trauer sind für Pflegende zwar schwer auszuhalten, aber doch wichtiger Bestandteil des Genesungsprozesses des Patienten.

Wir können sogar so weit gehen, dass wir formulieren: ohne Rückzug kein Fortschritt. Aus dem Erleben des Patienten heraus sind diese Phasen wichtig und notwendig und erst, wenn ein Patient in seiner eigenen Trauer gefangen ist und sich aus eigener Kraft nicht von ihr lösen kann, braucht er die Anregung von außen, um den nächsten Schritt zu machen. Förderung braucht auch Phasen der Ruhe.

### Aktivität und Ruhe

Dieser wechselnde Rhythmus kann auch bei einzelnen Aktivitäten beobachtet werden. Wie lange ist der Patient aufmerksam, wie lange braucht er, um die Informationen zu verarbeiten? Bei Schwerstkranken kann diese aktive Phase mitunter nur wenige Minuten betragen, die Erholungsphase dafür umso länger. In der Genesungsphase verlängern sich die aufmerksamen Minuten bis zu Stunden. Während des Rückzugs und des Schlafens kann die Anregung im Gehirn in den REM-Phasen verarbeitet werden. In diesem Sinne sind ausreichende REM-Phasen für Patienten sehr wichtig, weil dabei die neuronalen Strukturen im Gehirn organisiert werden können. Eine wiederholte Unterbrechung der REM-Phasen oder deren Unterdrückung durch Benzodiazepine verlängern die Rehabilitation. Ausreichend natürlicher Schlaf ist wichtig für den Patienten. So kann es mitunter für Pflegende sinnvoller sein, „nichts" oder weniger zu tun als den Patienten wiederholt zu wecken, um ihn zu stimulieren. Genauso sind Überforderungen zu vermeiden, um den Patienten nicht Stress auszusetzen. Der Abbruch einer Ganzkörperwaschung kann so auch rehabilitierend sein.

Pflegerische Aktivitäten sollten also so strukturiert werden, dass sie sich dem Rhythmus von Aktivität und Ruhe des Patienten anpassen Dies ist im Stationsalltag eine schwierige Aufgabe und nicht immer unter allen Umständen möglich. Gerade die klare Tagesstruktur im Arbeitsablauf gewährt vielen Pflegenden die Sicherheit, die sie brauchen, um die viele Arbeit zu bewältigen. Eine Veränderung des Ablaufs – Herr Müller wird nicht wie alle um 7 Uhr, sondern erst gegen 11 Uhr gewaschen – verursacht manchmal Widerstände im Team: „Wie sollen wir das schaffen?", oder: „Und wenn jeder erst dann gewaschen werden will?" Diese Einwände sind normal und weisen auf das Bedürfnis nach klaren Arbeitsstrukturen hin. Betonen Sie also die Einzigartigkeit Ihres Vorhabens – *nur* Herr Müller wird um 11 Uhr gewaschen. Wir erleben heute vor allem die eigene Entlastung, wenn nicht alle Patienten gleichzeitig „versorgt" werden müssen, sondern der eine oder andere eben später betreut werden kann und wir in der Zeit andere Dinge, die genauso wichtig sind, erledigen können.

### Biografischer Tagesrhythmus

Wir versuchen also, Patienten in der Entwicklung eines eigenen Rhythmus zu unterstützen. Dies bezieht sich auf den Rhythmus von Aktivität und Ruhe, aber auch auf den Tagesrhythmus. Oftmals orientieren wir uns beim Tagesrhythmus an biografischen Informationen. Wann ist ein Mensch gewohnt, aufzustehen? Wann und wie im Tagesablauf hat er sich selbst gepflegt? Die meisten Menschen stehen morgens auf und waschen oder duschen sich dann, aber nicht alle. Manche machen morgens nur eine Katzenwäsche und duschen oder baden abends. Die Orientierung an dem biografischen Rhythmus kann in der Pflege wichtig sein, gerade, wenn wir mit Menschen arbeiten, die einen scheinbar anderen Rhythmus als wir selbst haben: War dieser Patient bisher ein Nachtmensch und ist dies immer noch von Bedeutung oder ist er es eher gewohnt, sehr früh aufzustehen? Gibt es weitere Rhythmen für ihn, die ihm immer noch wichtig sind?

Im Krankheitserleben kann dieser Rhythmus aber ganz anders erlebt werden und möglicherweise ist es wichtig, dass ein Frühaufsteher hier lange ausschläft. Deshalb können biografische Angaben eine Hilfe sein, um den Patienten zu verstehen, sie sind aber keine allgemeingültige Wahrheit.

Ziel unserer Aktivität ist es, den Patienten in der Entwicklung eines eigenen Rhythmus zu unterstützen, nicht, ihm einen – wenn auch biografisch orientierten – Rhythmus vorzugeben. Gerade in fremder Umgebung passen wir gewöhnlich unseren eigenen Rhythmus der Umgebung an, z. B. im Urlaub in einem Hotel, und dazu brauchen wir einige Tage. Patienten erleben dies im Krankenhaus häufig genauso, aber sie selbst bestimmen die Dauer der Eingewöhnungsphase.

### Aktivitätsrhythmus

Das Vorgehen, den Patienten einen eigenen Rhythmus entwickeln zu lassen und Entwicklungen und Lernprozesse daran zu strukturieren, erfolgt behutsam und versucht Überforderungen zu vermeiden. Hier wird auch ein weiterer Rhythmus sichtbar: Wie viele Überforderungen akzeptiere ich, um eine Aktivität abschließen zu können?

---
**Beispiel**
---

Ich habe einem Patienten, der einen Schlaganfall erlitten hatte, bei der Morgentoilette geholfen. Er war relativ wach, motorisch allerdings noch sehr eingeschränkt und so habe ich ihn in vielem unterstützt. Sobald er an seine Grenze gekommen schien, seine Aufmerksamkeit nachließ, habe ich die Tätigkeit abgeschlossen und ihm eine Pause gegönnt. Das Rasieren, die Waschung, das Frühstück und die Mundpflege zogen sich in Intervallen über drei Stunden hin. In den Pausen habe ich anderes gemacht und immer, wenn der Patient wieder wach wurde, habe ich mit der Pflege bei ihm weitergemacht. Irgendwann war der Patient genervt und fragte, wie lange das noch dauern würde. Ich war sehr erstaunt, denn mein Arbeitsrhythmus bestand in einem kontinuierlichen Vor-mich-hin-arbeiten mit kurzen Pausen. Sein Rhythmus bestand offensichtlich darin, erst „etwas wegzuarbeiten", um dann eine lange Pause zu machen. Ich habe ihm meinen Rhythmus einfach aufgezwängt. Das war zwar gut gemeint, aber eben nicht sein Rhythmus. Das Einfachste wäre gewesen, ihn zu fragen.

---

Mitunter kann es für den Patienten wichtiger sein, eine Aktivität erst abzuschließen, um sich dann zu erholen. Man will etwas geschafft haben und kann sich dann auch erst ausruhen. Dies ist für viele, aber nicht für alle Aktivitäten wichtig. Anderes kann auch noch später getan werden. Welche Aktivitäten sind für den Patienten in sich geschlossene und somit sinnvolle Aktivitäten? Welche können unterbrochen und später weitergeführt werden?

### Atemrhythmus

Zu guter Letzt bietet jeder Patient noch einen elementaren Rhythmus an, seine Atmung. Gerade für beatmete Patienten kann es bedeutungsvoll sein und unterstützend erlebt werden, wenn die Pflegenden auf diesen Rhythmus eingehen. Durch begleitende Berührungen im Atemrhythmus, durch eine Mikropositionierung im Atemrhythmus, selbst durch eine Ganzkörperwaschung, die nunmehr rhythmisch und atemsynchron erlebt wird, kann diese rhythmische Aktivität des Atmens deutlich erfahren werden.

### Höhepunkt des Tages

Für viele Patienten, die relativ wach sind, wird der Tag im Krankenhaus durch die Essenszeiten strukturiert, die „Höhepunkte ihres Tages". Nicht die Visite, das Waschen oder der Schichtwechsel, sondern die Nahrungsaufnahme bestimmt deren Rhythmus. Eine Kollegin, die selbst als Patientin im Krankenhaus lag, bestimmte ihren Tagesrhythmus durch den Besuch ihrer Angehörigen und sie gliederte die Tage anhand der Besuche, nicht anhand der Mahlzeiten. Aus der Perspektive des Patienten kann ein Tag ganz unterschiedliche Rhythmen und Prioritäten haben: Mahlzeiten für die, die Langeweile haben, Besuch für die, die sich alleine fühlen, Physiotherapie für die, die wieder auf die Beine kommen wollen, Schichtwechsel für die, die nur eine Beziehung zu wenigen Pflegenden haben. Durch welche Inhalte wird ein Tag für den Patienten strukturiert? Was ist ihm hierbei wichtig und wie organisiert er die Tätigkeiten, die ihm nicht so wichtig sind?

### 2.6.5 Außenwelt erfahren

Wie erfährt ein bettlägeriger Patient seine Umwelt? Patienten haben im wahrsten Sinne des Wortes eine andere Perspektive, sie liegen im Bett und haben dadurch einen anderen Blickwinkel. Wie schon in Kapitel ➤ 1.4 beschrieben können immobile Patienten allerhand Wahrnehmungsstörungen in allen Sinnen durch die gleichbleibende Reizsituation erfahren. Deckenobjekte scheinen näher zu kommen oder sich rhythmisch zu bewegen, Stimmen und Geräusche werden fehlinterpretiert und auch die nähere Umwelt, das Bett und die eigene Lage kann fehlgedeutet werden.

#### Was ist von Bedeutung?

Halten Sie in der Praxis einen Augenblick inne und fragen Sie sich, was der Patient theoretisch alles wahrnehmen könnte: Was könnte er sehen, hören, riechen, fühlen? Welche subjektive Wirklichkeit könnte er aufgrund dieser Informationen bilden? Beobachten Sie den Patienten genau, auf welche dieser Informationen er reagiert, welche Stimmen oder Objekte ihm von Bedeutung erscheinen. Öffnet er die Augen, wenn die Stimme eines Kollegen zu hören ist oder erhöht sich der Blutdruck, nachdem die Tür geknarrt hat? Es gibt eine Vielzahl potenzieller Informationen. Welche sind für den Patienten von Bedeutung? Die Reaktionen auf diese Informationen können Hinweise geben, mit welchen Sinnen der Patient seine Umwelt vorrangig erfährt, dies können mögliche Zugangswege sein. Oder versinkt der Patient vielmehr in einem Nebel von Umweltinformationen und zieht sich zurück? Kann dies bedeuten, dass wir eher die Menge an Informationen reduzieren und den Patienten vielleicht in ein ruhiges Einzelzimmer verlegen müssen, damit die einzelne Information wieder mehr Gewichtung erhält und nicht in einem Informationsbrei verschwindet?

---- **Beispiel** ----

B. Jäkel berichtet von Herrn K. und beobachtet ihn gut:
„Herr K. lag in einem Zweibettzimmer am Fenster. Sein Zimmer befand sich etwas abseits des hektischen Geschehens der Station, sodass meist Ruhe herrschte. In der dritten Woche, gerade als Herr K. in der Aufwachphase war, wurde eine sehr pflegeaufwändige Patientin neben ihn gelegt, sodass es mit der Ruhe im Zimmer vorbei war. Dies hatte auf Herrn K. massive Auswirkungen. Er wurde sehr unruhig, lag

ständig schweißnass im Bett, erbrach häufig und zog sich wieder weiter in sich zurück. Für einen Tag war Herr K. für meine Arbeit nicht mehr zugänglich. Er lag völlig erschöpft in seinem Bett und lehnte jede Tätigkeit an sich ab. Herr K. wurde sofort tachykard, wenn sich jemand seinem Bett näherte, er würgte, erbrach und wurde ganz hektisch. Wenn man ihn lagern wollte, zitterte er am ganzen Körper. Begab man sich aus seinem Blickfeld, beruhigte er sich sogleich." (Jäkel 2001)

### Außenwelt erleben

Als Pflegende sind wir an unser Arbeitsfeld und dessen Umgebung gewöhnt, wir kennen die Zimmer mit ihren Einrichtungen. Patienten müssen sich erst daran gewöhnen, ihre Umgebung kennen lernen und ihr einen Sinn geben. Dabei können wir sie unterstützen. Die nächste Umwelt, das, was direkten Kontakt zum Körper hat, kann erlebbar werden, wenn wir die Bewegungen des Patienten unterstützen, seine Hände über die Bettdecke, sein Hemd, die Zu- und Ableitungen führen, um all dies spürbar zu machen. Manches davon ist veränderlich, anderes unveränderbar.

Eine Bettdecke kann z. B. ganz unterschiedlich weggenommen werden: durch ein rasches Wegziehen, durch ein Abrollen, durch ein den Körper nachmodellierendes Abstreifen oder durch geführte, eigenaktive Bewegungen. Und wenn danach noch einmal über den Körper gestrichen wird, so kann erlebt werden, dass sich die Umwelt verändert.

Ein Verbandswechsel kann beispielsweise zu einer umfassenden Sinneserfahrung werden, eine Berührung über den Verband kann die Abgrenzung „Haut und auf ihr ein Pflaster" deutlich machen. Das Abziehen kann gespürt werden, die Kühle des Desinfektionsmittels, die Berührungen durch Tupfer und selbst Handschuhe können diesen Bereich unterschiedlich erfahrbar werden lassen. Und schließlich, wenn ein neuer Verband appliziert wurde, kann mit dem Patienten zusammen behutsam daran gezogen werden: das klebt dort, das gehört für eine gewisse Zeit dorthin. Wir haben hier gute Erfahrungen selbst mit verwirrten Patienten in der Aufwachphase gemacht, die sich ansonsten häufig Magensonden und Venenwege ziehen. Wenn sie ihre Außenwelt und den Sinn und die Bedeutung begreifen, so belassen sie eher die Sonden.

### Außenwelt begreifen

Auch die weitere Umwelt kann erfahren werden, die Hände und Füße können das Bett ertasten und spüren, wo das Bett Grenzen hat. Dies kann wichtig bei Umlagerungen sein: „Wie viel Platz habe ich zum Drehen, ohne aus dem Bett zu fallen?" Patienten können ihr Reich erobern. Gerade, wenn sie eher inaktiv in der Mitte des Bettes liegen oder sich bei Umlagerungen sehr steif machen, können dies deutliche Zeichen dafür sein, dass sie ihre Umwelt noch nicht umfassend erfahren haben.

Manche Patienten haben hierzu eigene Ansätze. Manche Patienten drängen sich an Bettgitter und die Pflegenden haben alle Mühe, um sie wieder in die Mitte des Bettes zu positionieren. Andere Patienten lassen die Arme oder Beine aus dem Bett hängen. Aus Sicht der Patienten ist dies sinnvoll, sie spüren an dem Bettgitter eine Sicherheit oder spüren sich in liegender Position auch gegen die Schwerkraft, wenn ein Körperteil heraushängt. Dies können für den Patienten wichtige Informationen sein. Ein solcher Patient zeigt sehr deutlich seine Erlebnismöglichkeiten und wir können ihm weitere Wege zeigen, seine Umwelt zu erfahren. Dies kann für nestelnde Patienten genauso gelten: Sie suchen Informationen, wollen sich beschäftigen oder ihrer Unruhe Ausdruck verleihen. Eine Förderung heißt bei diesen Patienten nicht, dass wir sie in ihrer Unruhe unterstützen, sondern sie in ihrer Aktivität akzeptieren und ihnen helfen, ihr eine Bedeutung beizumessen.

### Außenwelt gestalten

Weiterhin können Möglichkeiten entwickelt werden, die Außenwelt selbst zu gestalten: Veränderungen der Kissen oder Decken durch geführte Bewegungen, eine Fernbedienung für das Kopfteil oder die Lampe. Selbst ein Nachtschrank kann durch seine Variationsmöglichkeiten erlebt werden: Schubladen können auf und zu gemacht werden, die Dinge auf dem Nachtschrank können verändert werden, eine Tasse kann auf der Nachtschrankfläche abgestellt werden. Dadurch, dass der Patient auf seine Umwelt einwirken kann, kann er sie auch als seine reale Umwelt begreifen.

### 2.6.6 Beziehung aufnehmen und Begegnung gestalten

Üblicherweise suchen wir Pflegende uns unsere Patienten aus. Nach der Übergabe werden die Patienten zugeteilt, um in etwa den damit verbunden Pflegeaufwand gerecht auf alle Pflegenden zu verteilen. Zu- und Abneigungen, persönliches Befinden oder auch Konzepte wie Bezugspflege spielen dabei eine maßgebliche Rolle. Kann ein Patient dabei mitentscheiden? Stellen Sie sich vor, Sie würden kurz vor Schichtwechsel ins Patientenzimmer gehen und den Patienten fragen: „Heute Nachmittag sind Sabine, Martin und Monika da – von wem möchten Sie betreut werden?" Manche Pflegende schmunzeln bei dieser Frage und meinen, einige Kollegen würden dann gar keine Patienten mehr betreuen, aber darum geht es hier gar nicht. Vielmehr ist ein Perspektivwechsel gemeint: Wie kann ein Patient die Beziehung zu den ihn umgebenden Menschen gestalten?

## Begegnungen im Koma

Auch schwerstkranke Menschen erleben Beziehungen und können scheinbar auch zwischen unterschiedlichen Bezugspersonen differenzieren. Klein (2000) beschreibt Untersuchungen an Wachkomapatienten, bei denen der Stoffwechselvorgang im Gehirn untersucht wurde. Interessant ist hierbei, dass bei diesen Patienten ein erhöhter Stoffwechsel festgestellt wurde, wenn sie während der Untersuchung die Stimmen ihrer Angehörigen hörten. Auch Zieger hat bereits darauf hingewiesen, dass Patienten im Koma offensichtlich zwischen fremden und bekannten Personen unterscheiden können (Zieger 1996). Nur wie können sie aus ihrer Sicht Beziehungen aufnehmen und gestalten? Wie können sie uns signalisieren, dass sie einen Kontakt wünschen? Wie können sie bedeuten, dass sie den Kontakt zu einer bestimmten Person wünschen – oder sogar ablehnen? Wie können sie gegenüber der Kontaktperson ein Ende der Aktivität, der momentanen Beziehung ausdrücken?

Der erste Schritt kann darin bestehen, dass wir Pflegende einen Teil unserer institutionellen Macht abgeben und es solchen Patienten überhaupt zutrauen, Bezichungen gestalten zu können. Dann fallen die vielen kleinen Signale auf, die ein Patient uns sendet, um Beziehungen aufzunehmen oder auch zu beenden: ein Stöhnen, ein Blick, eine Bewegung.

## Begegnungen lenken können

„Auch Menschen, die nicht sprechen können, haben viel zu sagen" (Lauer 1999). Selbst Beatmete oder Tracheotomierte können z. B. telefonieren, wenn sie mit einem Stift gegen den Telefonhörer klopfen, einmal klopfen bedeutet „ja", zweimal „nein". Vereinbaren Sie mit dem Patienten Codes, um sich zu melden, beispielsweise das Lösen einer EKG-Elektrode oder das Fallen-lassen einer Nierenschale können neben der üblichen Klingel sinnvolle Möglichkeiten sein. Bei Patienten, die nur bestimmte Körperteile wie den Kopf bewegen können, kann die Klingel mithilfe eines Beatmungsarmes auch individuell eingestellt werden. Für schwerstkranke Menschen ist das Sich-melden-können außerordentlich wichtig. Sollte ein Patient einen speziellen Code verwenden wie Augenblinzeln, so empfiehlt es sich, einen Hinweis über seinem Bett anzubringen, damit alle ihn benutzen können.

Buchstabentafeln u. Ä. können sinnvoll, aber mitunter auch überfordernd sein (Lauer 1999). Für die Betroffenen scheint übrigens nicht so sehr eine Tafel oder ein Display mit Gesprächs*inhalten* wichtig zu sein (Schmerzen, Hunger, Durst usw.), sondern vielmehr Worte und Symbole, mit denen sie ein Gespräch *lenken* können (z. B. ja, nein, anders, aber, wann? warum?).

### Angemessene Beziehung

Nicht jeder Mensch will in demselben Maße wie wir selbst betreut werden, nicht jeder braucht dieselbe Nähe oder Distanz, nicht jeder die gleiche Ansprache. Unser Ziel ist hierbei eine *angemessene* Beziehung, die vom Patienten mitgestaltet wird. Berücksichtigen Sie den Erfahrungshintergrund und die Möglichkeiten des Patienten. Kann es angemessen wirken, einen anderen Menschen mit einer Formulierung wie: „Ey, Alter, mach mal die Augen auf!", anzusprechen und ihm dabei kräftig auf die Schulter zu klopfen? Wir denken schon, wenn dies eine Form ist, die für den Patienten bekannt, bedeutungsvoll und angemessen ist. Es ist natürlich selbstverständlich, dass dies für jeden Menschen etwas anderes bedeuten kann. Die Verwendung eines Spitznamens, das Ansprechen eines Erwachsenen mit dem Du oder auch das vergleichsweise entfernte Stehen am Bettende können für den Einzelnen respektvolle Annäherungen bedeuten. Nähe ist hier für Fröhlich „die ungeteilte Aufmerksamkeit auf den anderen, die sich im Handeln ausdrückt" (Fröhlich 2001). Dies kann genauso eine Berührung wie ein entfernter Blick sein. Wichtig ist, dass die Beziehungsgestaltung angemessen ist und die Grenzen beider Seiten, der Patienten wie auch der Pflegenden, berücksichtigt.

Dies bezieht sich auch auf die sog. „Initialberührung" (Bienstein, Fröhlich 2010), eine Form der ritualisierten Kontaktaufnahme und -beendung, durch die der Patient Sicherheit und Vertrauen erfahren kann. Ausgangspunkt der Initialberührung ist die Fähigkeit der Kontaktaufnahme *durch den Patienten,* bei einem Menschen mit Schlaganfall wäre sie also auf der weniger betroffenen Seite. Die Praxis der letzten Jahre hat hier gezeigt, dass häufig durch diesen Begriff auch Missverständnisse im Sinne eines technischen Verrichtens auftreten können, und so haben Buchholz und Schürenberg angeregt, den Begriff der „Initialberührung" durch den der „Berührungsgeste" zu ersetzen (Buchholz, Schürenberg 2003). Wir vertiefen die Initialberührung in Kapitel ➤ 3.2.1.

### 2.6.7 Sinn und Bedeutung geben

Nach einer schweren Erkrankung gilt es, sich in der neuen Situation zurechtzufinden, zu verstehen, was geschehen ist und Wege zu entdecken, wie es jetzt weitergehen kann. Wir können bei operierten Intensivpatienten zwei Phasen unterscheiden: die erste Aufwachphase, die der Orientierung dient und bei der vor allem die Frage *„Was ist geschehen?"* dominiert. Danach folgt eine zweite Phase, in der es um das *„Wie geht es weiter?"* geht. Es gibt keine definierten Zeiten, in denen ein Patient diese Phasen durchläuft, dieser Verarbeitungsprozess vollzieht sich eher rhythmisch – auch mit Rückschritten. In diesem Sinne kann eine Zeit der Sinnlosigkeit aus Sicht des Patienten sinnvoll sein, um einen neuen Lebenssinn zu entwickeln. Alte Werte wie ein selbstständiger Beruf oder Sport haben nach einer erworbenen Beeinträchtigung nicht mehr die Gültigkeit und es muss etwas Neues gefunden werden. Solch eine Sinnsuche braucht Zeit und es ist wichtig, dass die

Patienten eigene Perspektiven entwickeln können. Manche Menschen brauchen Trost, eine Begleitung, andere wieder einen Hinweis und Rat.

Das, was aus ihrer Sicht aber so wichtig wäre, nämlich konkrete Angaben über den weiteren Verlauf, wie lange die Behandlung noch dauern wird, wird ihnen zumeist verwehrt, niemand könne das genau sagen. Patienten aber brauchen hier eine Sicherheit, mit der sie eine Perspektive und Motivation entwickeln können.

### Neuen Sinn finden

Um das Alte zu verabschieden, ist auch Trauer und Trauerarbeit notwendig, manchmal auch Weinen und Schreien. Dies ist für Pflegende oft schwer auszuhalten, und es wird schnell zu Tranquilizern gegriffen, denn am liebsten ist den Pflegenden natürlich ein ruhiger, lächelnder Patient.

Haben Sie trotzdem den Mut, auch ein Weinen auszuhalten. Ob die Erkrankung und Sinnsuche wirklich nicht mehr auszuhalten ist und Beruhigungsmittel notwendig sind, sollte der Patient bestimmen, nicht Außenstehende.

Alte Gewohnheiten können sich in dieser Phase ebenso verändern. Wenn das Alte nicht mehr die Gültigkeit hat, können biografische Gewohnheiten und Rituale evtl. auch nicht mehr die frühere Bedeutung haben, vielleicht möchte der Patient auch neue Rituale entwickeln oder sich ganz bewusst erstmal an den Gewohnheiten seiner jetzigen Umgebung orientieren. Lassen Sie auch hier dem Patienten Zeit, eigene, neue Gewohnheiten zu entwickeln. Das Waschen dauert jetzt länger und sollte vielleicht anders gestaltet werden, die Lieblingsspeise kann an Familienfeste erinnern und mit der Aussicht auf ein Pflegeheim nunmehr bitter schmecken. Wieder andere Patienten halten beharrlich an bestimmten Gewohnheiten fest, um einen wichtigen Bestandteil ihrer Identität zu wahren. Welche Gewohnheiten haben noch eine Bedeutung für den Patienten?

### Sinn verstehen

*Sinn und Bedeutung geben* kann sich aber auch im eigentlichen Tun konkretisieren. Was ist das, was ich da gerade mache? Gerade bei verwirrten oder wahrnehmungsgestörten Patienten spielt die sinnhafte und sinngebende Aktivität in einer ebensolchen Umgebung eine wichtige Rolle. Wie fühlt sich beispielsweise eine Zahnbürste an? Ist es ein langer Plastikstiel, der einem Stift ähnelt und mit dem man schreiben kann, oder vermitteln die Borsten, der Duft der Zahnpasta, eine geführte Bewegung des typischen Zähneputzens, vielleicht sogar die Umgebung eines Badezimmers einen deutlicheren Sinnzusammenhang? Hier geht es darum, mit möglichst allen Sinnen die Bedeutung von Aktivitäten zu vermitteln und Patienten selbst entdecken zu lassen, worum es geht.

## 2.6.8 Sein Leben gestalten

Immobile Patienten können nicht nur Koordinations- und Körperbildstörungen, sondern auch visuelle Störungen entwickeln. Das ständige An-die-Decke-Starren kann dazu führen, dass der Sehnerv sich an diesen Zustand gewöhnt – habitualisiert – und dem Gehirn etwas vortäuscht, was nicht da ist. Das wird von dem Betroffenen aber als wirklich und mitunter bedrohlich erlebt: Spinnen an der Decke, wackelnde Lampen, eine drehende Decke und dort, wo die Schatten sind, plötzlich das Gesicht von Tante Gertrud. Auch, wenn sich der Patient dabei nicht sicher ist, ob diese Sinneserfahrungen real sind, so kann es doch sein, dass sie ihn ängstigen. Sie selbst müssen ja nicht glauben, dass da etwas an der Decke *ist*, aber glauben Sie dem Patienten, dass er da etwas *wahrnimmt*. Für den Patienten sind diese Erfahrungen real!

---
**Beispiel**

---

Eine immobile, wache Patientin erwähnte am späten Abend: „Du, hier sind Elefanten im Zimmer, die laufen immer hier durch. Das find ich so komisch! Ich werde doch nicht verrückt, oder?" „Wo sehen Sie denn die Elefanten?" „Da hinten" und sie blickte zu ihrem Fußende. Sie lag in einem Vierbettzimmer und gelegentlich werden die einzelnen Betten durch lange Vorhänge von einander getrennt. Hinter ihrem Fußende war gerade ein Vorhang zu sehen und dahinter befand sich ein weiteres Bett. Ich beugte mich zu der Patientin und versuchte, aus ihrer Perspektive ihre Umgebung zu erfassen. Mir fiel auf, dass eine Kollegin am Nachbarbett arbeitete. „Mir fällt da etwas ein, ich glaube, ich weiß jetzt, wo die Elefanten herkommen", meinte ich. Der Platz zwischen den einzelnen Betten war relativ eng bemessen und wenn eine Pflegekraft um ein Bett herumgehen will, so muss sie um das Fußende herumgehen und manchmal mit einem Arm den Vorhang aufbauschen, um an ihm vorbei zu gelangen. Von der anderen Seite des Vorhangs betrachtet, könnte dies wie die rhythmische Bewegung eines Elefanten wirken. Ich erklärte und demonstrierte der Patientin den Elefanten, ging hinter dem Vorhang vorbei und schaute sie, am anderen Ende angelangt, auch wieder an. Sie lächelte und konnte sich über die Situation amüsieren. Die Patientin hatte etwas wahrgenommen, was sie selbst verunsicherte, und uns war es wichtig, dass sie sich auch selbst davon überzeugen konnte, ob dies wahr oder falsch war. Sie brauchte nur eine eindeutige Situation.

---

### Die eigene Welt gestalten

Es kann hierbei nicht darum gehen, Patienten mit einer schönen Umwelt zu beglücken und sie mit Farbe und Licht zu reizen. Natürlich wirkt eine angenehme Umgebung stimulierend, sie kann Wohlbefinden, Entspannung oder auch Aktivität in uns anregen; in diesem Sinne können wir Patienten auch etwas vorsetzen – wir dürfen es nur nie ungefragt, bzw. unbeobachtend tun. „Wer in einer Welt leben muss, die nur von anderen dekoriert wird, kann diese Welt nicht als seine Welt akzeptieren. Erst das Erleben einer gewissen Gestaltungsmöglichkeit, d. h. einer eigenen Aktivität, macht diese Welt zur eigenen Welt" (Bienstein, Fröhlich 2003). Wenn wir die Selbstbestimmung eines Menschen fördern wollen, dann kann die Intention nicht darin bestehen, ihm etwas zu zeigen, was ihm gut täte, sondern ihm vielmehr Möglichkeiten zu eröffnen, sein Leben selbst zu gestalten.

Wie muss die Außenwelt gestaltet sein, damit sie von dem Patienten deutlich zu erfahren ist? Wie kann die Umgebung verändert und angepasst werden, damit der Patient eigene Gestaltungsmöglichkeiten entwickeln kann?

### Raumgestaltung

Der Raum sollte nicht „wie zu Hause" aussehen, sondern wie ein Krankenhaus, schließlich geht es um Lebenserhaltung und die weitere Entwicklung des Patienten. Der Raum sollte im wahrsten Sinne überschaubar gestaltet sein, sodass der Patient sich darin orientieren kann und keine Angst vor dunklen Nischen haben muss, in denen sich nachts jemand verstecken könnte. Die Wände zeigen klare Linien, die Tiefe des Raums ist klar erfassbar, Weite und Grenzen sind deutlich und dadurch kann der Mensch sich selbst abgrenzen. Der Fußboden ist sicher und ermöglicht erste Schritte, es sind keine spiegelnden, glatten Flächen vorhanden. Die Tür, durch die so viele fremde Menschen kommen, ist klar erkennbar, dies vielleicht mithilfe eines Spiegels. Deshalb kann sich der Patient auf Kontakte vorbereiten und muss nicht mehr in ständiger Erwartungshaltung bleiben. Durch unterschiedliche Beleuchtungen können in diesem Raum auch unterschiedliche Stimmungen gelebt werden: Man will nicht wie auf dem Präsentierteller liegen, sondern sich auch mal zurückziehen und unter einer einzelnen Lampe allein sein können, man will vielleicht auch nur bestimmte Menschen sehen und dazu den Vorhang zuziehen oder die Tür schließen können und dann auch wieder offen für alle sein.

Es ist ein Raum, den der Patient verstehen kann, der so sicher und vertrauenswürdig ist, dass er sich traut, sein Leben wieder selbst in die Hand zu nehmen. Und dieser Raum bietet Möglichkeiten, ihn mit zu gestalten, ihm eine persönliche Note zu geben: Ein Bett kann gedreht werden, ein Nachtschrank verschoben, ein Licht an- oder ausgemacht, an bestimmten Orten wie einer Pinnwand oder einem aufgehängten OP-Tuch können Bilder und andere Dinge platziert werden, die von zu Hause mitgebracht worden sind und eine sehr persönliche Bedeutung haben. Das Bett, der Nachtschrank und vielleicht auch ein Stuhl können die Privatsphäre des Patienten sein und damit Orte, die er selbst dekorieren möchte. Ein Bademantel, ein Nachthemd können dort platziert werden: Dies ist meins, hier lebe ich!

Das Ziel muss sein, dem Patienten in einem sicheren Umfeld Möglichkeiten zur individuellen Gestaltung anzubieten. Dann kann der den Patienten umgebende Raum nicht nur von ihm dekoriert werden, sondern er kann auch sein Leben, Aktivitäten, den Tagesverlauf, verschiedene Rhythmen wie Besuche oder Ruhephasen selbst gestalten.

## 2.6.9 Autonomie und Verantwortung

Die meisten Patienten im Krankenhaus vertrauen den medizinischen und pflegerischen Künsten so weit, dass sie die Pflege und Behandlung ihres Leibes anderen Menschen überantworten. Doch wie weit genau geht diese Überantwortung? In welchen Bereichen möchten Patienten weiterhin die Verantwortung tragen, in welchen Bereichen scheint es ihnen eher unwichtig zu sein? Wie kann dies ein beatmeter Patient? Und ist es auch einem bewusstseinsgestörten Menschen möglich, Verantwortung zu tragen?

### Für sich selbst Verantwortung tragen

Verantwortung bedeutet in diesem Kontext eine persönliche Verantwortung, für sich Sorge tragen zu können, wie auch soziale und umweltbedingte Verantwortung. Ich wirke auf andere und anderes und kann für mein Handeln Verantwortung tragen. Dieses Maß an Verantwortlichkeit hängt von der erlebten Autonomie ab. Je autonomer ein Mensch sich erfährt, desto verantwortungsbewusster wird er sich erleben. Kann ein Mensch, dessen vitale Lebensfunktionen von Maschinen und Medikamenten abhängen, sich autonom erleben? Wir denken, dass diese Erfahrung von Autonomie auch von der Umgebung und anderen Menschen beeinflusst wird. Traue ich einem beatmeten Patienten ein gewisses Maß an Autonomie und Verantwortung überhaupt zu?

Die banale Frage: „Möchten Sie jetzt oder erst später gewaschen werden?", macht durchaus Abhängigkeit deutlich, lässt aber auch Spielraum für eigene Entscheidungen und kann damit Autonomie und Verantwortung vermitteln.

---
**Beispiel**

---

Auf unserer Station war einmal ein 60-jähriger Patient nach einer Bypassoperation, der aufgrund einer folgenden Polyneuropathie einige Tage bei uns verbrachte. Er war wach und orientiert, allerdings auch bis auf seinen linken Arm vollständig gelähmt und konnte seinen Kopf nur ansatzweise bewegen. Zu Beginn einer Nachtwache hustete er und musste über seine Trachealkanüle abgesaugt werden. Dies ist unangenehm, aber ich habe versucht, ihn mitentscheiden zu lassen. Ich fragte ihn, ob er abgesaugt werden müsste, er nickte und dann bereitete ich die Handschuhe und den Katheter und auch ihn vor: „Herr T., ich möchte Sie bitten, Ihre linke Hand bei mir auf den Unterarm zu legen. Mit der halte ich den Absaugkatheter und sauge Sie auch ab. Wenn das zu unangenehm wird, dann drücken sie einfach und ich höre dann auf. Okay?" Nach einem Ausprobieren des Armdrückens nickte er und gab auch das Startzeichen zum Absaugen, ebenso unterbrach er und stimmte auch zu, als ich ihm sagte, der Absaugvorgang müsse wiederholt werden. Die gesamte Tätigkeit dauerte nicht länger als sonst, aber sie integrierte seine Fähigkeiten und gab ihm in dieser unangenehmen Situation ein Mitspracherecht, das er vorher nicht kannte. Er lernte, dass er selbst in dieser Situation Verantwortung tragen konnte. (Nydahl 2001)

Der Rückzug eines Patienten kann in diesem Sinne ein deutliches Zeichen seines erlebten Verlustes an Identität und Autonomie sein. Warum soll ich aktiv werden, wenn *die* sowieso alles für mich entscheiden und machen? Das Abschalten, der Rückzug können sinnvolle Strategien sein, damit umzugehen. In Gefängnissen treten die Häftlinge mitunter in einen Hungerstreik, welche Möglichkeiten hat hingegen ein beatmeter Patient?

## Kompromisse entwickeln

Es gibt viele Möglichkeiten, einem anderen, ansprechbaren Menschen Autonomie zu vermitteln, selbst wenn dieser von lebenserhaltenden Apparaturen abhängig ist. Fragen Sie den Patienten beispielsweise, wie er gepflegt werden möchte, wann er gewaschen oder gelagert werden möchte, wie oft er Sondennahrung haben möchte oder wie oft er von wem besucht werden möchte. Und selbst wenn es um Aktivitäten geht, die der Patient vordergründig nicht möchte und sich weigert, so müssen Sie selbst doch ihrer Verantwortung als Pflegekraft gerecht werden und können dem Patienten vermitteln, dass diese ungeliebte Aktivität sein muss, er aber entscheiden könne, wann (oder z. B. auch wie, mit wem, wie oft): *„Gut, Herr Meier, wenn Sie sich jetzt erst einmal erholen möchten, kann ich das verstehen. Sagen Sie Bescheid, wenn Sie so weit sind. Aber ich muss Ihnen auch mitteilen, dass Sie die Ernährungssonde benötigen und diese in spätestens drei Stunden gelegt werden muss."* Dadurch kann Ohnmacht vermieden und auch in unangenehmen Situationen teilweise Autonomie vermittelt werden.

Es gibt viele Aspekte von Pflege, in denen wir uns durchaus überzeugende Dinge für einen Patienten überlegen. Das Einfachste ist es aber, dies mit ihm zusammen zu besprechen und zu entwickeln. Was möchten sie selbst entscheiden, wo können wir etwas für sie entscheiden? Auch hier können biografische Hintergründe (in welchen Bereichen hat der Patient Verantwortung übernommen, welche Entscheidungen wollte er selbst treffen oder daran beteiligt sein?) sowie die aktuelle Situation eine Rolle spielen.

## Ich tue etwas für andere

Auch Schwerstkranke können Verantwortung für andere tragen. Beatmete Patienten können Entscheidungen treffen, sie können auch ihre Angehörigen trösten und somit für deren Wohl sorgen. Mitunter erleben wir auch Patienten, die uns helfen, einen Tupfer festhalten oder etwas aufheben, das auf die Bettdecke gefallen ist. Sie helfen uns und tun damit etwas für andere, für das soziale Umfeld, in dem sie zurzeit leben. Es ist aus Sicht des erwachsenen Patienten ein wichtiger Entwicklungsschritt, diese Verantwortung wieder übernehmen zu können: Es ist normal, anderen zu helfen und es tut gut, es zu können.

Wir können auch schwerstkranke, bewusstseinsgestörte Menschen in ihrer erlebten Autonomie fördern. Wenn wir nicht für sie entscheiden, sondern unsere Pflege eher anbieten und den Patienten darüber mitentscheiden lassen, wir seine Aktionen unterstützen und auf seine Reaktionen Rücksicht nehmen, wird er seine – wenn auch sehr beschränkte – Wirksamkeit und Selbstständigkeit erleben, oder wie Bienstein und Fröhlich (2003) formulieren: „In der Begegnung mit Pflegenden kann der Patient immer noch, immer wieder, möglicherweise bis zum Ende seines Lebens diese Erfahrung machen, dass er in der Enge einer sozialen Beziehung dennoch autonom ist und andererseits in seiner Autonomie nie alleine ist".

### 2.6.10 Die Welt entdecken und sich entwickeln

Dieses Ziel ist erst später zu den bisherigen zentralen Zielen hinzugefügt worden und wurde speziell für Kinder formuliert: die Welt entdecken und sich entwickeln. Kinder wollen die Welt entdecken, wollen sich selbst auch in der Welt entdecken und sich anpassen, ihren Platz finden. Eine neue Umgebung, sei es Krankenhaus oder Heim kann interessant sein und will erkundet werden. Für Eltern oder Pflegende, die Kinder betreuen, ist es nahezu selbstverständlich, den Kindern dabei zu helfen, diese Welt zu erobern und zu erkunden, sei es auf dem Arm, im Kinderwagen, bzw. Rollstuhl oder selbstständig. Kinder im Krankenhaus können dieses Bedürfnis genauso entwickeln und sind dann auf die Hilfe und die Organisation von Pflegenden angewiesen.

Eine Vertiefung zu diesem Kapitel ist in Kap. ➤ 4.4 zu finden.

## 2.7 Weitere Grundprinzipien

Neben den zentralen Zielen, der Interaktion, einer gründlichen biografischen Anamnese und einer differenzierten Beobachtung des Patienten möchten wir noch zwei weitere Grundprinzipien des Konzepts darstellen:
- Berücksichtigung des Wahrnehmungszentrums
- Strukturierte Reihenfolgen.

### 2.7.1 Wahrnehmungszentrum

Die Wahrnehmung des eigenen Körpers kann sich innerhalb von zehn Minuten grundlegend verändern. Beispielsweise werden Körperteile, die nicht bewegt werden, anders oder gar nicht wahrgenommen: „Mein Kopf fühlt sich an wie ein ausgelaufenes Ei." Der Bereich, der wahrgenommen wird, reduziert sich im Extremfall auf den Brust- und Bauchbereich, da die Atembewegungen die Wahrnehmung hier stets erhalten (➤ Abb. 2.3). Von dort aus kann sich die Wahrnehmung auch wieder ausbreiten.

Daraus ergibt sich, dass Angebote je nach Wahrnehmungsausbreitung zentral begonnen werden, damit der Patient mit seiner Wahrnehmung den Informationen der Angebote folgen kann. Bei einem nur gering wahrnehmungsbeeinträchtigten Patienten kann das Zentrum bis zum Oberschenkelbereich reichen, bei anderen Patienten kann die Wahrnehmung nur auf den Kopf oder den Thorax beschränkt sein.

Bei dieser Prüfung ist es außerordentlich wichtig, dass die Stimulationen mit einer Geschwindigkeit durchgeführt werden, die der Situation des Patienten angemessen ist.

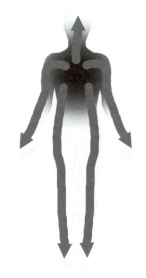

**Abb. 2.3** Basal stimulierende Angebote werden im Wahrnehmungszentrum begonnen.

### 2.7.2 Reihenfolge

Die Reihenfolge der basal stimulierenden Angebote, z. B. der Ganzkörperwaschung, muss für jeden Patienten individuell herausgefunden werden.

───────── **Beispiel 1** ─────────

Wir erinnern uns an einen Patienten, bei dem wir mit dem Waschen relativ zentral an den Schultern begonnen haben, dann folgten die Brust und der Bauch, der Kopf und schließlich die Beine. Diese Reihenfolge war für den Patienten nicht angenehm, der Beginn an der Schulter war zu nahe, und er konnte den weiteren Berührungen nicht folgen. Zwei Tage später haben wir im Bereich der Oberschenkel begonnen; dies war nicht zu nahe, aber auch nicht so fern, dass er die Waschung nicht mehr spüren konnte. Die Reihenfolge war also Beine, Thorax und Bauch, Arme und schließlich der Kopf. In dieser Reihenfolge konnte der Patient mit seiner Aufmerksamkeit den Berührungen gut folgen und entspannte sich sichtlich.

───────── **Beispiel 2** ─────────

Bei einer aufwachenden Patientin habe ich vier Tage benötigt, um eine individuelle Waschreihenfolge zu entwickeln. Am ersten Tag habe ich wie beschrieben von zentral nach peripher gewaschen, aber bemerkt, dass dies nicht richtig für die Patientin war, sie kräuselte die Stirn. Am zweiten Tag änderte ich die Reihenfolge und begann an den Schultern und Armen, dann folgten Thorax, Kopf und Beine. Die Patientin war zwar aufmerksamer, schien aber immer noch unzufrieden oder irritiert. Am dritten Tag begann ich damit, ihre rechte Hand zunächst das Wasser spüren zu lassen und lenkte diese Hand mit dem Waschlappen zum Gesicht, zeigte ihr eine geführte Waschung in drei, vier Bewegungen, da ihr der Sinnzusammenhang zu fehlen schien. Nach diesen Bewegungen wusch ich ihr das Gesicht weiter, dann den Thorax, Arme und die Beine. Auch am Thorax bemerkte ich ein Stirnkräuseln. Da bei ihr, einer älteren Dame, der Geschlechtsunterschied durchaus eine Rolle spielen konnte, habe ich nach den ersten Bewegungen an ihren Brüsten ihr dort wieder eine geführte Waschung angeboten, sodass sie sich in diesem Bereich selbst waschen konnte. Danach konnte ich sie wiederum – nicht geführt – mit einem rauen Frotteehandtuch dort abtrocknen. Der Intimbereich wurde in Seitenlage von einer Kollegin beim Betten gewaschen. Am vierten Tag waren die Patientin und ich ein eingespieltes Team und die Waschung konnte fließend, harmonisch und zusammen durchgeführt werden. Interessant war, dass diese Patientin sich auch noch zwei Wochen danach und nunmehr wach und orientiert, an diese Waschung erinnern konnte und wiederholt darum bat, sich selbst mit mir zusammen so zu waschen.

---

Die Reihenfolge hat eine wichtige Bedeutung. Sie kann ein Ritual werden, durch das die Patienten ihre Aufmerksamkeit auf die Körper- und Umweltwahrnehmung konzentrieren können. Es versteht sich von selbst, dass hierbei die Körpersymmetrie beachtet wird: Wenn der linke Arm gewaschen wird, sollte im Anschluss der rechte Arm gleich gewaschen werden, ebenso bei den Beinen. Die individuellen Hygienezustände und -bedürfnisse werden selbstverständlich berücksichtigt, z. B. bei Fußpilz.

Ein Beispiel für eine mögliche Waschreihenfolge ist Thorax, Arme, Kopf, Beine, Rücken (> Abb. 2.4).

Eine akzeptierte Reihenfolge sollte bei allen Tätigkeiten (z. B. Massage, Waschungen) eingehalten werden. Wenn eine für den Patienten akzeptable Stimulationsreihenfolge gefunden wurde, sollte diese schriftlich fixiert und bei späteren Angeboten auch weiterhin

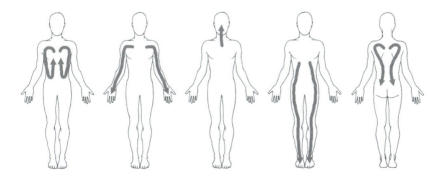

**Abb. 2.4** Eine mögliche Waschreihenfolge: Thorax, Arme, Kopf, Beine, Rücken.

eingehalten werden, es sei denn, der Patient verändert sich in seiner Wahrnehmungsfähigkeit. Dies bewirkt, dass der Patient sicher weiß, was z. B. beim Waschen geschieht, und er den durch das Waschen gesetzten Impulsen immer besser folgen kann.

# KAPITEL 3

# Angebote und Techniken

Angebote, die wir auf unterschiedlichen Sinnesebenen an den Patienten richten, beinhalten eine Annahme als auch eine Ablehnung durch den Patienten.

Wenn Pflegende über *Techniken* der Basalen Stimulation sprechen, meinen wir vor allem die „Technik" der Berührung, die „Technik" der beruhigenden oder belebenden Körpererfahrung, die „Technik" der ASE usw. – viele Pflegende in Seminaren sind vor allem an diesen Handhabungen der Basalen Stimulation interessiert. Anfänger sind an Regeln interessiert, die Sicherheit und Orientierung geben. Eine ausschließlich auf Intuition ausgerichtete Entscheidungsfindung kann überfordern. Der Ruf nach Pflegestandards der Basalen Stimulation ist verständlich – jedoch nur bedingt umsetzbar. Eine systematische und begründete Vorgehensweise unter Einbeziehung spezifischer Techniken ist geboten, jedoch in enger Anbindung an die sich mitunter schnell wechselnden Erlebens- und Versorgungssituationen des wahrnehmungsbeeinträchtigten Patienten. Eine verbleibende Unsicherheit um die Richtigkeit einer Entscheidung erleben Pflegende insbesondere da, wo die Entscheidungen auf Erfahrung statt auf wissenschaftlichen Nachweisen beruhen. Da dies für den überwiegenden Anteil unserer Pflegeentscheidungen zutrifft, bedarf es, wie in den vorherigen Kapiteln aufgezeigt, neben den Kompetenzen einer reflektierenden Haltung.

In der Pflege Schwerstkranker ist es unabdingbar, dass Pflegende ihre Tätigkeiten auch *pädagogisch* gestalten lernen, schließlich wollen sie Lern- und Entwicklungsangebote umsetzen. Hierzu möchten wir einige pädagogischen Techniken vorstellen und mögliche Wege in der Pflege aufzeigen, wie wir unsere Interaktion mit dem Patienten sehr viel differenzierter gestalten, reflektieren und vermitteln können.

## 3.1 Pädagogische Techniken

Die hier vorgestellten pädagogischen Techniken werden von Fröhlich auch als „Grundregeln elementarer Kommunikation" bezeichnet (Fröhlich, Nydahl 2010) und können in der Arbeit und Kommunikation mit bewusstseinsgestörten Menschen Anwendung finden. Annäherung und Verabschiedung, Kontakt halten und Warten müssen gekonnt werden. Eine Zuwendung auf einen anderen Menschen, die konzentriert aufeinander gerichtet ist, muss man herstellen können. Im Alltag stören hierbei oft verschiedenste Einflüsse, sodass es schwierig sein kann, die kommunikative Konzentration zu halten.

Um in einen Dialog treten zu können, sind vor allem vier pädagogische Techniken hilfreich:
- **Figur-Grund-Kontrast:** Das Wichtige muss vom Unwichtigen klar getrennt sein, das Wichtige muss sich abheben vor allem anderen, das in dieser Situation von geringerer Bedeutung ist. Wenn die Nahrungsaufnahme schwierig ist und dabei noch die Tür offen steht und draußen Menschen vorbei gehen, wird sie unmöglich. Ein kleines Bild, das zwischen Kabeln und leuchtenden Monitoren aufgehängt wird, ist kaum zu erkennen. Mit Schmerzen aufzustehen ist schwierig. Können Störfaktoren somatischer, visueller, auditiver usw. Art ausgeschlossen werden?
- **Die Organisation von Ruhe und Aktivität:** Man kann nicht den ganzen Tag aktiv sein, man braucht auch einmal eine Pause. Wie kann ein Patient zeigen, dass er mehr will oder dass er jetzt ein bisschen Ruhe und Verarbeitungszeit haben möchte?
- **Wechsel von Abschirmung und Öffnung:** Manche Lernangebote sind besser zu lernen, wenn sie in einer Gruppe erlernt werden, andere möchte man für sich üben. Hierzu braucht der Schwerkranke sowohl eine Öffnung zum Raum als auch Rückzugsmöglichkeiten.
- **Umgang mit der Zeit:** Man kann nicht alles sofort verarbeiten und sogleich aktiv werden. Gerade Menschen mit Wahrnehmungsbeeinträchtigungen brauchen Zeit, um sich auf den anderen einzustellen, um sich an ein Tempo anzupassen. Bringt Lernen Spaß, wenn der andere alles ganz schnell macht?

Diese vier pädagogischen Techniken können, wenn sie in die Pflege implementiert werden, helfen, den Dialog mit dem Patienten wirksamer werden zu lassen. Sie helfen, eine professionelle, therapeutische Pflege gestalten zu können.

Elementar für die Pflege mit Schwerstkranken sind der Figur-Grund-Kontrast und der Umgang mit der Zeit. Bezüglich des Figur-Grund-Kontrastes können es vereinzelt Schmerzen sein, die einen ablenken, eine straff gespannte Zu- und Ableitung oder ein drängendes Verdauungsproblem. Mitunter gibt es auch emotionale Störungen wie Hoffnungslosigkeit oder Sinnlosigkeit, die eine Entwicklung hemmen. Hier gilt es, als Pflegende diese Störungen zu erkennen und – wenn möglich – zu beseitigen, um die Angebote möglichst wirksam werden zu lassen. Durch die Beobachtung und die kommunikative Orientierung werden aus den Techniken erst Angebote.

Ein gemeinsamer, zeitlicher Rhythmus ist wahrscheinlich das Geheimnis aller erfolgreichen therapeutischen Interventionen. Erst, wenn etwas in einem gemeinsamen Rhythmus getan wird, wird es auch gemeinsam erlebt. Ein zu schnelles Handeln, ein Nichtabwarten-Können, ist wenig effektiv. Therapeuten und auch Pädagogen haben hierfür geschlossene Settings, beispielsweise eine halbe, ungestörte Stunde mit nur einem Patienten. In der Pflege haben wir das nicht. Daher ist es eine Kunst, eigene zeitliche Störungen im Vorfeld zu vermeiden, um dann umso konzentrierter mit einem Menschen arbeiten zu können.

## 3.2 Somatische Angebote und Techniken

Um die zentralen Ziele eines anderen Menschen im Alltag umsetzen zu können, benötigen wir eine gewisse Variationsbreite von pflegerischen Handlungsmöglichkeiten, bzw. Angebote und Techniken. Wenn wir nur *eine* Form der Berührung oder der Ganzkörperwaschung kennen würden, so ließe sich daraus kein Dialog, keine Interaktion mit dem Patienten gestalten.

Wir brauchen Variationsmöglichkeiten, pflegerische Alternativen, um die Berührung oder die Ganzkörperwaschung so anpassen zu können, dass der Patient in seinem zentralen Ziel unterstützt und in seiner Entwicklung gefördert werden kann. Es geht uns um Angebote an einen anderen Menschen, die stets angemessen individualisiert werden können.

Ziel der somatischen Angebote ist es, dem Patienten eindeutige Informationen über sich selbst und seinen Körper zu vermitteln und ihn in die Lage zu versetzen, sein Körperbewusstsein aktiv wiederherzustellen und Wohlbefinden, Orientierung, Anregung, Grenzen, Abgrenzungen und schließlich Identität entwickeln zu können.

Grundsätzlich können wir im somatischen Bereich durch Rezeptoren in der Haut und im Körperinneren Druckveränderungen bis hin zum Schmerz, Temperaturveränderungen, die Stellung unserer Gelenke und Extremitäten sowie unsere Beweglichkeit und Kraft wahrnehmen.

Die Haut ist unser größtes Wahrnehmungsorgan, das ganz unterschiedliche Reize aufnehmen und auch auslösen kann. Sie stellt unsere körperliche Abgrenzung zur Außenwelt dar, sie lässt uns erfahren, wo wir beginnen und aufhören. Durch die Haut ist es uns möglich, uns abzugrenzen. Wir können Kontakt herstellen oder auch Kontakt beenden. Und wir können in der Regel kontrollieren, wer uns wie berühren darf. Es gibt öffentliche

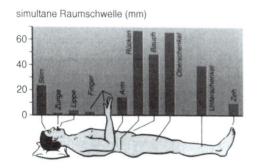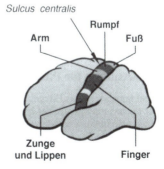

**Abb. 3.1** Unterschiedliche Sensibilität der Hautoberfläche: „Simultane Raumschwellen (Zweipunktschwellen) verschiedener Körperregionen und Repräsentation der betreffenden Hautregion im somatosensorischen Cortex (SI). Die Ordinate im linken Diagramm gibt denjenigen Abstand zweier Zirkelspitzen wieder, bei dem diese beim gleichzeitigen Aufsetzen auf die Haut noch als getrennte Reize wahrgenommen werden." [E558]

Hautbereiche wie die Hand z. B., die nahezu jeder berühren darf, und intime Bereiche, die nur bestimmte Personen berühren dürfen, oder auch Tabuzonen, die wir manchmal nicht einmal selbst berühren. Wir können uns abgrenzen und sind uns damit unserer Identität gewiss. Dadurch vermittelt die Haut Sicherheit und Orientierung (> Abb. 3.1).

Die einfachste Art, dieses somatische Empfinden erfahrbar zu machen, ist die Berührung.

### 3.2.1 Initialberührung

Der Patient nimmt in der Regel seine Umgebung über das Gehör wahr und macht mitunter die Erfahrung, dass er plötzlich angefasst wird und sich auf unangenehme oder schmerzhafte Berührungen nicht vorbereiten kann. Außerdem weiß er bei der Geräuschkulisse nie, wann ein Geräusch oder ein gesprochener Satz ihm gilt oder dem Nachbarpatienten oder dem Kollegen der Pflegekraft. Diese Situation kann für den Patienten beträchtlichen Stress bedeuten, weil er sich nie entspannen kann. Wenn ein Patient selbst – auch auf sehr einfach Weise – und aktiv *Beziehung aufnehmen* und *Begegnung gestalten* kann, so sollten diese Fähigkeiten unterstützt werden, da der Patient dadurch eine Umweltkontrolle und Sicherheit entwickeln kann. Dies bedeutet, dass pflegerische Tätigkeiten nicht mehr zu den für die Pflegenden passenden Zeitpunkten erledigt, sondern vielmehr durch die Patienten initiiert werden. Wenn das im Alltag jeder Patient so machen würde, hätten wir große Schwierigkeiten, unsere Arbeit zu organisieren, aber es macht nicht jeder. In der Regel ist es gut umsetzbar, pflegerische Tätigkeiten so zu organisieren, dass sie durch die Kontaktaufnahme und die nach außen gerichtete Aufmerksamkeit durch den Patienten gestaltet werden.

Auch bei sedierten Patienten kann die Initialberührung aufgrund der möglichen, potenziellen unbewussten Erlebnisfähigkeit relevant sein, der sedierte Körper ist schließlich nichts anderes als das Körper-Ich eines Menschen und empfänglich für nonverbale Kommunikation, sei diese nun stressend-gefährdend oder behutsam und respektvoll (> 1.7).

Wenn der Patient lernt, dass nur dann Umweltkontakte stattfinden, wenn er vorher z. B. an der linken Schulter berührt wurde, dann gewinnt er Sicherheit, kann seinen Stress reduzieren und sich entspannen. Die Initialberührung ist also bei allen Patienten sinnvoll, die ihr Umfeld nicht selbst aktiv kontrollieren können. Sie ist eine ritualisierte Begrüßung und Verabschiedung, durch die der Patient Respekt, Sicherheit und Vertrauen erleben kann.

Der Begriff der *Initialberührung* hat sich in den letzten Jahren gut etabliert und wird in vielen Teams den Patienten angeboten. Da mitunter eine eher technische Umsetzung zu beobachten ist, haben Buchholz und Schürenberg den Begriff der *Initialberührung* diskutiert, zudem „initial" auch nur den Beginn der Tätigkeit beinhalte, nicht aber deren Abschluss, daher führen beide den Begriff der *Berührungsgeste* ein (Buchholz, Schürenberg 2003). Wir denken, dass es durchaus sinnvoll sein kann, etablierte Begriffe zu hinterfragen, um weiterhin bewusst mit ihnen umzugehen, allerdings scheint uns die Gefahr einer potenziellen Verwirrung durch neue Begriffe in der Fachöffentlichkeit auch gegeben, daher bleiben wir aufmerksam bei der *Initialberührung*.

## 3.2 Somatische Angebote und Techniken

Wir möchten hier zunächst den Bereich der Initialberührung diskutieren, um dann auf die Qualität und den Umfang der Initialberührung einzugehen.

Der Bereich, in dem initial berührt werden wird, kann nach unterschiedlichen Gesichtspunkten individuell entwickelt werden. Die Initialberührung soll eine dem Patienten bekannte Form der Kontaktaufnahme darstellen, und so können wir zunächst beobachten, wie der Patient selbst Beziehungen zur Umwelt aufnimmt oder Begegnungen gestaltet. Bei Patienten, die sich bewegen können, bietet es sich an, dem Patienten dort zu begegnen, wo er die Umwelt erkundet, d. h. wenn der Patient z. B. durch stereotype Kopfbewegungen seinen Kontakt zur Umwelt aufnimmt, könnten wir – als Bestandteil seiner Umwelt – ihn auch dort berühren, um mit ihm Kontakt aufzunehmen (➤ Abb. 3.2c).

Wenn die aktive Beziehungsgestaltung unklar ist, so kann es wichtig sein, zu wissen, welche Gewohnheiten der Patient hat – im Alltag z. B. das Händeschütteln häufig akzeptiert. Nach einem Gespräch mit dem Patienten oder den Angehörigen kann in diesem Sinne eine Hand als Bereich der Initialberührung festgelegt werden. Dabei ist zu bedenken, dass der Patient auf der Intensivstation nun in einer gänzlich anderen Situation sein kann oder wir vielleicht nicht erfahren können, was der Patient gewohnt ist. Sollte er über lange Zeit bettlägerig sein, so ist anzunehmen, dass sein Körperbild habitualisiert ist, d. h. er seinen Körper nicht mehr differenziert wahrnehmen kann und eine periphere Berührung an der Hand eher als verwirrend empfunden wird. Dementsprechend kann

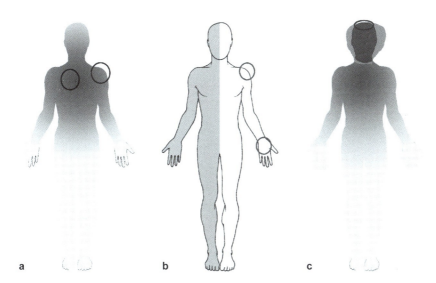

**Abb. 3.2** Variationen der Initialberührung:
a) Initialberührung bei habitualisierten Patienten.
b) Initialberührung bei hemiplegischen Patienten.
c) Initialberührung bei einem Patienten, der stereotype Kopfbewegungen macht.

dann eine relativ zentrale Berührung am Thorax gewählt werden, um mit dem Patienten Kontakt aufzunehmen (> Abb. 3.2a). Fröhlich hat in seiner Arbeit mit Kindern dafür das Sternum gewählt, da es zentral in dem Bereich der Atembewegung liegt und es sehr wahrscheinlich ist, dass die Habituation dort noch nicht so extrem ist. Im Erwachsenenbereich haben wir mit der Initialberührung am Sternum ganz unterschiedli-

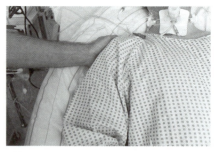

**Abb. 3.3** Initialberührung an der Schulter. [K115]

che Erfahrungen sammeln können. Häufig wird diese sehr zentrale Berührung als „drückend" empfunden, Frauen erleben sie mitunter als Belästigung. Daher bevorzugen wir bei Erwachsenen, von denen wir nur sehr wenig Persönliches wissen, eher die Schulter als zentrale Berührung – zudem das „Auf-die-Schulter-Klopfen" auch im Alltag eine öffentliche Begrüßung sein kann (> Abb. 3.3).

Um den geeigneten Bereich der Initialberührung individuell herausfinden zu können, ist es also möglich, nach folgenden Fragen vorzugehen:
- Wie nimmt der Patient Beziehungen auf?
- Wie gestaltet er Begegnungen?
- Welche Formen der Kontaktaufnahme kennt der Patient?
- Welche Form der Kontaktaufnahme wirkt angemessen?

Die Initialberührung sollte natürlich genauso wie alle anderen hier beschriebenen Pflegehandlungen als eine Art Angebot verstanden werden. Wir bieten bei neuen Patienten eine Initialberührung an und beobachten dann sehr genau, ob der Patient mit Aufmerksamkeit reagiert. Bleiben Reaktionen aus, ist zu überlegen, ob der Bereich nicht anders gewählt werden sollte.

Bei Patienten mit einer hemiplegischen Symptomatik bevorzugen wir eine Berührung auf der nicht betroffenen Seite, um eine sichere Kontaktaufnahme zu vermitteln. Bedenken Sie dabei, dass nicht jede Hemiplegie gleich ist. Es gibt auch hier Varianten, die eine Sensorik auf der betroffenen Seite zulassen. In diesen Fällen kann die Initialberührung auch auf der betroffenen Seite geschehen. Ein Herangehen über die betroffene Seite ist in beiden Fällen möglich und zumeist auch sinnvoll, um die Aufmerksamkeit des Patienten auf die betroffene Seite zu lenken. Wir mussten allerdings wiederholt die Erfahrung machen, dass Patienten mit einer neu aufgetretenen Hemiplegie mitunter sehr verunsichert und ausgesprochen überrascht werden, wenn sie von der betroffenen Seite her angesprochen werden, aber die Person zu der Stimme nicht kommen sehen. Hier scheint es so zu sein, dass diese Patienten durch die klar rehabilitative Vorgehensweise eher verwirrt werden. Bei diesen hemiplegischen Patienten in der Phase der Krankheitsrealisierung gehen wir entsprechend von der nicht betroffenen Seite heran, um Sicherheit und Orientierung zu vermitteln (> Abb. 3.2b), um dann die Aufmerksamkeit des Patienten auf seine betroffene Seite zu lenken. Die weiteren Tätigkeiten, wie z. B. eine Ganzkörperwaschung, können wie bisher angeboten werden. Wenn diese Patienten die Situation dann realisiert haben, so kann die Kontaktaufnahme über die betroffene Seite erfolgen. Diese kritische Phase dauert nach unseren Erfahrungen nur wenige Tage.

In der Praxis sprechen wir den Patienten zuerst mit seinem Namen an, um ihn aus der Ferne (Hören ist ein Fernsinn) auf den Kontakt vorzubereiten. Wenn er sehen kann, so bewegen wir uns nicht frontal auf ihn zu, sondern eher von der Seite, weil dies nicht so bedrohlich wirkt, aber immer in seinem Gesichtsfeld. Nach der Ansprache folgt dann die Berührung als Verdeutlichung (Berührung ist ein Nahsinn). Die Qualität der Initialberührung ist annähernd, behutsam. Die Hand wird langsam und deutlich aufgelegt. Danach warten wir eine Reaktion des Patienten ab, wir vergewissern uns, ob unsere Begrüßung als solche verstanden wurde und erst dann informieren wir den Patienten über unser weiteres Vorgehen.

Die Art der Ansprache und Berührung muss dabei nicht immer sanft und vorsichtig sein, sondern orientiert sich vielmehr an dem, was der Patient kennt, damit er sich auch gemeint fühlt. Ein verängstigter, zurückgezogener Patient kann evtl. eine sanfte Ansprache mit leiser Stimme und sanfter Berührung brauchen, ein Mensch, der Zeit seines Lebens eine eher raue Ansprache gewöhnt war, braucht unter Umständen eine deutlichere Anrede. Die Initialberührung ist eine ganz individuelle Begrüßung des einzelnen Menschen.

Während der der Initialberührung folgenden Interaktion oder Maßnahme sollte der Kontakt zum Patienten weiterhin aufrechterhalten werden, um ihn nicht zu verunsichern. Dies setzt ein strukturiertes Vorgehen seitens der Pflegenden voraus. Eine Unterbrechung des Kontaktes kann den Patienten verunsichern. Sollte dieser wiederholt entsprechende Äußerungen zeigen, z. B. Erschrecken, Spastik oder Atemstocken, so sollte die Kontinuität im Kontakt vertieft werden. Hierzu gibt es unterschiedliche Möglichkeiten:
- Setzen Sie sich an die Bettkante und halten Kontakt über die Hüfte.
- Setzen Sie sich auf die Bettkante und legen Sie die Hand des Patienten auf Ihr Bein, das z. B. mit einem Handtuch gepolstert wurde.
- Wenn Sie beide Hände brauchen, können Sie Ihren Unterarm zum Kontakthalten nutzen.
- Bleiben Sie im Gesichtsfeld des Patienten.
- Arbeiten Sie rhythmisch. Rhythmus ist das Versprechen, dass es so weitergeht wie bisher, d. h. arbeiten Sie evtl. synchron zum Atemrhythmus des Patienten.
- Sollten Sie doch den körperlichen Kontakt lösen müssen, so können Sie in den auditiven Kanal wechseln und sprechen, damit der Patient weiterhin Ihrer Gegenwart bewusst ist. Manchmal ist es möglich, dem Patienten ein Symbol der gemeinsamen Aktivität, z. B. einen zusammengerollten Waschlappen, in die Hand zu legen, um eine Unterbrechung zu verdeutlichen. Nach der Unterbrechung nehmen Sie den Kontakt dann dort wieder auf.

Wenn der Patient nicht von sich aus eine Beendigung des Angebots signalisiert, so wird er zum Abschluss des Angebots wieder im Bereich der Initialberührung deutlich berührt und ihm das Ende der Aktivität mitgeteilt. Danach löst sich die Hand der Pflegenden langsam, eben verabschiedend, unsere Worte begleiten das Lösen. Das Ende der Pflegehandlung ist für uns „Insider" meistens klar, für die Patienten aber nur selten begreiflich. Die Folge ist die Erhöhung einer Erwartungshaltung, die nicht erfüllt wird und wieder Stress oder zumindest Unsicherheit bedeuten kann. Der Abschluss sollte also genauso erfahrbar gemacht werden. Danach kann sich eine Zeit der Erholung angliedern, ein Rückzug wird eingeleitet, der Tagesablauf in eindeutige Aktivitäts- und Ruhephasen strukturiert.

Wir haben immer wieder diskutiert, inwieweit die Initialberührung durch die Angehörigen sinnvoll ist. Angehörige und nahe, vertraute Personen haben oftmals ganz eigene Rituale, durch die sie sich begrüßen und können gerade daran auch von bewusstseinsgestörten Menschen erkannt werden: ein Streichen durch das Haar, eine Berührung am Hals, selbst ein gesungenes Lied können dermaßen signifikant und unzweideutig sein, dass die Angehörigen diese Form der Initialberührung beibehalten sollten – sie ist unmissverständlich.

Wenn die Patienten wacher werden und ihr Umfeld selbst kontrollieren können, so ist die Initialberührung nicht mehr sinnvoll, mitunter sogar belastend, wenn sich die nun mehr wachen Patienten durch den nahen Kontakt in ihrer unmittelbaren Umgebung verletzt fühlen. Wir begrüßen die Patienten dann distanzierter.

Wir haben gute Erfahrungen mit der Initialberührung gemacht: Die Patienten entspannen sich nach kurzer Zeit, die Stirnfalte oder die Anspannung des Kiefers lassen nach. Der Stress wird weniger.

Die Akzeptanz des Teams für die Initialberührung ist meistens relativ hoch. Wenn ein Patient dies zu brauchen scheint, erklären wir dies bei der Schichtübergabe den Kollegen und auch den zuständigen Ärzten, Physiotherapeuten etc. Wir haben es häufig erlebt, dass auch Konsiliarärzte den Patienten nunmehr als Persönlichkeit betrachteten und ihn ganz behutsam berührten, sobald sie das über dem Bett hängende Info-Blatt sahen und über die Initialberührung informiert wurden.

## 3.2.2 Berührungen

Pflegende berühren Patienten täglich unzählige Male. Sie berühren beim Waschen, beim Verbandswechsel, bei der Pneumonieprophylaxe. Sie berühren mit den Händen, mit Handschuhen, mit Pinzetten, mit Wasser, mit Salben; sie berühren mit oder ohne Vorwarnung, spontan, gewollt oder unbeabsichtigt. Berührungen gehören zum pflegerischen Alltag und werden häufig zur Routine.

Berührungen haben unterschiedliche Qualitäten. Sie können fest, eindeutig, klar, hastig, oberflächlich, schmerzhaft, behutsam, liebevoll, hart oder unangenehm sein. Die meisten Berührungen in der Pflege sind jedoch schnell, routiniert und zweckmäßig. Patienten werden berührt, damit etwas an oder mit ihnen gemacht werden kann. Weil die Berührung Mittel zum Zweck ist, wird über die Wirkung der Berührung nicht nachgedacht.

## 3.2 Somatische Angebote und Techniken

➢ Abb. 3.4 zeigt die Berührungen, die ein Intensivpatient über 24 Stunden erfährt, die Ganzkörperwaschung ausgenommen. Jede Berührung ist ein grauer Punkt. Wir bestreiten hierbei nicht die Notwendigkeiten der Berührungen, uns geht es um die Berührungsqualität.

Berührungen, seien sie von uns selbst oder von anderen ausgeführt, können ganz unterschiedliche Gefühle auslösen. Durch Berührungen fühlen wir uns zärtlich, entspannt, beruhigt, angenommen und beachtet. Berührungen können auch verwirren, verspannen, ablehnen oder wegstoßen. Je nach Bereich, Druck, Berührungsfläche und Bewegung entstehen im Berührten entsprechende Gefühle. Berührungen lösen immer Gefühle aus.

Berührungen sagen etwas über den Berührenden aus. Berührungen können mitfühlend, annehmend, helfend, unterstützend, beachtend oder interessiert sein. Berührungen können genauso fordernd, ablehnend, interesselos, gedankenlos oder auch unpersönlich sein. In der Berührung zeigen sich die Gefühle, die für den Berührten empfunden werden. Selbst wenn eine Berührung zweckmäßig ist, so sagt sie immer etwas über die emotionale Beziehung des Berührenden aus. In der Berührung wird die Art der Beziehung zwischen Berührendem und Berührtem deutlich.

Es ist eine Form der Kommunikation, eine Art Sprache ohne Worte, bei der das „Wie" und nicht das „Was" entscheidend ist. Berührungen können aber auch – wie die verbale Sprache – Missverständnisse auslösen. Zu schnelle und flüchtige Berührungen verunsichern oder verwirren. Der Patient kann dann nicht verstehen, welchen Sinn und Gehalt eine Berührung hat. Ein lieb gemeintes Streicheln kann durchaus als Bedrohung aufgefasst werden. Gerade schwerstkranke Patienten sollten immer klar und eindeutig berührt werden, damit sie diese Berührungen mit den verbundenen Gefühlen auch klar und eindeutig wahrnehmen können. Berührungen werden besonders dann intensiv wahrgenommen, wenn der Patient Sprache und Gestik nicht mehr verstehen kann (➢ Abb. 3.5).

Wenn z. B. eine Hand auf den Thorax aufgelegt wird, ist es für den Berührten

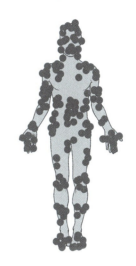

**Abb. 3.4** Berührungen eines Patienten durch Pflegende über 24 Stunden.

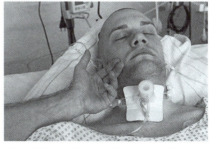

**Abb. 3.5** Ein lieb gemeintes Streicheln kann durchaus als Bedrohung aufgefasst werden. [K115]

nicht immer einfach, die Hand als Hand wahrzunehmen. Manchmal liegen nur der Handteller oder die Finger auf, die Umrisse einer Hand werden dann nicht wahrgenommen, und dies kann bei einer reduzierten Wahrnehmung missverständlich interpretiert werden. Die Hand sollte sich der Körperform des Patienten anpassen.

Berührungen können beeinflussen. Sie können die Aufmerksamkeit und die Gefühle im Berührten in eine bestimmte Richtung lenken: Sie können vom Schmerz ablenken, sie können Trauer aushalten oder Trost spenden. Berührungen können sagen: „Achte nun auf dieses …". Oder: „Ich verstehe dich …". Die ➤ Abb. 3.6, ➤ Abb. 3.7, ➤ Abb. 3.8 und ➤ Abb. 3.9 zeigen mögliche Interpretationen verschiedener Berührungen.

Wir haben es häufig erlebt, dass durch einfache Berührungen starke Reaktionen bei Patienten ausgelöst werden konnten, z. B. die behutsame, ganzflächige Berührung des

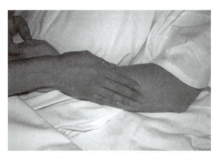

**Abb. 3.6** Wenn der Patient einen Haut-zu-Haut-Kontakt erfährt, werden ihm Informationen über die Beziehung vermittelt.

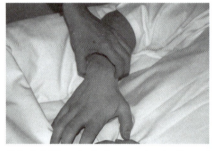

**Abb. 3.8** Wenn der Patient von oben berührt und z. B. sein Arm ergriffen wird, um diesen hochzuheben, entsteht in dem Patienten die Empfindung, dass etwas mit ihm gemacht wird, gegen das er sich nicht wehren kann. Außerdem kann das Greifen das ganzheitliche Gefühl für den Arm reduzieren.

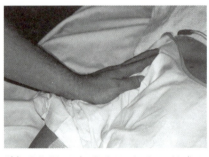

**Abb. 3.7** Wenn der Patient mit einem Medium, z. B. einem Handschuh, Waschlappen oder einer Lotion, berührt wird, werden ihm in erster Linie Informationen über sich selbst vermittelt. Hier wird der Patient beispielsweise mit Baumwollstoff, dem Flügelhemd, berührt.

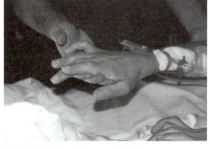

**Abb. 3.9** Wenn der Arm des Patienten von unten getragen wird, so bleibt das ganzheitliche Gefühl des Patienten bestehen.
Die haltende Berührung des Pflegenden assoziiert Vertrauen und Sicherheit und fördert verbliebene Aktivität.

Oberarms eines verwirrten Patienten, die nichts anderes meinte als: „Meine Berührung ist klar und eindeutig. Ich bin klar und eindeutig. An mir findest du Sicherheit und Klarheit."

Dieser Patient spürte deutlich die Berührung und wurde dadurch sichtlich ruhiger. Oder wir erinnern uns an eine somnolente Patientin, die gelegentlich weinte. Wir haben ihr beide Hände schützend um den Kopf gelegt und sie hörte daraufhin mit dem Weinen auf. Berührungen sollten klar, eindeutig und großflächig sein. Auch sie sind ein Angebot an den Patienten und wir können unsere Berührungsqualität dem einzelnen Menschen anpassen: bei dem einen eine geschlossene Hand, die einen deutlichen Druck ausübt, bei dem anderen eine leicht geöffnete Hand mit weniger Druck. Neben der Eindeutigkeit der Berührung sollte sie angemessen nahe oder distanziert und „den anderen meinend" wirken.

Mitunter berühren Patienten auch uns, sei dies aktiv und bewusst gewählt oder sei es durch eine passive Bewegung, wenn die Hand des Patienten zum Kontakthalten (oben) beispielsweise auf unseren Oberschenkel gelegt wird. Diese Berührung durch den Patienten kann diesem eine wichtige Botschaft vermitteln: Die Beziehung ist in ihrer ungleichen Abhängigkeit dennoch gleichwertig, ich werde nicht nur berührt, sondern ich kann und darf auch berühren. Diese Botschaft kann gerade bei hilflos wirkenden Patienten sehr viel bedeuten und ihnen eine neue Perspektive ermöglichen, zumal diese Berührung es ihnen viel eher ermöglicht, Beziehungen zu gestalten.

### 3.2.3 Ganzkörperwaschung in der Basalen Stimulation

Eine weitere alltägliche Tätigkeit ist die Ganzkörperwaschung. Je nach stationsinternen Absprachen werden Patienten ein- bis zweimal täglich gewaschen. Die Waschung ist eine gute Gelegenheit, das Konzept der Basalen Stimulation im Alltag umzusetzen, mit dem Ziel, die Patienten in ihren zentralen Zielen und in ihrem Körpergefühl, Wohlbefinden und den Fähigkeiten zu fördern. Trotz der hier dargestellten Prinzipien ist dies in der Praxis immer ein Angebot zur pflegerischen Interaktion.

### Grundsätzliches

Bevor wir die einzelnen Waschungen vorstellen, möchten wir einige Grundsätze klären. Durch die zentralen Ziele können die verschiedenen Formen der Ganzkörperwaschung sehr variiert werden. Eine Ganzkörperwaschung mit dem Ziel einer *Beziehungsgestaltung* kann anders als mit dem Ziel *Sein Leben spüren* gestaltet werden.

### Eindeutigkeit

In allen Waschungen wird der Körper möglichst mit beiden Händen berührt, damit der Patient seine körperliche Beschaffenheit eindeutig erleben kann. Wo es möglich ist, werden die Körperformen nach- oder herausmodelliert und dem Patienten Informationen über seine körperliche Beschaffenheit gegeben.

### Waschen der Extremitäten

Arme und Beine werden mit beiden Händen ganz umschlossen und mit gleichmäßigem Druck in einer fließenden Bewegung gewaschen, damit der Patient wahrnimmt: „Mein Arm ist lang und rund und endet bei den Fingern", oder „Mein Bein ist lang und rund und endet bei den Zehen". Bei der herkömmlichen Waschung erhält der Patient eher die Information, dass sein Arm aus einzelnen Streifen oder Flächen besteht. Auch wenn die fließende, nachmodellierende Bewegung in der Umsetzung langsam aussehen mag, haben wir die Erfahrung gemacht, dass eine basal stimulierende Körperpflege langfristig nicht mehr Zeit erfordert.

Die Waschbewegung am Arm führt vom Schultergelenk oder Thorax bis zu den Finger ohne Unterbrechung. Die Hände werden nacheinander zurückgesetzt, d. h. eine Hand bleibt immer am Patientenkörper, damit ständiger Kontakt zum Patienten aufrechterhalten wird (➤ Abb. 3.10 und ➤ Abb. 3.11).

### Waschen des Brustkorbs und des Oberbauchs

Rücken, Brust- und Oberbauchbereich sollten wie die Extremitäten gewaschen werden, damit der Patient ein Gefühl der Ganzheit gewinnt. Es ist schwierig, für den Brust- und Oberbauchbereich eine bestimmte Vorgehensweise festzulegen. Wir haben erlebt, dass Patienten dort ganz unterschiedlich gewaschen werden möchten.

Varianten für den Brust- und Oberbauchbereich werden in den ➤ Abb. 3.12, ➤ Abb. 3.13, ➤ Abb. 3.14 und ➤ Abb. 3.15 dargestellt.

Durch unsere Angebote und Beobachtungen finden wir heraus, was einem Patienten gut tut, und halten die entsprechende Form für die Kollegen schriftlich fest. Diese einmal

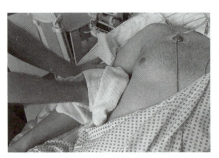

**Abb. 3.10** Beruhigende Ganzkörperwäsche am Arm. Mit beiden Händen den Arm umfassen und nachmodellieren. [K115]

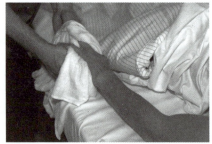

**Abb. 3.11** Die Waschbewegung endet im Nachmodellieren der einzelnen Finger.

akzeptierte Form sollte bei anderen Angeboten beibehalten werden, damit der Patient auch den anderen Angeboten gut folgen kann.

## Waschen der Intimzonen

Intime Bereiche (Genital, Gesäß, unterer Bauch, evtl. Brustwarzen) wurden in der Ganzkörperwaschung in der Basalen Stimulation ursprünglich nicht mitgewaschen. In der pflegerischen Praxis ist es natürlich so, dass auch diese Bereiche mitgewaschen werden müssen. Wir haben unterschiedliche Erfahrungen damit gemacht und denken mittlerweile, dass auch die Intimbereiche klar und eindeutig erfahrbar gemacht werden können, schließlich sind sie wesentliche Bereiche der Persönlichkeit und die Waschung ein wichtiger Bestandteil der Körperhygiene. Inwiefern dies aber bei einem einzelnen Menschen infrage kommt, ist immer eine individuelle Entscheidung und auch von dem Empfinden der beteiligten Personen abhängig. Auch können wir hier nur wieder Variationen anbieten:

- In keinem Fall wird direkt in den Intimbereich gegriffen. Sinnvoll ist zunächst eine Berührung an der Außenseite der Hüfte, dann ein kurzes Verweilen, um schließlich mit einer eindeutigen Berührungsqualität zum Intimbereich zu führen.

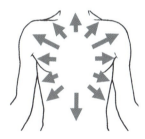

**Abb. 3.12** Den Bereich in Bewegungen waschen, die vom Sternum ausgehen.

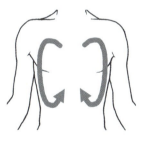

**Abb. 3.13** Von der Brust ausgehend der Haarwuchsrichtung folgend zum Bauch.

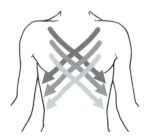

**Abb. 3.14** Diametral – kreuzweise – von der linken Schulter zum rechten Oberbauch und entgegengesetzt.

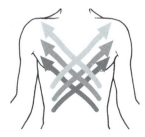

**Abb. 3.15** Kreuzweise vom unteren Rippenrand quer über das Sternum zur gegenüberliegenden Schulter.

- Wir ziehen uns deutlich hörbar Handschuhe an und vermitteln eine sachliche Berührungsqualität. Hier verwenden wir ein anderes Material, z. B. Einmalwaschlappen.
- Wir waschen den Intimbereich zeitlich versetzt, z. B. nach 30 Minuten.
- Wir bieten eine geführte Waschung an.
- Wir waschen später, wenn wir wissen, dass der Patient wahrscheinlich abführen wird oder ein DK-Wechsel ansteht.
- *Im Einzelfall* kann es durchaus angemessen sein, einen gegengeschlechtlichen Patienten zu waschen und die Waschung des Intimbereichs einer gleichgeschlechtlichen Pflegekraft zu übertragen.
- Wenn die Beziehungsqualität sich zu einer nahen Beziehung entwickelt hat, kann es unangemessen wirken, den Intimbereich wie üblich zu waschen. Eine angemessene Möglichkeit kann darin bestehen, den Intimbereich, nach der Waschung des Rückens, von der Rückseite bei leicht gespreizten Beinen zu waschen.

### Waschen des Kopfbereichs

Viele Patienten verziehen das Gesicht, wenn der Kopf und das Gesicht mit hastigen Bewegungen gewaschen werden. Wir haben sehr gute Erfahrungen damit gemacht, am Haaransatz zu beginnen und in nachvollziehbaren, langsamen Bewegungen das Gesicht zu waschen. Wir benutzen dabei beide Hände und waschen nacheinander und symmetrisch beide Gesichtshälften, wobei eine Hand immer Kontakt hält. Wir beginnen immer wieder am Ausgangspunkt und waschen systematisch das ganze Gesicht. Die meisten Patienten entspannen und finden diese langsame, nachvollziehbare Form sehr angenehm.

Näheres zur Waschreihenfolge in Kapitel ➤ 2.7.2.

### Fördernde Waschung

Das Nutzen von Gewohnheiten des Patienten ist allgemein sinnvoll. Gewohnheiten können beinhalten: Zeitpunkt, Reihenfolge, Materialien, Umgebungsfaktoren.

In der Regel sprechen wir während der Waschung nicht, damit der Patient sich auf die Aktivität konzentrieren kann. Manchmal nutzen wir aber Sprache, um den Kontakt aufrechtzuerhalten, wenn wir um das Bett herumgehen müssen. Es versteht sich von selbst, dass diese therapeutische Waschung nur von einer Pflegekraft angeboten wird, damit der Patient nicht gleichzeitig unterschiedliche Reize erfährt, die das Körpergefühl eher verwirren.

Prinzipiell empfehlen wir, statt eines Waschlappens ein Handtuch zum Waschen zu verwenden (Ausnahme Gesicht), weil es besser handhabbar ist und man damit sehr gut umschließend den Körper nachmodellieren kann, es sei denn, es sind Waschhandschuhe vorhanden. Zwei Waschlappen rollen sich in der Bewegung schnell auf und sind schwer handhabbar. Einige Kollegen haben auch gute Erfahrungen mit dem Einsatz von (Tennis-)Socken zur Waschung gemacht. Bei dem Waschen mit einem Handtuch muss darauf geachtet werden, dass freie Enden des Handtuchs nicht zufällig und flüchtig über die Haut streifen.

Sollte es doch notwendig sein, einzelne Körperbereiche aufgrund von Verschmutzungen partiell zu waschen – z. B. können Pflasterreste am Oberschenkel sein, die entfernt werden müssen – empfiehlt es sich, im Anschluss daran das ganze Bein abschließend nachzumodellieren, damit das Ganze erfahrbar werden kann. Ähnliches betrifft auch den Thorax, wenn dort viel Zu- und Ableitungen wie Elektroden oder Easy-Flows appliziert sind. Hier kann nur eine Teilwaschung stattfinden. Um aber dennoch einen Eindruck von körperlicher Identität zu vermitteln, kann der Thorax mit einem Handtuch abgedeckt und über dieses großflächig gestrichen werden.

### Formen der Ganzkörperwaschung

Wir möchten die häufigsten Formen der Ganzkörperwäsche (GKW) in der Basalen Stimulation vorstellen:
- beruhigende GKW
- symmetrische Waschung
- belebende GKW
- entfaltende GKW
- basal stimulierende GKW
- neurophysiologische GKW
- geführte GKW

Die Abbildungen zu den einzelnen Formen wurden von uns bewusst als „Idee" bezeichnet, da es sich bei den Darstellungen lediglich um das jeweilige Prinzip, eben die „Idee", handelt, die natürlich auf den individuellen Patienten abgestimmt werden muss.

### Beruhigende GKW

Das Angebot der beruhigenden Waschung besteht darin, die Wiederherstellung des Körperbewusstseins systematisch zu fördern.

Es wird mit der Haarwuchsrichtung gewaschen, beim Arm also am Sternum oder an der Schulter ansetzen und in einer flüssigen Bewegung bis zu den Fingern waschen (➤ Abb. 3.16 und ➤ Abb. 3.17). Wenn der Arm mehrfach gewaschen wird, so können die Finger beim ersten Mal deutlich und differenziert gewaschen werden, beim zweiten oder dritten Mal genügt es, die Bewegung ohne differenzierte Fingerwaschung an den Fingerspitzen abzuschließen. Gleiches gilt für die Beine und Zehen.

Die Wassertemperatur sollte warm sein, sodass der Patient sich entspannen kann – dies hängt von dem aktuellen, subjektiven Temperaturempfinden des Patienten, der Jahreszeit aber auch den Lebensgewohnheiten des Patienten ab. Nicht alle Patienten mögen warmes Wasser. Als Waschzusatz eignet sich das gewohnte Material des Patienten.

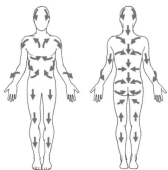
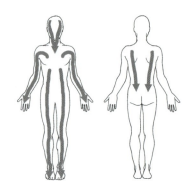

Abb. 3.16 Allgemeine Haarwuchsrichtung.     Abb. 3.17 Beruhigende GKW.

## Symmetrische Waschung

Üblicherweise wird in der Basalen Stimulation die Waschung nur von zwei Personen durchgeführt: dem Patienten und der Pflegenden. Bienstein und Fröhlich haben nun aber auch eine symmetrische Form der GKW beschrieben, in der zwei Personen waschen können, wenn sie sowohl gleichen Berührungsdruck ausüben wie auch zeitlich und körperlich symmetrisch arbeiten. Die Hände und Füße sollten dabei aufgrund der hohen Sensibilität nicht gleichzeitig gewaschen werden – in der Praxis kann die andere Person dabei einfach die Hand, bzw. den Fuß halten, um den Kontakt nicht zu verlieren, während die andere Person die Hand, bzw. den Fuß wäscht.

In der Form orientiert sich die symmetrische GKW an der beruhigenden GKW.

## Belebende GKW

Das Angebot der belebenden Waschung besteht darin, die Wachheit und Aktivität und das Körpergefühl zu fördern.

Es wird gegen die Haarwuchsrichtung gewaschen. Wir setzen am Arm also mit beiden Händen an den Fingern an und waschen bis zum Sternum oder zur Schulter. Wenn dabei der Arm hochgeschoben wird, knickt der Ellbogen häufig ein; geeigneter ist das Ziehen, indem wir uns bei der Waschung der Arme in Schulterhöhe, bei den Beinen in Hüfthöhe stellen.

Wir haben sehr gute Erfahrungen damit gemacht, auch bei der belebenden Ganzkörperwaschung zentral zu beginnen und die jeweils *erste* Waschbewegung am Arm und am Bein von zentral nach peripher auszuführen. Dies ist zwar beruhigend, hat aber zum Ziel, die Aufmerksamkeit des Patienten behutsam in die Peripherie zu locken und ihm erst einmal seine körperliche Beschaffenheit spürbar zu machen. Danach waschen wir mehrfach belebend und anregend und dies ist dann auch der Eindruck, der bleibt und wirkt.

Hier sollte die Wassertemperatur kühl sein, sodass der Patient eine belebende Wirkung erfahren kann, aber nicht kalt.

Achten Sie auf den Blutdruck! Die belebende GKW erhöht in der Regel den systolischen Druck um 10–20 mmHg (in Einzelfällen noch wesentlich höher). *Bei akut hirndruckgefährdeten Patienten kann diese Form der GKW also kontraindiziert sein, vor allem, wenn es sich um Blutungen handelt.* Bei Patienten mit Hirninfarkt, die auch vom Hirndruck betroffen sein können, kann es durchaus sinnvoll sein, anregend zu waschen, um den Blutdruck und damit den Hirndruck und eine Restperfusion der betroffenen Areale anzuregen. Diskutieren Sie dies im Einzelfall mit dem zuständigen Arzt.

### Entfaltende GKW

Die entfaltende Waschung ist gut bei Patienten geeignet, die sich in sich selbst zurückgezogen und ihr Körpergefühl verloren haben. Die Berührungen führen vom Körperstamm in die Peripherie mit definierter Reihenfolge: mit beiden Händen vom Sternum ausgehend gleichzeitig rechts und links den Rippen folgend waschen (ähnlich ➤ Abb. 3.17), dann abwechselnd diagonal vom Rippenrand zur gegenüberliegenden Schulter, beide Arme und beide Beine nacheinander mit der Haarwuchsrichtung waschen. Der Rücken wird, an den Schultern beginnend bis zum Gesäß, in Seitenlage mit beiden Händen gleichzeitig in gegensätzlicher Richtung von Seite zu Seite gewaschen; hier bietet sich auch eine beruhigende Form an.

### Basal stimulierende GKW

Die basal stimulierende Waschung fördert die Aufmerksamkeit und die taktil-haptische Differenzierungsfähigkeit des Patienten.

Hierbei werden unterschiedliche Materialien oder auch zwei Waschschüsseln mit unterschiedlicher Wassertemperatur während *einer* Waschung verwendet: gestärkte Frotteehandtücher, weiche Baumwolltücher, Leinen oder Seide. Sehr gut sind auch Socken, wenn die Angehörigen oder die Klinikwäscherei diese regelmäßig waschen können.

Die Waschbewegungen orientieren sich an den vorhergehenden Waschungen, die Materialien werden strukturiert und abwechselnd verwendet, z. B. erst mit dem warmen Wasser beruhigend, dann mit den kühleren Wasser belebend waschen oder erst mit einem weichen, dann mit einem rauen und wieder mit einem weichen Material.

### Neurophysiologische GKW

Diese Waschung wurde früher „bobathorientierte Waschung" genannt. Dieser Begriff wird nunmehr ersetzt durch „neurophysiologische GKW" oder auch „basal stimulierende neurophysiologische GKW".

Der Patient soll erst seine nicht betroffenen Körperteile spüren, damit er dieses Gefühl auf die andere Seite übertragen und erspüren kann, wie sich die betroffene Seite anfühlen könnte oder die vielleicht blasse Wahrnehmung verstärkt wird. So wird das Empfinden einer körperlichen Symmetrie bzw. der Gleichheit beider Körperhälften gefördert.

Es wird von der nicht betroffenen zur stärker betroffenen Körperseite gewaschen. Die Waschbewegungen setzen dabei nicht ab, d. h. die umschließende Waschung der Arme beginnt an der nicht betroffenen Hand, führt den Arm hinauf, verläuft über die Schulter und Brust und zieht schließlich über die betroffene Schulter den Arm bis zu den Fingerspitzen hinab. Die aktive Pflegekraft steht in der Regel dabei auf der betroffenen Seite des Patienten so, dass der Betroffene den Aktivitäten folgen oder in diese einbezogen werden kann.

Manchmal stellt sich die Frage, ob es hier nicht sinnvoller wäre, anders zu waschen, da der beruhigende oder belebende Effekt fraglich sein könnte. Auch hier haben wir in der Zwischenzeit gute Erfahrungen damit gemacht, die Patienten z. B. beruhigend zu waschen, dabei aber sehr auf das Prinzip der Körpersymmetrie zu achten. Das heißt, wir haben zuerst die weniger betroffene Seite des Thoraxes beruhigend gewaschen und haben dann die stärker betroffene Seite genauso gewaschen, um bei dem Patienten ein deutliches Spüren und Erkennen der Symmetrie zu bewirken. Abschließend können beide Seiten gleichzeitig gewaschen werden. Genauso haben wir die Waschung am restlichen Körper durchgeführt, d. h. erst den weniger betroffenen Arm beruhigend gewaschen, anschließend von der Schulter unter Betonung der Mittellinie zur anderen Seite gewechselt, um dann die stärker betroffene Seite beruhigend und ebenso symmetrisch zu waschen. Dies ist natürlich auch in der belebenden Form möglich (➤ Abb. 3.18, ➤ Abb. 3.19 und ➤ Abb. 3.20).

Das Nachmodellieren der Finger- bzw. Zehenspitzen sollte vorsichtig erfolgen, da erhöhte Spastizitätsgefahr besteht.

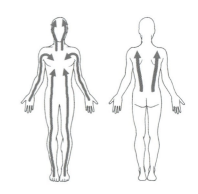

Abb. 3.18 Belebende GKW.

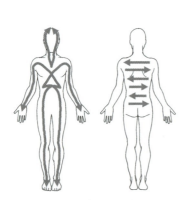

Abb. 3.19 Entfaltende GKW.

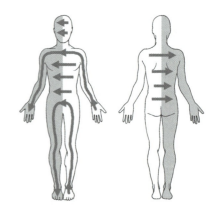

Abb. 3.20 Neurophysiologische GKW.

Eine erhöhte Spastizität kann z. B. bei Reizung der Fußgewölbe (Beugespasmus), Fußballen (Streckspasmus), Kniekehlen (Beugespasmus), Ellenbeugen (Beugespasmus) und Handinnenflächen (Beugespasmus) entstehen. In diesem Fall sollte – wenn überhaupt – im Gegenmuster der Spasmen gewaschen werden.

Eine weiterführende Darstellung zur basal stimulierenden neurophysiologischen GKW finden Sie in: Nydahl, P.: Basal stimulierende Ganzkörperwaschung bei Hemiplegie. Pflegezeitschrift (55) 10/2002, 5–8, und auch bei Buchholz und Schürenberg, die eine Lemniskatenwaschung beschreiben (Buchholz, Schürenberg 2003).

## Geführte, unterstützende oder begleitende GKW

Eine „geführte Bewegung" meint im Allgemeinen eine Bewegung, bei der ein Körperteil des Patienten durch die Pflegekraft bewegt wird. Ob dies immer führend durch die Pflegekraft geschehen muss, ist fraglich. Der Begriff „führen" beinhaltet theoretisch wie auch praktisch eine Dominanz der Pflegekraft und dies muss nicht immer richtig sein. Korrekter ist es also, von geführter, unterstützender und begleitender Bewegung zu sprechen, abhängig von der Beziehung Patient-Pflegekraft, die folgende Ziele verfolgt:

- *Geführte Bewegung:* Anleiten, Zeigen, z. B. bei Apraxie oder um Bewegungsmuster zu zeigen.
- *Unterstützende Bewegung:* Entwicklung, Interaktion z. B. wäscht sich der rechtshemiplegische Patient zuerst links die Bereiche, die er erreichen kann, und wird dann auf der rechten Seite unterstützt.
- *Begleitende Bewegung:* Selbstbestimmung fördern, z. B. wenn Patienten nur die Kraft zur Bewegung fehlt; sehr sensibel spüren, wo und wie der Patient dies möchte.

Diese Waschung unterstützt die verbliebenen Aktivitäten und die Autonomie des Patienten. In der geführten Waschung werden die Waschbewegungen von Patienten mit der Unterstützung durch die Pflegenden verdeutlicht.

Auf diesem Wege ist es sehr gut möglich, auch kleinste Eigenaktivitäten des Patienten noch zu spüren und zu unterstützen, außerdem ermöglicht diese Position physiologische Bewegungsabläufe, die verbliebene Fähigkeiten und Erinnerungen aktivieren kön-

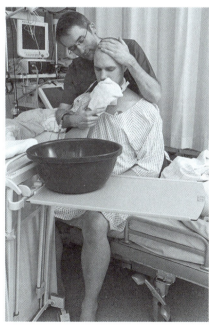

**Abb. 3.21** Geführte Aktivitäten an der Bettkante. [K115]

nen. Geführte, unterstützende oder begleitende Bewegungen sind ein sehr gutes Angebot, um die zentralen Ziele *Autonomie und Verantwortung* oder *Sein Leben gestalten* umsetzen zu können.

Meist genügen hierfür einige wenige Bewegungen, um diese Aktivitäten begreiflich zu machen. Natürlich bietet es sich an, so auch die Zähne zu putzen, die Haare zu kämmen oder einfach nur zu tasten.

Es ist auch möglich, diese geführten Aktivitäten sitzend auf der Bettkante anzubieten (➤ Abb. 3.21). Wenn wir davon ausgehen können, dass der Patient das Angebot als angenehm empfindet, so bereiten wir alles vor, lagern den Patienten in Seitenlage, setzen uns hinter den Patienten, eine Hand greift unter die Schulter, die Füße werden herausgenommen und der Patient aufgerichtet. Der Rücken des Patienten wird durch unseren Brustkorb abgestützt.

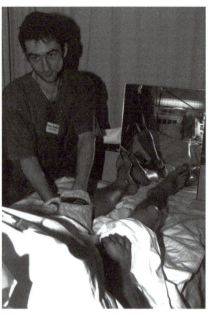

**Abb. 3.22** Waschung mit Spiegel.

Ein Nachttisch mit Schüssel und Waschequipment wird direkt vor den Patienten gestellt. Wir legen den Patientenellenbogen in den eigenen, nehmen die Patientenhand und vollführen mit dieser alle Bewegungen, die zum Waschen nötig sind. Die Mundpflege wird ebenso ausgeführt. Eine zweite Pflegekraft, die am Bett steht, kann den Patienten von vorne beobachten.

Eine weitere Variante bei immobilen, wachen Patienten ist die Waschung mit einem Spiegel, der am Ende des Bettes positioniert wird. Hier können die Patienten bei leicht aufgerichtetem Oberkörper ihre Grenzen durch die Waschung und durch das Sehen (➤ Abb. 3.22).

Wir haben gute Erfahrungen damit gemacht, die einzelnen Körperbereiche während des Waschens auch zu benennen. Dies ist nur möglich, wenn die Patienten durch die spiegelverkehrte Abbildung ihres Körpers nicht verwirrt werden.

## Variationen

Wir haben hier die Grundformen der basal stimulierenden Ganzkörperwaschung dargestellt und sie ganz bewusst als „Ideen" bezeichnet.

**Tab. 3.1** Variationen der Ganzkörperwaschung.

| Zentrales Ziel | Form | Elemente |
|---|---|---|
| • Leben erhalten und Entwicklung erfahren<br>• Das eigene Leben spüren<br>• Sicherheit erleben und Vertrauen aufbauen<br>• Den eigenen Rhythmus entwickeln<br>• Außenwelt erfahren<br>• Beziehung aufnehmen und Begegnung gestalten<br>• Sinn und Bedeutung geben<br>• Sein Leben gestalten<br>• Autonomie und Verantwortung | • Beruhigende GKW<br>• Belebende GKW<br>• Entfaltende GKW<br>• Basal stimulierende GKW<br>• GKW bei Hemiplegie<br>• Geführte GKW | • Eigenaktivität des Patienten<br>• Tageszeit<br>• Reihenfolge<br>• Temperatur<br>• Material<br>• Zusätze<br>• Berührungsdruck<br>• Geschwindigkeit<br>• Haarwuchsrichtung<br>• Vollständigkeit<br>• Häufigkeit<br>• Eigenaktivität<br>• Bekanntheitsgrad<br>• Umgebungsgestaltung<br>• Geräuschkulisse<br>• Nähe-Distanz<br>• Persönlichkeit der Pflegenden |

Jede Waschung kann weiter differenziert werden, kann unterschiedliche zentrale Ziele und Elemente beinhalten. In Tabelle 2.1 sind kurz die Formen und Elemente aufgelistet, die miteinander kombiniert werden können.

Wir brauchen viele Variationsmöglichkeiten, um eine Ganzkörperwaschung individuell gestalten zu können, die Elemente aus ➤ Tab. 3.1 können beliebig miteinander kombiniert werden. Langsame Waschbewegungen werden anders empfunden als zügige; kräftige Berührungen anders als leichte. Jedes einzelne Element kann eine besondere Rolle spielen und auf den einzelnen Patienten abgestimmt werden. In diesem Sinne kann sich „Waschen" vom passiven Erleben zu einer umfassenden Kommunikation entwickeln. Dazu brauchen wir natürlich ein entsprechendes Repertoire an Möglichkeiten.

Wir haben in der Auseinandersetzung mit dem Konzept entdeckt, dass wir genau wahrnehmen können, wodurch ein Patient in einer Waschung gefördert oder auch gestört wird. Eine beruhigende Ganzkörperwaschung, z. B. mit dem Ziel *Das eigene Leben spüren* muss ganz anders gestaltet werden als mit dem Ziel *Sicherheit erleben* und *Vertrauen aufbauen* ( ➤ Tab. 3.2).

Wenn ein zentrales Ziel des Patienten im Vordergrund steht, so muss die Grundform angepasst werden. Diese Variationsmöglichkeiten erweitern schließlich auch unsere Fähigkeit und Kompetenz, wir entdecken eine Vielzahl pflegerischer Möglichkeiten.

Schöpft man diese Möglichkeiten aus, dann geht es nicht mehr um „der will eben nicht gewaschen werden", sondern darum, dass wir genau differenzieren können, welches einzelne Element störend wirkt und dieses so gestalten, dass die Waschung vom Patienten anders erlebt wird. Eine Ganzkörperwaschung ist zu Beginn immer ein Herantasten, ein

**Tab. 3.2** Variationen der Ganzkörperwaschung anhand der zentralen Ziele.

| Zentrales Ziel | Variation |
| --- | --- |
| Leben erhalten und Entwicklung erfahren | Betonung des Thorax, um Atmung erfahrbar zu machen |
| Das eigene Leben spüren | Ausgehend vom Wahrnehmungszentrum |
| Sicherheit erleben und Vertrauen aufbauen | Pflegekraft hält Kontakt, sitzt auf der Bettkante, lässt sich berühren oder bewegt sich deutlich im Gesichtsfeld des Patienten, Waschung evtl. abbrechen, wenn Patient dies signalisiert |
| Den eigenen Rhythmus entwickeln | Waschbewegungen im Atemrhythmus des Patienten durchführen |
| Außenwelt erfahren | Patient sitzt auf der Bettkante oder im Badezimmer |
| Beziehung aufnehmen und Begegnung gestalten | Nur Impulse und Signale des Patienten werden unterstützt |
| Sinn und Bedeutung geben | Materialien und Gewohnheiten werden betont |
| Sein Leben gestalten | Umfang, Reihenfolge, Tageszeit usw. wird durch Patient bestimmt |
| Autonomie und Verantwortung | Geführte, unterstützende, begleitende Bewegungen werden vermehrt integriert |

Anbieten für den Patienten und im Weiteren dann eine Form des Dialogs. Später kann dann individuell variiert werden und damit auch gezielt eine bestimmte Waschung fördernd wirken – gerade die reflektierte Variation einzelner Elemente macht die Waschung zu einem Erlebnis.

## Beispiele

Wegen der individuellen Herangehensweise gibt es kaum vergleichbare Ergebnisse zur Ganzkörperwaschung in der basal stimulierenden Pflege, die den fördernden und wohltuenden Charakter dieser Waschung belegen können. Wir werten es allerdings schon als Erfolg, wenn ein Patient während der Waschung nicht mit dem Blutdruck oder der Herzfrequenz ansteigt, sondern sich eher gegenteilig entspannt.

Früher waren wir der Ansicht, dass Waschen für Intensivpatienten eine Belastung darstellt und Patienten möglichst unter Sedierung gewaschen werden sollten. Heute haben wir entdeckt, dass eine basal stimulierende Waschung ein sehr angenehmes und auch ästhetisches Angebot an den Patienten ist, sich zu spüren. Die Waschung kann im Alltag ganz unterschiedlich aussehen. Daher werden im Folgenden mehrere Beispiele aus dem Pflegealltag vorgestellt.

## 3.2 Somatische Angebote und Techniken

_____ **Beispiel 1** _____

Ein junger Mann mit Polyradikulitis wurde von uns mit Orangenblütenöl entfaltend gewaschen. Diese reversible Erkrankung der Rückenmarkswurzeln lässt die Muskeln lahm werden, sodass die Patienten nicht mehr fähig sind, sich zu bewegen oder selbstständig zu atmen, die Patienten bleiben dabei bei klarem Bewusstsein. Wir konnten die Waschreihenfolge und das Tempo also gemeinsam besprechen. Der Patient war sehr aufmerksam und hatte das Gefühl, dass „die Nerven den Berührungen folgen" würden und er endlich wieder seine Hände und Füße spüren konnte, außerdem hellte sich seine Stimmung sichtlich auf. Die entfaltende Waschung war sehr harmonisch, schuf eine deutliche körperliche Symmetrie und „öffnete" den Patienten; die Orangenblütenemulsion mit ihrem aufhellendem Charakter wurde vom Patienten positiv aufgenommen.
Er konnte sein Leben spüren und die Waschung und die Begegnung mit gestalten.

_____ **Beispiel 2** _____

Ein Patient auf Station, Ende siebzig, mit Hirnstamminfarkt und als somnolent bis komatös eingestuft, wurde beruhigend gewaschen. Es wurde angenommen, dass er nichts von der Außenwelt registrieren kann. Nach der Waschung des Brustkorbes und des Kopfes wurden die Arme gewaschen und plötzlich ergriff der Patient die eine Hand des Waschenden und schien wiederholt intensiven Kontakt zu suchen. Die restliche Waschung wurde dann abgebrochen.
Wir waren über die Reaktion des Patienten sehr überrascht und hielten es in dieser Situation für wichtiger, den Kontakt aufrechtzuerhalten und die Waschung abzubrechen, als den Patienten „sauber" zu bekommen. Der Patient war in der Lage, Entwicklungen zu erfahren.

Diese Erfahrung in den Beispielen machen wir relativ häufig. Angeblich komatöse Patienten reagieren plötzlich auf angenehme körperliche Angebote oder Patienten bewegen sich zum ersten Mal. Es scheint, als ob in der jeweiligen Waschung etwas gefunden wurde, was diese Patienten verstehen und wodurch sie endlich ihren Körper wieder finden können ( ➤ Abb. 3.23).

_____ **Beispiel 3** _____

Eine Patientin, Ende fünfzig, siebter postoperativer Tag nach Gastrektomie, wurde zwei Tage nachbeatmet und befand sich in einem heftigen Durchgangssyndrom. Sie wurde zur Mittagszeit von drei Pflegekräften gleichzeitig gewaschen, weil sie um sich schlug, biss und kratzte. Eine ausreichende Mundpflege war nur unter Sedierung möglich. An diesem Tag wurde ich dazu gerufen. Niemand mag Patienten festhalten und ihnen mit Gewalt etwas „Gutes" tun. Ich hatte ein mulmiges Gefühl. Vorsichtig setzte ich mich auf die Bettkante, begrüßte die Patientin und löste ihre Fixierungen. Sie erwiderte die Begrüßung und ich begann ein belangloses Gespräch. Währenddessen bemerkte ich, dass diese Patientin auf nahe, schnelle Bewegungen in ihrem Gesichtsfeld fast panisch reagierte. Sie war Brillenträgerin. Die Brille wurde ihr allerdings wegen ihrer Unruhe nicht angeboten, also holte ich ihre Brille heraus und gab sie ihr. Ich saß ganz ruhig, sprach deutlich und bewegte mich langsam. Ich versuchte, ihr das Gefühl zu vermitteln, dass ich keine Bedrohung darstellen würde und alle Zeit der Welt für sie hätte. Ich sagte ihr, dass wir sie gerne waschen würden und bat sie um ihre Mithilfe. Natürlich lehnte sie ab, eine – erste – Mobilisierung auf die Bettkante hingegen schien sie eher zu wollen. So setzten wir sie auf die Bettkante, ich setzte mich daneben, nahm sie in den Arm und stützte sie.

Vor ihr stand der Nachtschrank mit der Waschschüssel und wie von selbst ergriff sie den Waschlappen und wusch sich das Gesicht und den Oberkörper. Etwas später bemerkte sie sogar den Belag in ihrem Mund und bürstete sich die Zunge. Danach war die Patientin erschöpft und legte sich wieder hin. Die Waschung war insgesamt nur oberflächlich und dauerte vielleicht fünf Minuten. Sie musste nie wieder von anderen gewaschen werden.

In diesem Beispiel haben wir der Patientin Verantwortung für sich selbst zurückgegeben. Wir haben sie akzeptiert, wie sie ist und ihr Wertschätzung entgegengebracht. Diese Autonomie und Verantwortung hat sie übernommen und sie konnte sich dadurch orientieren. Wir haben nichts mit ihr, sondern etwas gemeinsam getan. Diese Waschung war nicht klassisch im Sinne unserer vorhergehenden Beschreibungen, aber was hier deutlich wird, ist die Tatsache, dass eine veränderte Haltung verwirrte Patienten aus ihrer Desorientierung erlösen kann.

Gerade verwirrte Patienten brauchen individuelle und differenzierte Erfahrungen. In einer Studie (Nydahl 1996) konnten wir belegen, dass Patienten, die Traum und Wirklichkeit miteinander verwechselten (28 % der Gesamtgruppe), signifikant über zu wenig Gefühl für den eigenen Körper geklagt haben (52 % dieser Patientengruppe). Dies zeigt deutlich, dass gerade verwirrte Patienten eine Pflegetherapie benötigen, die ihnen das Gefühl für den eigenen Körper wiedergibt, z. B. eine beruhigende Ganzkörperwaschung.

Noch mehr Patienten (78 %) dieser Gruppe haben signifikant darüber geklagt, ständig auf dem Rücken gelegen zu haben. Ständiges auf dem Rücken liegen reduziert die Wahrnehmung und dadurch auch die Orientierung. Hier eröffnet sich die nächste Möglichkeit der basal stimulierenden Pflege, die Lagerung.

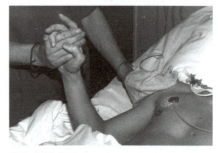

**Abb. 3.23** Kontakt suchen.

## 3.2.4 Positionierung

In wiederholten Versuchen mit Teilnehmern der Fortbildungskurse zur Basalen Stimulation konnten wir entdecken, dass sich die körperliche Wahrnehmung schon nach zehn Minuten ruhigem Liegen verändern und teilweise auch reduzieren kann. Es wurde dann schwer, gerade periphere Körperbereiche differenziert wahrnehmen zu können (➤ Abb. 3.24).

Prinzipiell ist es so, dass eine weiche Positionierung das Körperbewusstsein schneller und stärker reduziert als eine harte Positionierung. Weiche Positionierungen, gerade durch die Verwendung von Superweichmatratzen, führen eher zu Wahrnehmungsstörungen als harte Unterlagen, wie Neander (1996) und Knobel (1996) in Untersuchungen bewiesen haben. Natürlich müssen wir in der Praxis schon wegen der Dekubitusgefährdung und nicht zuletzt wegen des Personalschlüssels einen Kompromiss anstreben. Wenn wir es also vertreten können, lagern wir Patienten lieber auf harten Matratzen und lagern sie häufiger. Bei Matratzen mit Luftgebläse z. B. bietet es sich an, mindestens einmal pro Schicht und auch vor der Mobilisierung die Luft aus der Matratze zu lassen. Die Patienten sinken dann auf den Bettrahmen zurück und spüren deutlich ihre Körpergrenzen, außerdem sitzen sie sicherer auf der Bettkante und haben durch das niedrigere Sitzniveau – je nach Betthöhe – eher Bodenkontakt.

Die Matratzen lassen sich mit Druckluftpistolen rasch wieder auf das ursprüngliche Niveau füllen. Es können natürlich auch Teillagerungen auf harten Materialien angeboten werden.

Eine andere Positionierungsart, die das Körperbewusstsein unterstützt, ist die umgrenzende Positionierung. Hierbei werden zwei zusammengerollte Bettdecken unter den Kopf und rechts und links an die Seiten des Patienten gelegt, die Arme liegen auf den Decken (➤ Abb. 3.25).

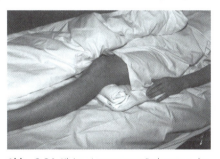

**Abb. 3.24** Kleine Lagerungsveränderungen bewahren das Körperbewusstsein.

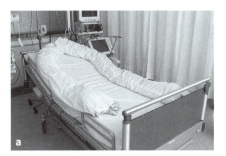
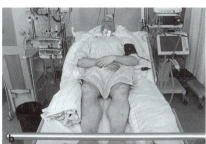

**Abb. 3.25** Umgrenzende Lagerung. [K115]
a) Anordnung der Decken b) Lagerung des Patienten

Wir haben diese Positionierung wiederholt Patienten angeboten, die aus einer Sedierung aufwachen. Die Patienten spüren so deutlich ihre Grenzen, wenn sie anfangen, sich zu bewegen; außerdem bieten die Decken eine Art „beschützendes Nest", in dem die Patienten sich wohl fühlen. Nach dem Waschen und Betten haben uns Patienten häufig darum gebeten, diese Decken wieder in ihr Bett zu legen, weil dies „ein so angenehmes Gefühl gibt". Wenn die Patienten ganz wach sind, lehnen sie diese Positionierung ab, sie brauchen sie dann nicht mehr. Andere wache Patienten wünschen sich diese Positionierung, damit ihr Wohlbefinden und Sicherheitsgefühl in dem freistehenden Bett gewahrt bleiben. Indem wir den Bedürfnissen des Patienten einen Raum geben, ermöglichen wir ihnen Autonomie und geben ihnen die Möglichkeit, Verantwortung für sich zu übernehmen.

In den von uns angestrebten Positionierungen steht neben dem Ziel *Sicherheit und Vertrauen* zu vermitteln auch der Aspekt des *Sich-Spürens* im Mittelpunkt.

Normalerweise werden Patienten so gelagert, dass die Lungen gut belüftet sind und jeder Bereich allen therapeutischen Maßnahmen schnell verfügbar ist, d. h. die Patienten liegen auf dem Rücken, die Arme neben dem Körper und die Beine liegen offen. Dies ist alles andere als eine normale Positionierung.

Wir versuchen, unsere Patienten normal in einer für sie wohltuenden und bekannten Position zu lagern, indem wir sie ihre Lieblingsposition im Bett einnehmen lassen oder indem wir die Lagerung der Körperform des Patienten anpassen. Wir schlagen die Beine der Patienten übereinander (➤ Abb. 3.26), lagern sie in Embryonallage (➤ Abb. 3.27), geben ihnen ein Schmusekissen oder richten sie auf, wenn es entsprechende Aktivitäten der Pflege (➤ Abb. 3.28) oder der Besuch von Angehörigen erfordern.

Die auf dem Rücken liegende Position macht passiv und schutzlos – auch dies konnten wir in der oben erwähnten Studie nachweisen. Daher legen wir häufig ein

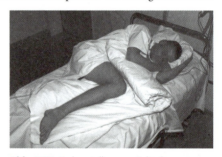

**Abb. 3.27** Embryonallage zur Ruhephase.

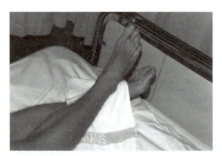

**Abb. 3.26** Die Beine übereinander schlagen – spätestens nach 10 Minuten wechseln, damit die Beine nicht „einschlafen"!

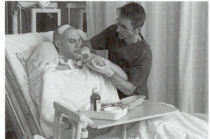

**Abb. 3.28** Bei Aktivitäten, die sinngemäß eine aufrechte Position erfordern, ist eine entsprechende Positionierung zu wählen. [K115]

Kissen auf den Bauch der Patienten oder wir legen ihm seine Hände auf den Bauch. Dies gibt ein Gefühl für Sicherheit und unterstützt gleichzeitig das Körperbewusstsein (> Abb. 3.29).

Nicht zuletzt provoziert eine „normale" Positionierung auch in uns die Haltung, mit diesen Patienten normal umzugehen.

Die *zentralen Ziele* bieten hier neue Aspekte, Patienten in ihrer aktiven Lagerung zu unterstützen oder sie auch passiv zu lagern. Sie werden einige Patienten kennen gelernt haben, die sich wieder zu bewegen beginnen und teilweise recht seltsame Eigenlagerungen entwickeln. So schieben sich manche Patienten an die Bettbegrenzungen oder Bettgitter, wenn diese vorhanden sind. Andere Patienten lassen den Unterschenkel raushängen oder legen ihn über das Bettgitter, wieder andere liegen quer im Bett. Obwohl es für unser pflegerisches Empfinden durchaus schwer ist, so einen unordentlichen Anblick zu ertragen, können diese Selbstpositionierungen aus der Perspektive des Patienten sehr sinnvoll sein. Er spürt an dem Bettgitter eine gewisse Sicherheit, dass das Bett dort endet, die hängenden Unterschenkel ermöglichen ein Spüren gegen die Schwerkraft, die schiefe Lage ist etwas Selbstständiges.

Es sind Eigenaktivitäten, die durchaus weiterentwickelt werden können. Patienten haben bezüglich der Positionierung einen anderen Blickwinkel als wir. Ein unordentliches Bett kann für den Patienten sehr bekannt und wohltuend sein. Auch ein kleiner Fleck auf dem Laken kann für ihn völlig unbedeutend sein, wenn er die meiste Zeit schläft. Die Umlagerung würde er aber möglicherweise als störend empfinden, wenn Sie wegen solch eines Fleckens das Laken wechseln möchten.

Unter dem Aspekt der zentralen Ziele können wir neue Positionierungsmöglichkeiten entdecken (Jeß, Nydahl, 2010):

### Leben erhalten und Entwicklung erfahren

Der Patient wird so positioniert, dass die Hände auf dem Thorax liegen und dadurch Atmung erfahrbar wird. Während der Applikation von Sondennahrung über die PEG werden die Hände auf den Bauch gelegt. Körperteile, die in Ansätzen bewegt werden können, werden gezielt hart gelagert, um Eigenbewegungen zu unterstützen und Entwicklung erfahrbar zu machen.

### Das eigene Leben spüren

Der Patient gibt sich selbst Berührungspunkte: die Hände liegen um Kopf oder auf dem Bauch, die Füße berühren sich oder liegen übereinander, die Decke wird dicht an den Körper modelliert. Gelkissen, Röntgenschürzen, Protac®-Decken, Sanddecken von Beluga oder andere, schwere Materialien werden auf den Patienten gelegt; die Matratze wird hartgestellt.

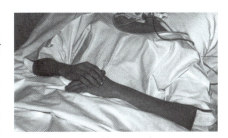

**Abb. 3.29** Den Bauch spüren und sich schützen.

### Sicherheit erleben und Vertrauen aufbauen

Der Patient liegt so, dass er die Tür und das Zimmer beobachten und Personen verfolgen kann. In anderer Position kann dies durch einen Spiegel ermöglicht werden. Der Bereich der Kontaktaufnahme sollte entsprechend gestaltet werden.

### Den eigenen Rhythmus entwickeln

Der Rhythmus der Positionierung orientiert sich am Rhythmus des Patienten. Zur Nacht kann ein Einkuscheln für die ersten Minuten sinnvoll sein, dann wird der Patient anders gelagert. Aktivitäten erfordern eine andere Positionierung als zur Ruhe, zu der eine abgewandte, geschlossene Positionierung sinnvoller ist.

### Die Außenwelt erfahren

Eine Hand liegt am Matratzenrand, um die Begrenzung erfahrbar zu machen, die andere Hand vielleicht am Hemdrand, um Haut und Material tastbar zu machen. Ein Bein kann aus dem Bett hängen, um einen Umweltbezug herzustellen, im Sitzen in einem Stuhl gelingt dies ebenso. Für eine kurze Zeit können auch beatmete, stabile Patienten nach draußen gefahren werden, um Außenwelt zu erfahren. Gerade der Wechsel zwischen dem Raum und der frischen Luft macht den Raum erfahrbar. Zur Not können auch Materialien entsprechend der Jahreszeit zum Patienten gebracht werden (Hygiene beachten!).

### Beziehung aufnehmen und Begegnung gestalten

Der Patient kann so gelagert werden, dass er herantretende Personen kommen sieht. Besondere Personen, z. B. die Angehörigen, können vielleicht auch mit einer besonderen Positionierung empfangen werden. Wenn dieses Ziel für einen Patienten wichtig ist, so können die Körperbereiche, mit denen der Patient Beziehungen gestaltet, auch unterstützend gelagert werden, z. B. die Hand. Und vielleicht können auch die Angehörigen so weit integriert werden, dass sie sich mit ins Bett legen und aktive Lagerung darstellen.

### Sinn und Bedeutung geben

Das Bett kann kurzfristig in seiner Position verändert werden, damit es als Bett erlebbar wird. Ebenso kann der Nachtschrank in die Lagerung integriert werden, damit er in seiner Bedeutung erfahrbar wird.

### Sein Leben gestalten

Vielleicht gehört für den Patienten zu einer Lagerung auch seine eigene Bettwäsche, der eigene Schlafanzug, ein Lieblingskissen oder eine Lieblingsdecke dazu. Möglich ist auch ein Talisman oder ein Brief, der in der Hand gehalten oder unter dem Kopfkissen deponiert wird und für den Patienten Nähe zu bestimmten Personen symbolisiert. Beispielsweise eine eigene Uhr, Zeitschriften oder Getränke können am oder auch im Bett dabei sein. Eine Fernbedienung für das Bett oder auch das Licht ist ebenfalls eine große Hilfe.

Autonomie und Verantwortung leben
Es ist möglich, dass ein Patient nur zehn Minuten, der andere wiederum zehn Stunden lang eine Position gemütlich findet. Wenn ein Patient sein Unbehagen äußert – ein sedierter Patient durch Puls- und Blutdruckerhöhung, im schlimmsten Fall durch Schwitzen – so kann dies durch eine erneute Positionierung beantwortet werden. Dadurch kann der Patient für sich sorgen und Verantwortung tragen.

Die zentralen Ziele erweitern auch hier unseren Blickwinkel und unsere Kreativität, wenn wir unter anderen Gesichtspunkten und Prioritäten lagern. Es versteht sich von selbst, dass medizinische Indikationen wie eine Pneumonie oder ein Dekubitus Vorrang haben, im Alltag lässt sich beides gut integrieren.

### 3.2.5 Positionieren als Aktivität

Lassen Sie den Prozess der Positionierung auch zu einer Förderung werden. Sie können bei jeder Ihrer pflegerischen Aktivitäten variieren und unterschiedliche Aspekte betonen: Wenn Sie die Decke mit eindeutigen, nachmodellierenden Bewegungen über den Körper des Patienten wegstreifen und dann die Decke nicht aus dem Bett legen, sondern an die Fußsohlen andrücken („da bin ich zu Ende"), betonen Sie *Sein Leben spüren,* wenn Sie die Hand des Patienten führen und Sie ihn die Decke greifen lassen und mit ihm gemeinsam die Decke wegziehen, betonen Sie die *Autonomie* oder *Beziehungsgestaltung*. Wenn Sie über den Körper des Patienten streichen, bevor Sie ihm die Decke wegnehmen und dies nach dem Wegnehmen auch tun, so machen Sie Unterschiede deutlich, es können *Entwicklungen erfahrbar* werden. Die Decke kann *rhythmisch,* auch zur Atmung, abgerollt werden. Genauso kann der Patient aktiv oder passiv die weiche Decke vorher und danach das andere Hemd oder die Haut spüren und dadurch *Sinn und Bedeutung* begreifen. Positionierungsmaterialien können gesehen, gehört, gerochen und betastet werden, die nächste Umgebung – das Bett – des Patienten kann vom ihm erkundet und erobert werden.

### 3.2.6 Gelkissen

Eine weitverbreitete Positionierungsmethode zur Dekubitusprophylaxe ist die Verwendung von Gelkissen. Sie eignen sich hervorragend zur Bewusstmachung der Körpergrenzen, indem sie nicht unter, sondern auf den Patienten gelegt werden. Diese Idee stammt von Ansgar Schürenberg. Nach unseren Erfahrungen ist dies auch in der Aufwachphase oder als direkte therapeutische Handlung einmal pro Schicht für etwa zehn Minuten gut möglich.

Wenn ein Gelkissen auf dem Patienten liegt, vermittelt es durch seine Schwere und Anpassungsfähigkeit sehr genaue Informationen über die Körpergrenzen. Das Gelkissen wird langsam auf den Patienten herabgelassen. Es wird von oben nacheinander jeweils

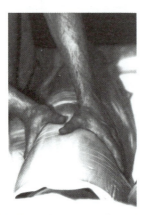

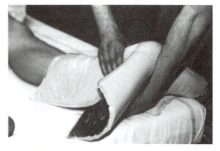

**Abb. 3.31** Die Füße werden vom Gelkissen ganz umschlossen. Die Zehen werden dabei nicht abgeknickt! Für das Foto wurde der Kopfkissenbezug weggelassen.

**Abb. 3.30** Das Gelkissen wird auf den Oberschenkel gelegt und anmodelliert. Für das Foto wurde der Kopfkissenbezug weggelassen.

einzeln auf die Beine gelegt oder auch abgerollt. Wenn es aufliegt, wird mit beiden Händen die Körperform durch mehrfaches, sanftes Andrücken nachmodelliert (➤ Abb. 3.30 und ➤ Abb. 3.31). Die Füße werden ganz vom Gelkissen umschlossen. Dann wird das Gelkissen langsam wieder hochgehoben und erneut aufgelegt. Dies wird mehrmals wiederholt.

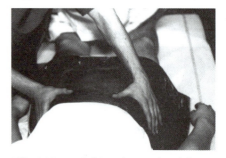

**Abb. 3.32** Das Gelkissen kann auch auf das Becken gelegt werden. Für das Foto wurde der Kopfkissenbezug weggelassen.

Es empfiehlt sich, das Gelkissen vorher in einen Kopfkissenbezug zu hüllen, da es recht kalt ist und manchmal auch als ekligwabbelig empfunden wird, wenn es direkt aufliegt.

Liegt das Gelkissen auf dem Becken und dem unteren Bauch, ist der Patient in der Lage, seine Bauchdecke sehr genau zu spüren (➤ Abb. 3.32). Das vermittelt Sicherheit, denn der Bauch ist ein stark emotional besetzter Bereich. Da der Patient meistens auf dem Rücken liegt, ist der Bauchbereich schutzlos jedem Zugriff ausgesetzt. Irgendwann spürt der Patient seinen Bauch nicht mehr und fühlt sich ausgeliefert.

Das Gelkissen vermindert diesen *schutzlosen* Eindruck, weil der Patient seine Grenzen kennen lernt und sich damit auch abgrenzen kann. Dies kann sprachlich unterstützt werden – z. B. mit den Worten „Herr Müller, ich möchte Ihnen eine interessante Körpererfahrung anbieten, damit Sie Ihren Körper deutlicher spüren. Ich lege Ihnen ganz behutsam ein Gelkissen auf den Bauch und mache Ihnen damit den Leib erfahrbar. Sie achten dabei darauf, wie sich das anfühlt und gemeinsam gehen wir weiter vor."

Wenn ein Patient dieses Angebot akzeptiert, empfiehlt es sich, das Gelkissen wiederholt von zentral nach peripher in entfaltender Art auf den Körper zu legen, die Arme können dabei ebenfalls stimuliert werden. Das Stimulationstempo und die Wärme oder Kälte des Gelkissens können dabei bewusst genutzt und angeboten werden.

Manche Patienten erschrecken ein wenig, wenn sie das Gelkissen zum ersten Mal spüren, finden es dann aber sehr angenehm. Besonders im Bauch- und Thoraxbereich muss auf die Reaktionen des Patienten geachtet werden, da einige das Gelkissen in diesem Bereich als erdrückend empfinden.

Interessanterweise konnten wir während des Auflegens bei den meisten Patienten eine Normalisierung des Blutdrucks und der Herzfrequenz beobachten. Das Gelkissen vermittelt eine klare, eindeutige Information und schafft ein beruhigend authentisches Körperbewusstsein. Dies ist gerade in der postoperativen Phase und in der Aufwachphase wichtig.

Wenn keine Gelkissen vorhanden sind, ist es auch möglich, große Röntgenschürzen oder mit Kirschkernen oder rohen Erbsen gefüllte Kopfkissenbezüge zu verwenden. Letztere ermöglichen gleichzeitig auch eine interessante Hörerfahrung, wenn das Kissen langsam auf dem Patienten bewegt wird. Diese mit Naturmaterialien gefüllten Kissen lassen sich zumeist gassterilisieren. Eine Alternative dazu bietet die Kugeldecke von Protac (www.protac.dk) oder die Sanddecke von Beluga.

### 3.2.7 Körperschwere erfahren

Bisher haben wir Angebote beschrieben, die einem Patienten das Spüren der Körpergrenzen ermöglichen. Das Gefühl für Kraft und Körperschwere gehört ebenfalls in den somatischen Bereich und lässt sich relativ einfach und sehr effektiv spürbar machen. Gerade polytraumatisierte und auch manche postoperative Patienten können nur schwer realisieren, dass sie körperlich geschwächt sind.

Wir erleben dies in solchen Situationen, in denen teilweise verwirrte Patienten unbedingt aufstehen wollen und energisch behaupten, sie hätten die Kraft dazu, obwohl sie nach unserem Wissen sofort zusammenbrechen würden. Das Letzte, woran sich diese Patienten erinnern können, ist die Zeit vor dem Unfall oder der Operation. Dann kommt ein Schnitt im Zeitkontinuum und sie finden sich im Bett auf Station wieder. Die Tage oder Wochen dazwischen können sie nicht realisieren und versuchen deshalb natürlich aufzustehen.

Ein guter Weg, diesen Patienten das Gefühl für Schwere wiederzugeben, besteht darin, ihre Arme und Beine in ein großes Handtuch zu legen und dieses hochzuheben (> Abb. 3.33). Das Handtuch passt sich der Körperform optimal an und gibt durch den Druck genau das Gewicht der Extremität wieder. Hierbei ist es sinnvoll, die Bewegungen im Atemrhythmus des Patienten anzubieten; bei der Einatmung können der Arm oder das Bein leicht angehoben, bei der Ausatmung gesenkt werden. Wir haben es oft erlebt, dass die Patienten in diesem Augenblick staunten und erleben konnten, dass sie schwach waren. Berücksichtigen Sie dabei eine gute, eigene Körperposition und stützen Sie sich evtl. mit dem Knie auf der Bettkante ab.

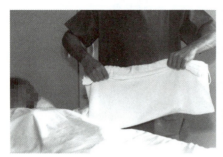 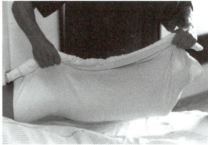

**Abb. 3.33** Das Handtuch als Mittel, um dem Patienten das Gefühl der Schwere zu vermitteln. a) Der Arm liegt im Handtuch. b) Das Bein liegt im Handtuch.

Wir achten bei diesem Angebot darauf, dass das Handtuch auch die Finger oder Zehen umschließt, damit die Körpergrenzen deutlich werden. Ebenso achten wir auf einschnürende Falten. Wenn das Bein oder der Arm Ihnen zu schwer wird, kann das Handtuch ein wenig aufgerollt und die Hebelwirkung verkürzt werden.

Dieses Angebot bietet sich auch bei stark bewusstseinsgestörten Patienten als Angebot zum Dialog an, wenn der Arm oder das Bein im Atemrhythmus des Patienten hin- und herbewegt werden.

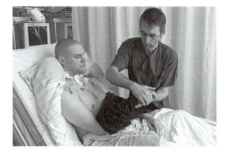

**Abb. 3.34** Kleidung macht die Körpergrenzen bewusst. [K115]

## 3.2.8 Weitere somatische Angebote

Es gibt natürlich noch zahlreiche weitere somatische Angebote, die wir hier aber nur erwähnen möchten. Es ist möglich, den Körper des Patienten zu föhnen und ihm so seine Körpergrenzen erfahrbar zu machen, vor allem bei berührungsempfindlichen Patienten, wobei hygienische Aspekte durch das Föhnen berücksichtigt werden müssen. Bei diesen Patienten sind tupfende Berührungen und Waschungen prinzipiell besser geeignet als reibende Berührungen.

Eine für den Intensivbereich ebenfalls ungewöhnliche, aber alltägliche somatische Stimulation ist das Tragen eigener Kleidung durch den Patienten (➤ Abb. 3.34). Wenn die Angehörigen für ausreichenden Wechsel sorgen können, ist die persönliche Kleidung vorzuziehen. Wir achten darauf, dass die Kleidung möglichst weit und rau ist, sie gibt dann eindeutigere Informationen als eng anliegende Sachen, wie z. B. Leggins. Eine mögliche Alternative ist natürlich auch unsere Dienstkleidung, die unproblematisch verwendet werden kann. Wir konnten inkontinenten Patienten dadurch den Beckenbereich bewusst machen und auf diesem Wege ein Kontinenztraining anbieten.

Es ist auch möglich, nur bestimmte Körperbereiche gezielt somatisch zu stimulieren. So haben wir einmal bei einem jungen Mann nach einer Gasbrandinfektion nur einen Arm stimuliert, weil es dort nach der hyperbaren Sauerstofftherapie zu neurologischen Ausfällen gekommen war.

Wir wollten dem wachen und lernbegierigen Mann differenzierte, abwechslungsreiche Informationen anbieten und haben unter anderem den Arm gleichzeitig belebend mit kaltem und beruhigend mit warmem Wasser im Wechsel gewaschen. Dadurch konnte der Patient entgegen aller Erwartungen außerordentlich schnell rehabilitiert werden.

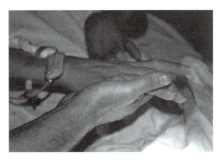

Abb. 3.35 Kommunikation über Spastik.

### 3.2.9 Spasmen

Spasmen versuchen wir als körperlichen Ausdruck eines Menschen zu sehen. Wir verstehen Spastizität auch als Suche nach Informationen und Sinneseindrücken, die sich der Körper nur auf diese Weise vermitteln kann ( > Abb. 3.35). Bei lauten Geräuschen, bei einem zu schnellen Herantreten ans Bett können Patienten mit Angst oder Schrecken reagieren und in ihre Spastik verfallen.

Die Beugespastik der Arme können wir als ein Versuch verstehen, sich zu schützen oder die eigenen Grenzen zu suchen. Hier handelt es sich durchaus um ein Entwicklungspotenzial, nämlich das Sich-Spüren-Wollen, das aber dem Patienten oftmals ein Leiden verursacht. Wir konnten manche dieser spastischen Muster lösen, indem wir diesen Patienten *andere* Informationen gegeben haben, z. B. in Form eines kleinen Kissens, das schützend auf den Thorax gelegt wurde. Das Spastizität ließ innerhalb weniger Minuten nach.

Die basal stimulierende Pflege könnte je nach Patient in einem abwechslungsreichen Stimulationsangebot, wie beispielsweise diametralen Waschungen oder Berührungen, bestehen. Bei Waschungen oder anderen Körpererfahrungen empfiehlt es sich, von zentral nach peripher zu waschen und die Akren – Hände und Füße – ganz außen vor zu lassen. Dann können Waschbewegungen mit einer Hand (!) von der Schulter oder Hüfte aus rhythmisch und entgegen der Spastik mit relativ hohem Druck angeboten werden. Die andere Hand hält dabei die Hand, bzw. den Fuß des Patienten. Diese Form der Körpererfahrung wirkt behutsam.

Wir empfehlen, mit den Ergo- und Physiotherapeuten koordiniert zusammen zu arbeiten.

## Internet

- www.protac.eu (Kugeldecke)
- www.beluga-tauchsport.de/sanddecke.html (Sanddecke)
- www.patientscrubs.com (die Alternative zum Flügelhemd)

## 3.3 Vestibuläre Angebote und Techniken

Das vestibuläre Angebot soll das Gleichgewicht fördern, Orientierung im Raum geben und Beweglichkeit erfahrbar machen. Vestibulär wahrnehmbar sind lineare und kreisförmige Beschleunigungen und die statische Position des Kopfes. Die vestibuläre Wahrnehmung informiert uns über unsere Lage und Bewegung im Raum, gleichzeitig ist der Gleichgewichtssinn eng an den Sehsinn und die Propriozeption (der Wahrnehmung der Stellung der Gelenke zueinander, der Kraft und der Bewegung) gekoppelt.

Der Gleichgewichtssinn kann sich genauso wie die somatische Wahrnehmung an bestimmte Zustände gewöhnen (habitualisieren). Die Wahrnehmung wird zunehmend undifferenzierter und für den Betroffenen wird es schwierig, seine genaue Lage im Raum zu bestimmen. Dies geschieht mit Patienten, die in großen Abständen positioniert werden. Wenn ein Patient lange in einer Position verbleibt und dann plötzlich seine Position verändert wird, kann diese Wahrnehmung verstärkt wahrgenommen werden, sodass Schwindel und Übelkeit entstehen.

Wie die Muskelkraft nachlassen kann, kann auch die vestibuläre Wahrnehmung verkümmern, daher müssen langsame, angemessene Bewegungen angeboten werden.

### 3.3.1 Vestibuläres Angebot zum Erfahren von Entwicklung

Wenn wir einen bewusstseinsgestörten Patienten z. B. auf die Bettkante setzen wollen, erklären wir ihm, was wir vorhaben und beginnen mit leichten Bewegungen seines Kopfes (> Abb. 3.36). Diese Bewegungen geben dem Patienten die Information, dass eine Entwicklung beginnt, bereiten den N. vestibularis auf weitere Informationen vor und schützen so vor einer vestibulären Überforderung wie Schwindel. So können Bewegungen und Lageveränderungen im Raum auch sehr gut durch geführte Kopfbewegungen angeboten werden (> Abb. 3.37). Der Sinnzusammenhang zwischen Bewegung und Veränderung wird dann noch deutlicher.

Während des Aufrichtens führen wir möglichst spiralförmige Bewegungen durch, um dem Patienten die Dreidimensionalität seines Körpers im Raum zu verdeutlichen, außerdem wird durch diese kinästhetische Bewegung eine größere Körperfläche angeregt und dadurch die Sicherheit und Wahrnehmung des Patienten gefördert.

## 3.3 Vestibuläre Angebote und Techniken

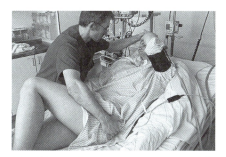

Abb. 3.36 Geführtes, unterstützendes vestibuläres Angebot. [K115]

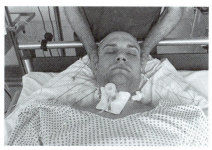

Abb. 3.37 Bewegungen des Kopfes mit den Händen bereiten das Aufrichten des Patienten vor. [K115]

Das Handtuch wird zuerst unter den Kopf gelegt. Dann wird das obere Ende des Handtuchs auf die Stirn gelegt, das untere Ende am Nacken fest angezogen und beide Enden werden in Ohrenhöhe zusammengedreht, sodass der gesamte Kopf fest eingewickelt ist. Die Ohren bleiben frei (➤ Abb. 3.38).

Langsame Bewegungen wirken beruhigend, schnelle Bewegungen eher anregend. Entscheidend für die Wirkung sind hierbei Geschwindigkeit und Umfang der Pendelbewegung, persönliche Erfahrung und eine stabile Lage des Patienten, die anhand der beobachtbaren Reaktionen des Patienten evaluiert werden können.

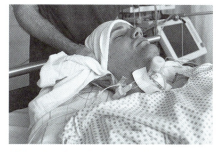

Abb. 3.38 Den Kopf im Handtuch bewegen. [K115]

Dieses vestibuläre Angebot kann durch ihren entspannenden Charakter auch zur Anbahnung der Mundpflege angeboten werden. Gerade sehr angespannte Patienten pressen häufig die Kiefer aufeinander, sodass eine suffiziente Mundpflege nicht möglich ist. Wenn wir uns an das Kopfende des Bettes stellen und den Kopf fest in unsere Hände nehmen, können wir entspannende, wiegende Kopfbewegungen anbieten und gleichzeitig mit den Daumen die Kiefermuskulatur massieren. Selbst hartnäckige Patienten öffnen nach einiger Zeit ihren Mund. Wir brechen dann aber die vestibuläre Stimulation nicht abrupt ab, sondern schaffen einen sanften Übergang zu einer ebensolchen Mundpflege.

### 3.3.2 Direktes vestibuläres Angebot – Beziehung aufnehmen

Natürlich lässt sich die vestibuläre Stimulation nicht nur zur Anbahnung von Bewegung anbieten. So haben wir mehrfach bei schwerstkranken Patienten ein atemsynchrones Bewegen des Kopfes durchgeführt und festgestellt, dass diese Patienten eindeutig auf angenehme Angebote von außen reagieren und sich sichtlich entspannen.

Atemsynchron heißt hier, dass der Kopf während einer Ein- und Ausatmung zu einer Seite und beim nächsten Atemzyklus zur anderen Seite gedreht wird. Dies ist auch sehr gut auf der Bettkante möglich und dient zum einen der Kommunikation und zum anderen auch dem Sich-in-Bewegung-Erfahren und der Orientierung im Raum (> Abb. 3.39). Über positive Erfahrungen mit diesem Angebot möchten wir zur weiteren Vertiefung auf J. Rannegger (1997) und seine Kornfeldährenübung verweisen.

Dieses atemsynchrone Angebot ist sehr gut für den Aufbau des Dialogs mit wachkomatösen oder komatösen Patienten geeignet. Wir haben es oft erlebt, dass gerade diejenigen Patienten, die auf übliche Aufforderungen überhaupt nicht ansprachen, auf diese beruhigenden vestibulären Anregungen mit Aufmerksamkeit, Konzentration und Entspannung reagiert haben.

Der wiegende Charakter des vestibulären Angebots erinnert an das frühe Wiegen im Kleinkindalter und kann stark beruhigend wirken. Dies lässt sich beim Bettenmachen nutzen. Wenn wir den Patienten in die Seitenlage gebracht haben, können wir ihn sanft hin- und herwiegen.

Auf diesem Wege haben wir schon so manchen Patienten in den Schlaf geschaukelt oder konnten auch tachykarde Patienten beruhigen und ihre Herzfrequenz reduzieren.

### 3.3.3 Anregend vestibuläres Angebot

Eine andere, eher belebende Form der vestibulären Angebote ist die schnelle Bewegung des Körpers in der vertikalen Ebene. Dabei wird das Fußgelenk des Patienten umfasst und der Fuß mit dem gesamten Bein in Fuß-Kopf-Richtung rhythmisch hin- und herbewegt. Wir bewegen dabei nicht das Fußgelenk, sondern das Bein, indem wir den Fußballen fest umfassen. Diese vestibulären Informationen machen Patienten wach, außerdem spüren sie sehr gut ihre Körpergrenzen. Wir bieten dies auch vor der Mobilisierung an (> Abb. 3.40).

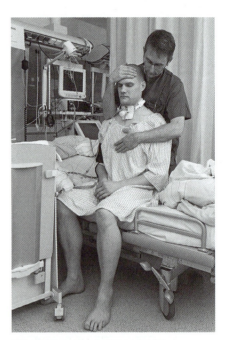

**Abb. 3.39** Auf der Bettkante. [K115]

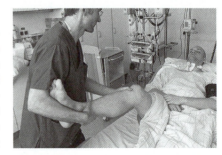

**Abb. 3.40** Anregende vestibuläre Stimulation. [K115]

Auch wenn in diesem Buch das Konzept der Basalen Stimulation in der Pflege erläutert wird, so werden gerade in diesem Abschnitt doch die Parallelen zu anderen Konzepten, z. B. Kinästhetik, deutlich, die sich hervorragend miteinander kombinieren lassen.

## 3.3.4 Sich in Bewegung erfahren

Auch hier haben wir durch die zentralen Ziele neue Wege entdecken können. Der Schwerpunkt liegt in der vestibulären Anregung des Patienten, durch die wir seine Eigenaktivität fördern möchten.

### Leben erhalten und Entwicklung erfahren
Wenn ein Patient Ansätze zur aktiven Eigenbewegung zeigt, so kann die Bewegung mit diesem Körperteil beginnen. Wenn hier sehr kleine, rhythmische Bewegungen angedeutet werden, ist der Patient viel eher in der Lage, Eigenbewegungen zu vollziehen, und er spürt, dass es weitergeht.

Zum *Leben erhalten* gehört auch das Leben schützen. Dies ist umsetzbar, wenn ein Patient sich während der Bewegung selbst hält, sich beispielsweise wegen der Bauchschmerzen ein Kissen vor den Bauch hält.

### Das eigene Leben spüren
Wenn die Position eines Patienten verändert werden soll, so ist es sinnvoll, ihm währenddessen deutliche Anregungen über seinen Körper zu vermitteln. Ein Arm, der hochbewegt wird, wird nicht einfach durch den Raum bewegt, sondern so bewegt, dass er möglichst viel Fläche des eigenen Körpers berührt, er wird am Körper hochbewegt; wird ein Bein aufgestellt, so kann die Ferse des einen Beines am anderen Bein entlang geführt werden, damit dem Patienten ein deutliches Nachspüren ermöglicht wird. Eine Hand des Patienten kann auch an seinen Kopf gelegt werden, um einen körperlichen Bezug herzustellen, wenn der Kopf bewegt wird: Ich spüre mich in Bewegung!

### Sicherheit erleben und Vertrauen aufbauen
Ein Lagewechsel auf einer Unterlage, deren Größe man nicht genau kennt und die zudem weich ist, kann erhebliche Unsicherheit auslösen. Wenn ein Patient eine entsprechende Reaktion zeigt, so sollte kurz innegehalten werden, damit er spürt, dass wir ihn wahrgenommen haben. Dann kann dieselbe Bewegung langsamer angeboten werden. Sinnvoll ist es mitunter auch, eine Hand des Patienten auf den Arm der Pflegekraft zu legen, damit dieser etwas zum sicheren Halten hat und die Bewegung nachvollziehen kann; dies ist in der Regel gut möglich, wenn eine Hand der Pflegekraft den Kopf des Patienten während des Umlagerns von unten hält. Bei einem Patienten, der die Augen öffnen kann, ist etwas Ähnliches umsetzbar, wenn die Pflegekraft im Gesichtsfeld des Patienten bleibt und sich mit ihm bewegt, also zur Seite beugt, wenn der Patient auf die Seite gedreht wird; dies vermittelt einen visuellen Orientierungspunkt und damit Sicherheit.

Wir haben sehr gute Erfahrungen damit gemacht, Patienten zur Umlagerung, selbst zur Mobilisierung in einen Stuhl, in das Bettlaken einzuwickeln. Dies kann eine deutliche körperliche Sicherheit vermitteln, wenn das Laken fest um den Körper gespannt wird. Allerdings fühlen sich Patienten, die sich in Ansätzen gut selbst bewegen können, darin eingesperrt. Menschen mit einer Spastik beispielsweise können sich dabei hingegen sicher fühlen und entspannen. Vorsicht bei nassen oder feuchten Laken, da diese dann schnell reißen können.

### Den eigenen Rhythmus entwickeln

Wenn Bewegungen wiederholt rhythmisch angeboten werden, so werden sie für den Patienten vorhersehbar und er ist eher in der Lage, aktiv mitzuwirken. Hier ist kein Durchbewegen gemeint, sondern ein sehr behutsamer Rhythmus, synchron zur Atmung oder auch synchron zu einem gesummten Lied.

### Die Außenwelt erfahren

Während des Bewegens können die Extremitäten des Patienten über die Umgebung, das Bett, geführt werden, damit dieser spürt, wie viel Platz er für die Bewegung hat. Wenn eine Hand an der Bettkante liegt, spürt er viel eher, dass er sich auf die Seite drehen kann.

### Beziehung aufnehmen und Begegnung gestalten

Oft haben wir Pflegenden eigene Bewegungsmuster im Sinn und bringen Patienten nach einem gewissen Standard in Bewegung. Wenn ein Patient in einem bestimmten Bereich eigene Aktivitäten zeigt, so kann die Bewegung auch dort begonnen und entwickelt werden, z. B. an der Hand, dem Kopf oder dem Fuß.

Mitunter misstrauen Patienten vor der Mobilisierung eher schmächtigen Pflegekräften und zweifeln vor der Mobilisierung ihre Fähigkeiten an. Hier kann es durchaus sinnvoll sein, nicht auf die Mobilisierung durch die Pflegekraft zu beharren, sondern den Patienten selbst eine Pflegekraft auswählen zu lassen, der er die Kraft zutraut. Wenn genug Sicherheit wiederholt erlebt wurde, kann die Mobilisierung dann auch durch andere Personen geschehen.

### Sinn und Bedeutung geben

Der Sinn der Bewegungen kann begreifbar und spürbar werden. Wir können einen Patienten vor der Bewegung deutlich dort berühren, wo die Bewegung hingehen soll, beispielsweise:

- „Ich bewege Sie nach oben" – die Hand des Patienten wird an seinen Scheitel geführt.
- „Ich drehe Sie auf die linke Seite" – Berührung an der linken Seite.

Vor der Mobilisierung in einen Stuhl können auch der Bademantel oder die Schuhe gezeigt und gesehen werden.

### Sein Leben gestalten

Kann der Patient die Bewegung auch selbst gestalten? Vielleicht kann er andeuten, wie und wohin er sich bewegen möchte oder – wenn er sprechen, sich aber kaum bewegen kann – uns auch zu einer Bewegung anleiten. Es geht darum, eigene Bewegungsmuster vonseiten des Patienten zu entwickeln.

Autonomie und Verantwortung leben
Vielleicht kann der Patient uns signalisieren, wann er wieder in Bewegung kommen möchte, er kann das Kommando geben („zählen Sie bitte bis 3") und uns auch bedeuten, wohin er sich bewegen möchte.

Internet
⌁www.basale.at (Kornährenfeldübung)
⌁www.fruehmobilisierung.de

## 3.4 Vibratorische Angebote und Techniken

Ziel der vibratorischen Angebote ist die Erfahrung von Körpertiefe und -fülle und innerer Stabilität. Im Alltag sind vibratorische Pflegemaßnahmen sehr ungewöhnlich, wenn wir von der Pneumonieprophylaxe mit einem Vibrax absehen.

Bei Schlaganfallpatienten führt eine vibratorische Anregung des mehr betroffenen Beines zu einem verbesserten und beschleunigten Gang (Kawahira et al. 2004). Schlaganfallpatienten mit einem Neglect und Pushersyndrom können nach einer Vibration der Fußsohlen aufrechter sitzen (Richard et al. 2001). Vibrationen an der Nackenmuskulatur führen bei Neglectpatienten zu einer Korrektur der räumlichen Orientierung der Körpermittellinie (Karnath 1993), allerdings wissen wir aufgrund der Erfahrung, dass Vibrationen im Nackenbereich auch Kopfschmerzen, Migräne u. a. auslösen können. Man muss also vorsichtig sein und gut mit dem Patienten zusammen arbeiten.

Wir können die Stärke der Vibrationen mit unserer freien Hand kontrollieren und selbst wahrnehmen, wie weit das Angebot zu spüren. Auch hier ist es so, dass die Wahrnehmung von Vibration individuell unterschiedlich sein kann. Wir achten auch auf eine mögliche Spastizität, wenn wir die Muskeln der Patienten vibrieren lassen ( ➤ Abb. 3.41).

Vibrationen an den Röhrenknochen wirken eher systemisch, die harten Knochen

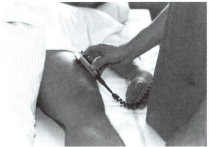

**Abb. 3.41** Vibrationen am Muskel – hier am Oberschenkel – lösen eher lokale Empfindungen aus.

leiten die Vibrationen im Skelett weiter und sind tiefer zu spüren (> Abb. 3.42). Prinzipiell wirken Vibrationen an den Muskeln eher lokal.

Die physiologische Wahrnehmung von Vibrationen geschieht von peripher nach zentral, wie das Vibrieren eines heran nahenden Zuges, der zuerst über die Fußsohlen gespürt wird. Für viele Patienten ist dies die richtige Vorgehensweise, da zentrale Vibrationen zu Beginn als zu heftig empfunden werden. Das bedeutet, die Reihenfolge der klassischen vibratorischen Stimulation ist: Fersen, Hüfte, Becken, Ellenbogen, Thorax. Eine gute, alternative Vorgehensweise kann aber auch darin bestehen, zuerst die Hand des Patienten auf die eigene Brust (der Pflegenden) zu legen, um über die Stimme (die Information über das weitere Vorgehen) eine *natürliche* Vibration erfahrbar zu machen. Danach kann das Vibrationsgerät in die Hand gelegt werden, um einen Wechsel und die elektrische Vibration an sich erfahrbar zu machen. Wenn der Patient interessiert aufmerksam ist, kann bei den Füßen weitergemacht werden. Ein elektrischer Rasierer wird auch normalerweise zuerst von der Hand gespürt und dann erst zentral. Aber auch hier ist die Ausdehnung der Wahrnehmungsfähigkeit entscheidend. Wenn ein Patient Vibrationen an der Hand gar nicht spüren kann, ist es auch nicht sinnvoll, dort zu beginnen, sondern an dem Bereich, in dem er die Vibrationen und sich gut spüren kann.

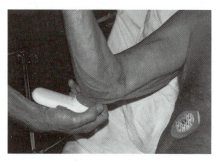

**Abb. 3.42** Vibrationen am Knochen – hier am Ellenbogen – leiten Vibrationen weiter.

Vibrationen können durch verschiedene Medien erfahrbar gemacht werden: zunächst einmal die eigene Stimme, durch die die Patienten beispielsweise ihre Hände spüren können, wenn Sie diese auf Ihren Brustkorb legen. Es können aber auch Vibrationen mit einer großen Stimmgabel ausgelöst werden, wie sie in der Hals-Nasen-Ohrenheilkunde oder in der Neurologie gebräuchlich ist. Diese Vibrationsmedien zeichnen sich durch eine sich ändernde Amplitude aus. Eine kontinuierliche Leistung wird von elektrischen Geräten abgegeben. Am besten eignen sich elektrische Vibratoren wie Rasierer, elektrische Zahnbürsten oder klassische Massagegeräte. Hier sind Geräte mit Akku besser als solche mit Kabel, da sie eine größere Beweglichkeit zulassen. Manche Vibrationsgeräte sind sehr handlich, haben aber den Nachteil, dass sie einfach zu stark schwingen. Hier kann auf einfache Weise Abhilfe geschaffen werden, indem das Gerät z. B. mit einem Waschlappen abgepolstert wird. Vielen Pflegenden hilft dies auch, wenn sie die Vibrationen als zu heftig empfinden. Achten Sie dabei immer auf den Sinnzusammenhang und mögliche Missverständnisse. Bei dem Gebrauch eines Rasierers erklingt meistens ein bekanntes Geräusch: Wenn Sie einem Patienten mit einem Rasierer eine vibratorische Erfahrung an den Füßen oder Beinen ermöglichen, achten Sie darauf, dass er dies nicht falsch versteht.

### Leben erhalten und Entwicklung erfahren

Bei Patienten, die auf Wechseldruckluftmatratzen liegen, ist es oft so, dass die Matratze durch einen Kompressor gespeist wird. Dieser Kompressor hängt am Bett und vibriert ständig, wodurch es im Patienten zur vibratorischen Habituation kommen kann. Hier kann es sinnvoll sein, die Matratze und damit auch den vibrierenden Kompressor gelegentlich und in einem rhythmischen Wechsel von einigen Stunden auszustellen. Dadurch können der eigene Körper und auch Eigenbewegung viel besser ermöglicht und unterstützt werden. Zusätzlich deuten sich dadurch weitere Entwicklungen an.

### Das eigene Leben spüren

**Beispiel**

Bei einer Patientin mit Hirninfarkt und Halbseitensymptomatik, deren erkrankte Körperhälfte gelähmt und gefühllos war, haben wir am zweiten Tag begonnen, zuerst das gesunde Bein vom Hüftgelenk ausgehend bis zu den Füßen zu stimulieren. Der Vibrator wurde dabei zunächst am Trochanter major angesetzt, dann am Schienbein und schließlich am Fußrücken, damit die Patientin ihr Bein als Ganzes spüren konnte. Danach haben wir den Vibrator über die Muskeln zurück zur Hüfte geführt und wechselten zur betroffenen Seite, um auch hier erst die Knochen und dann die Muskeln erfahrbar zu machen. Schon beim ersten Mal sagte die Patientin, dass sie plötzlich ihr Bein bis zu den Knien spüren könne, und nach weiteren drei Tagen vibratorischer Stimulation war sie in der Lage, ihr Bein bis zu den Zehenspitzen wahrzunehmen.

Ähnliche positive Erfahrungen haben wir auch bei Patienten mit Mediainfarkt gemacht, die große Schwierigkeiten hatten, alleine zu gehen oder sich im Bett selbstständig zu drehen. Auch bei diesen Patienten war nach vibratorischer Stimulation eine deutliche Besserung festzustellen. Sie konnten sich „plötzlich" deutlicher spüren und sich überraschend schnell selbst bewegen, denn bei hemiplegischen Patienten ist die Vibrationswahrnehmung oft noch erhalten.

Bei einigen Patienten war während der vibratorischen Stimulation eine Steigerung des Hirndrucks zu beobachten. Wir raten deshalb bei entsprechenden Patienten zur Vorsicht.

### Sicherheit erleben und Vertrauen aufbauen

Bei einer Patientin, die ein Inhalationstrauma nach Wohnungsbrand erlitten hatte und sehr unruhig war, versuchten wir, uns aus ihrer Perspektive vertrauenswürdig anzunähern. Sie war seit ihrer Kindheit blind und taub und schien ihre jetzige Situation nicht zu begreifen und nestelte. Wir näherten uns ihr, ergriffen ihre Hand, legten diese an unseren Brustkorb und sprachen zu ihr. Sie konnte natürlich nicht verstehen, was wir sagten, verstand aber, dass sich ihr jemand mittels Vibrationen verständlich machen wollte. Sie wurde sehr ruhig und aufmerksam und der nächste Schritt bestand darin, ihre Hand vom Brustkorb zum Nachttisch mit der vorbereiteten Waschschüssel zu führen, worauf sie nach einem kurzen Tasten die Aktivität verstand und aktiv wurde.

Den eigenen Rhythmus entwickeln
Vibrationen können auch am Thorax synchron zur Atmung des Patienten angeboten werden, wodurch die eigene Atmung deutlich gespürt werden kann (➤ Abb. 3.43). Dies kann gerade bei aufwachenden, noch beatmeten Patienten von Bedeutung sein.

―――――――――――――――― **Beispiel** ――――――――――――――――

Ein Patient, der aus der Sedierung aufwachte und von SIMV- auf CPAP-Beatmung umgestellt wurde, hyperventilierte ständig und das Weaning gestaltete sich entsprechend problematisch. Nach einem Gespräch mit dem Patienten wurde deutlich, dass er sich seiner selbstbestimmten Atmung gar nicht bewusst war, sondern vielmehr dachte, er würde einfach nur in hoher Frequenz beatmet. Darüber wurde er leicht panisch. Wir ließen ihn seinen Thorax spüren, indem wir den Vibrator im Rhythmus seines Atems ansetzten. Durch die zusätzliche vibratorische Wahrnehmung wurde ihm seine Atmung bewusst und er konnte im CPAP/ASB-Modus vom Respirator entwöhnt werden.

Außenwelt erfahren
Vibrationen können unterschiedlich erfahrbar gemacht werden. Wir haben z. B. einen älteren, adipösen Patienten betreut, der nach längerer Beatmung und Sedierung mobilisiert werden sollte. Der Patient half dabei nicht mit und stellte große Anforderungen an unser kinästhetisches Wissen. Bei der nächsten Mobilisierung haben wir vorher mit einem Vibrator die Matratze des Patienten vibrieren lassen (➤ Abb. 3.44). Die Schaumstoffmatratze leitete die Vibrationen weiter und ließ den Patienten seine aufliegenden Hautpartien spüren. In der Regel löst diese Empfindung ein belebendes Kribbeln aus, so auch bei diesem Patienten, der sogleich seine Beine bewegte.

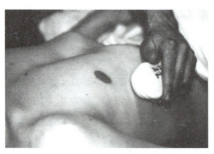

**Abb. 3.43** Vibrationen am Thorax machen die eigene Atmung bewusst.

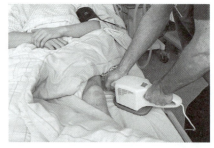

**Abb. 3.44** Bei Matratzen wird Vibration nahezu auf der gesamten Fläche wahrgenommen. [K115]

## 3.4 Vibratorische Angebote und Techniken

Am nächsten Tag wiederholten wir dieses Angebot, stimulierten aber darüber hinaus auch seine Beine direkt mit einem Batterievibrationsgerät. Die Mobilisierung vollzog sich – nahezu – mühelos.

Bei Wechseldruckmatratzen leiten nur die berührten Matratzensegmente die Vibrationen weiter.

### Beziehung aufnehmen und Begegnung gestalten

Manche beatmete Patienten nehmen Beziehungen zu ihrer Umwelt auf, indem sie auf die Matratze oder gegen die Bettgitter klopfen, um sich bemerkbar zu machen. Dies kann zwar für uns Pflegende mitunter eher störend wirken, aber aus Sicht des Patienten ein wichtiges Signal sein, um sich zu melden, wenn sie eine übliche Patientenklingel nicht nutzen können.

### Sinn und Bedeutung geben

Eine sehr einfache Art, dem Patienten die Möglichkeit zu geben, sich in der Außenwelt durch vibratorische Anregung zu spüren, ist das Stampfen und Klopfen. Es bedeutet nichts anderes als die starke Erschütterung des Skeletts. Bei einem mobilisierten Patienten kann mit den Füßen auf den Boden gestampft werden, um die Beine zu spüren (> Abb. 3.45), oder mit den Ellenbogen auf den Nachtschrank geklopft werden, um die Arme zu spüren. Durch die Erfahrung von „das ist stabil und trägt mich" kann der Sinn und die Beutung der Umgebung verstanden werden.

### Sein Leben gestalten

Manche Patienten geben uns deutliche Hinweise, dass sie Vibrationen schätzen, indem sie den Rasierer oder die elektrische Zahnbürste länger als nötig festhalten und wiederholt auf die Matratze oder den Nachtschrank klopfen. Dies kann ein Entwicklungspotenzial sein, das weiter gefördert werden kann, z. B. können Patienten ihre Umgebung durch einen Stift erkunden und abklopfen; andere wollen Musik nicht nur hören, sondern auch spüren und das Musikgerät auf sich legen, um die Musik in sich zu spüren.

Fröhlich beschreibt die Situation eines Spaziergangs mit einem behinderten Kind im Rollstuhl, dem er einen Stock in die Hand gibt, um an einem Lattenzaun entlang zu knattern. Dies lässt sich auch bei erwachsenen Patienten auf Station umsetzen, wenn unebene Wände vorhanden sind. Möglich kann auch ein Spaziergang mit Patienten im Rollstuhl sein, dessen Reifen bewusst hart sind, um auf dem unebenen Boden zu vibrieren. Hier können neue Wege entdeckt werden.

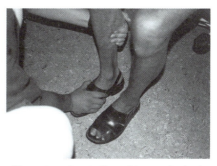

**Abb. 3.45** Vibratorische Erfahrung durch das Stampfen mit den Füßen.

## 3 Angebote und Techniken

**Autonomie und Verantwortung**
Die Kontrolle über die eigene Ausscheidung ermöglicht Autonomie (➤ Abb. 3.46).

---
**Beispiel**

Ein älterer Patient war nur zur Überwachung auf Station. Er war herzinsuffizient, hatte Diabetes mellitus, eine motorische Aphasie und war zudem beidseitig oberschenkelamputiert. Dieser Patient urinierte häufig ins Bett, hatte keinen Dauerkatheter und sollte auch keinen erhalten. Nach dem zweiten Wechseln der Bettwäsche fragten wir ihn, ob er seine Blase überhaupt spüren könne. Der Patient schüttelte den Kopf. Berührungen konnte er nur bis zum Bauchnabel wahrnehmen, der Bereich darunter war für ihn nicht spürbar. Wir ließen ihn seinen Bauchraum und auch das Becken durch Vibrationen fühlen, worauf er erstaunt aufblickte und nunmehr sein Becken und – was uns wichtig war – seine Blase spüren konnte. Wir erklärten ihm daraufhin den kleinen Vibrator und seine Funktion, damit er nun selbst kontrollieren konnte, ob die Blase entleert werden musste. Dies tat er auch und war mit einer Ausnahme von Stund' an kontinent.

---

Auch bei Patienten, die nach dem Entfernen des Dauerkatheters noch keinen Spontanurin lassen können, haben wir mit einer entsprechenden Anregung sehr gute Erfahrungen sammeln können.

### Kontraindikationen

Auch vibratorische Anregungen sollten angemessen umgesetzt werden, medizinische Faktoren müssen natürlich berücksichtigt werden. Ein neu implantierter Herzschrittmacher oder Klappenersatz kann nach Aussage der Ärzte unseres Teams bereits 24 Stunden nach Anlage durchaus Vibrationen wie die eines Vibrax tolerieren. Hier ist aber ärztliche Rücksprache zu halten.
Vorsicht ist geboten bei:
- *Spastik:* Vibrationen können Spastiken auslösen, aber auch lösen.
- *Hirndruckgefahr:* Vibrationen können den Blutdruck und sekundär den Hirndruck steigen lassen.
- *Knochenbrüche:* Bei zu großer Vibrationsamplitude kann es evtl. zur Kallusbildung kommen. Vibrationen in der Frequenz eines Katzenschnurrens hingegen fördern die Knochenheilung.

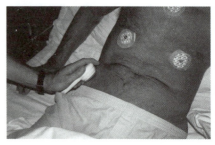

Abb. 3.46 Vibrationen sind ausgezeichnet geeignet, um den Beckenbereich wahrnehmbar zu machen. Der Vibrator kann dabei auf dem Darmbeinkamm angesetzt werden. Vibrationen, die am Kreuzbein ausgelöst werden, sind direkt im Schließmuskel spürbar.

- *Varizen:* Ein latenter Thrombus kann durch starke Vibrationen gelöst werden und zur Embolie führen.
Eine liegende Bülowdrainage ist keine Kontraindikation, natürlich sollten aber Schmerzen oder Irritationen von Zu- und Ableitungen – sie können durch die Materialbeschaffenheit die Vibrationen in die Körpertiefe weiterleiten – berücksichtigt werden, wenn man mit einem Vibrationsgerät gegen diese Leitungen stößt.

### Internet
⌁www.diaprax.de (Vibrationsgerät „Spezial-Massagegerät")

## 3.5 Orale Angebote und Techniken

Die oralen Angebote dienen in erster Linie dazu, die Eigenaktivität des Patienten in diesem Bereich zu fördern und ihn in seinem Spüren des Mundbereichs und seiner Umwelterfahrung, Befriedigung und Lusterleben zu unterstützen. In der oralen Wahrnehmung kommen verschiedenste Qualitäten zum Tragen: Geschmack, Geruch, Temperatur, Menge, Oberfläche, Lage und Konsistenz der aufgenommenen Nahrung.

Der Mundbereich ist eine äußerst sensible Zone. Die Zunge z. B. hat im ganzen Körper die größte Dichte an sensiblen Rezeptoren. Gleichzeitig ist dieser Bereich sehr intim und wir legen in der Regel großen Wert darauf, ihn zu schützen, da Manipulationen – denken Sie an Ihren letzten Zahnarztbesuch – schnell das Gefühl von Ohnmacht und Hilflosigkeit in uns hervorrufen können. Wir arbeiten also langsam, eindeutig und für den Patienten nachvollziehbar, um Gefühle der Hilflosigkeit zu vermeiden. Andererseits gibt uns dieser Bereich eine große sinnliche Befriedigung und wir verknüpfen mit einem leckeren Essen viele positive Erfahrungen. Wir nutzen daher Gewohnheiten der Patienten, um frühere Erinnerungen und damit verknüpfte Fähigkeiten unterstützen zu können.

Prinzipiell behindern nasale Sonden wie auch Beatmungstuben oder Tracheostomen das Geruchsvermögen, ebenso können orale Sonden und Tuben die Wahrnehmung im Mundbereich stark beeinträchtigen oder sogar stören. Bienstein und Fröhlich empfehlen deshalb bei längerer Verweildauer einer nasalen Ernährungssonde, diese durch eine PEG zu ersetzen (Bienstein, Fröhlich 1994).

Früher haben wir die orale Stimulation mit der Mundpflege verbunden, da wir bemerkt hatten, dass selbst angespannte Patienten durch die angenehmen Stimulationen den Mund öffneten und die Mundpflege dadurch für beide Seiten einfacher war. Später mussten wir allerdings feststellen, dass viele Patienten durch die zusätzlichen unangenehmen Reize der Mundpflege überfordert waren, und dass dadurch die Wirkung der gesamten Situation infrage gestellt wurde.

Wir unterscheiden zwischen verschiedenen oralen Angeboten, da diese im Alltag auch unterschiedlichen, voneinander trennbaren Situationen entsprechen:
- orale Anregung
- Mundpflege
- Nahrungsaufnahme

In allen drei Formen wird allgemein zunächst der Patient informiert, ihm sein Mundbereich von außen spürbar und dann weiter erfahrbar gemacht.

## 3.5.1 Orale Anregung

Die *orale Anregung* dient dem aktiven Spüren des oralen Bereichs, z. B. dem Erfahren des Mundraums oder auch dem Erleben einzelner Wahrnehmungsqualitäten wie die Geschmacksrichtungen süß, sauer oder salzig. Wenn mit einem Tupfer nicht nur durch den Mund gewischt und die Zähne nicht nur abgebürstet werden, sondern langsame Bewegungen mit unterschiedlichem Druck angeboten werden, die einzelne Konturen betonen, können Einzelheiten wieder entdeckt werden: Zähne, Zunge, Zahnfleisch und Wange fühlen sich ganz unterschiedlich an. Zum Beispiel kann die Qualität *Temperatur* durch warme und kalte Flüssigkeiten, *Geschmack* mit süßen und sauren Flüssigkeiten oder auch die *Lage* durch unterschiedliche Positionierung der Flüssigkeiten gezielt erfahrbar gemacht werden. Bei der Anregung sollte die Vorgehensweise immer gleich bleiben, damit die Konzentration hauptsächlich auf die unterschiedlichen Qualitäten gelenkt und nicht durch ein anderes Prozedere gestört wird. In den im Folgenden genannten Beispielen ist das Medium eine Flüssigkeit gleicher Konsistenz und Menge, nur die anderen Qualitäten ändern sich. Die direkte *Anregung* kann Patienten darin unterstützen, ihre orale Wahrnehmung oder Vigilanz weiter zu entwickeln. Das Risiko einer Dysphagie muss dabei berücksichtigt werden.

### Die Annäherung

Auch im Mundbereich ist es so, dass immobile Patienten diesen Bereich „vergessen" und der Aufforderung, den Mund zu öffnen, gar nicht folgen können, weil sie den Mund in ihrem gestörten Körpergefühl nicht so schnell finden können. Wir führen den Patienten also erst einmal zu seinem oralen Bereich hin. Wir beginnen bei einem Patienten nicht mit der direkten oralen Anregung, sondern nähern uns erst einmal behutsam und vertrauenswürdig an, d. h., das Kontakthalten kann hier für den Patienten von großer Bedeutung sein, wobei ein Hautkontakt am Rand des oralen Bereichs (2–5 cm neben den Lippen) gehalten werden sollte, nicht an der Schulter (➤ Abb. 3.47).

Ein guter nachvollziehbarer und daher auch vorhersehbarer Weg kann darin bestehen, zunächst 3-mal von den Wangen zu den Lippen zu streichen, dann 3-mal die Lippen zu umkreisen und 3-mal über die Lippen zu streichen. Hierbei beobachten wir eine mögliche Ablehnung, respektieren diese und vollziehen unsere Bewegungen nicht weiter, wiederholen aber, was der Patient bis dahin zugelassen hat. Später (in der Schicht) wiederholen wir das Angebot in gleichem Aufbau, um für den Patienten vorhersehbar zu arbeiten und arbeiten so weiter, bis der Patient erneut eine Ablehnung zeigt. Die Erfahrung zeigt uns, dass die Patienten uns immer mehr vertrauen und die orale Annäherung immer mehr zulassen.

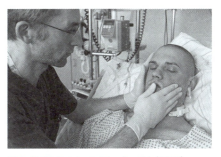

**Abb. 3.47** Dein/mein Mundbereich [K115]

Es gibt verschiedene Medien, um sich dem oralen Bereich anzunähern:
- Hand der Pflegekraft
- Hand des Patienten
- Waschhandschuhe (nass oder trocken)
- Latexhandschuhe
- Tupfer
- Lotion oder Gesichtscreme
- Zahnbürste
- elektrische Rasierer
- Löffel
- Tasse oder Becher

Jedes Medium hat seine Vor- und Nachteile. Die Berührung mit der bloßen Haut durch die Pflegekraft kann viel Vertrauen und Nähe bedeuten. Für einen Patienten kann das sinnvoll sein, für einen anderen aber auch zu viel Nähe. Dann bieten sich geführte, unterstützende Bewegungen oder die Nutzung anderer distanzschaffender Materialien an, z. B. ein Löffel.

Das Medium sollte der Situation entsprechen, z. B. macht eine Annäherung mit einer Tasse wenig Sinn, wenn eigentlich Mundpflege gemeint ist.

## Den Patienten locken

Eine andere Möglichkeit des Anbietens besteht darin, verwirrte oder stark bewusstseinsgestörte Patienten mit einem angenehmen, wenn möglich bekannten Geruch oder Geschmack zu locken, damit der Patient wahrnimmt, dass er gemeint ist (➤ Abb. 3.48). Wir bieten unterschiedliche Medien an: Säfte, Cola light®, alkoholfreies Bier, Eis, sauren Gurkensaft, Honig oder Marmelade. Wenn wir etwas Neues anbieten, versuchen wir, die Substanz auf die Zunge zu applizieren und warten erst einmal ab, wie der Patient reagiert.

Wenn der Geruch den Patienten neugierig macht, wird er von selbst den Mund öffnen und mehr schmecken wollen.

Wenn einzelne orale Qualitäten erfahrbar werden sollen, ist ein äußerst strukturiertes Vorgehen wichtig. Der gleiche Aufbau eines Angebots ermöglicht es dem Patienten dann, einzelne Qualitäten zu unterscheiden, z. B.:

- **Geschmack:** salzig (Brühe), süß (Limonade), sauer (Gurkensaft), bitter (Kaffee)
- **Konsistenz:** Vanillemilch, Vanillepudding, Vanilleeis oder Kakao, Schokopudding, Schokolade
- **Lage:** mit langen Obststückchen, Apfel oder Apfelsine (langsam mit Patientenhand hin und her bewegen)

### Eine interessante Konsistenz

Neben dem Geschmack lässt sich auch die Konsistenz der Speisen zum interessanten Wahrnehmungsobjekt machen. Es gibt mittlerweile viele Produkte zum Andicken von Flüssigkeiten, die Patienten mit Schluckstörungen sehr entgegenkommen. Eine interessante Erfahrung kann aber auch ein kleiner Paprikachip in der Wangentasche sein.

Neben dem intensiven Geschmack lockt er die Zunge, dort hinzuspüren. Außerdem besteht kaum Aspirationsgefahr, da der Chip sich relativ schnell auflöst. Brausepulver kann durch belebendes Prickeln auf der Zunge einen ähnlichen Effekt auslösen. Ein weiteres Angebot kann darin bestehen, kleine Nahrungsstücke – Apfel, Käse, Gummibärchen – in einen entfalteten Mulltupfer zu wickeln, diesen feucht (!) zu machen und ebenfalls in die Wangentasche einzubringen, wobei der Tupfer mit einem Pflasterstreifen auf der Wange gesichert wird. Die genannten Lebensmittel werden natürlich nur in sehr geringen Mengen verwendet (> Abb. 3.49). Abhängig vom Wachheitszustand des Patienten können wir Aspirationen vermeiden, indem wir bei dem Patienten bleiben und ihn in eine Position bringen, in der der Mund tiefer gelegen ist, als der Rachen, damit Speisen oder Flüssigkeiten nicht in den Rachen fließen können.

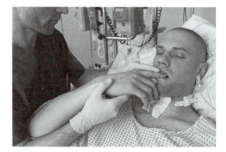

**Abb. 3.48** Den Patienten mit etwas Angenehmem locken. [K115]

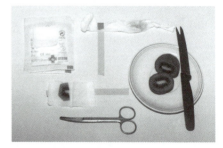

**Abb. 3.49** Wir basteln ein Lunchpaket – alternativ mit tg-Schlauch®

Ein Tupfer kann 10–20 Minuten in der Mundhöhle verbleiben. Es dauert eine Weile, bis der Geschmack durch den Speichel im Mund verteilt wird.

Wir teilen hier die Erfahrung von Christel Bienstein, die in einem Seminar sagte: „Eine wache Zunge macht einen wachen Geist." Patienten, die oral eine interessante Wahrnehmung erfahren und mit der Zunge aktiv werden, werden auch insgesamt wacher. Wenn Sie beim Zahnarzt waren und eine neue Füllung bekommen haben, kennen Sie es, dass Sie den ganzen Tag mit der Zunge dorthin fühlen, um dieses Neue zu erkunden und sich daran zu gewöhnen.

## Gerüche als Erinnerungsträger

Mit bestimmten Gerüchen verbinden wir erlebte Situationen oder Personen. Das Essen, das Sie von zu Hause kennen, wird eine unverwechselbare Geschmacksqualität haben; ebenso werden Sie bestimmte Personen allein am Geruch wahrnehmen können. Diese Fähigkeit können wir bei bewusstseinsgestörten Patienten nutzen. Bienstein und Fröhlich führen ein Fallbeispiel an, bei dem einem komatösen Mann und ehemaligen Autofreak ein mit Motorenöl getränkter Werkstattlappen vor der Nase hin- und hergewedelt wurde und der Patient deutlich darauf reagiert hat. Ebenso reagierte ein somnolenter Patient hämodynamisch auf das getragene Hemd seiner Frau (Bienstein, Fröhlich 1994). Wir haben erlebt, dass ein Patient durch Lavendelgeruch plötzlich einschlief oder sich ein anderer Patient durch den Geruch seines Kuschelkissens geborgen fühlte.

Beatmete, bzw. tracheotomierte Patienten können aufgrund des fehlenden Luftstroms in der Nase nur sehr eingeschränkt bis gar nicht riechen. Sie schmecken auf der Zunge, die Geruchswahrnehmung ist aber sehr vermindert (Adler et al. 2009).

Nicht zu verwechseln ist eine „olfaktorische Stimulation" mit der Aromatherapie! Gerüche regen assoziierte Erinnerungen und damit mögliche Aktivitäten (z. B. etwas anziehen zu wollen) an. Körpergeruch ist ein wichtiger Aspekt der Identität!

Bei relativ wachen Patienten kann dies aber auch Missverständnisse auslösen, wenn es zwar nach häuslicher Bettwäsche riecht, sie aber nicht zu Hause sind.

## Leben erhalten und Entwicklung erfahren

Ein älterer Herr, der wach und bettlägerig war, lag im Sterben und schien sich auf seinen Tod vorzubereiten. Er wirkte gefasst und schien fast belustigt über all meine Bemühungen. Ich fragte ihn, ob er etwas essen möchte. „Och, zum Schluss etwas Grünes …" erwiderte er und bat um einen Apfel. Er biss ein paar Mal davon ab und es war das Letzte, was er aß. Am nächsten Tag verstarb er.

## Das eigene Leben spüren

Eine Patientin nach Hirninfarkt wachte aus einer längeren Sedierung nicht wieder auf, sie wirkte weit weg, der Mund war offen und die Zunge lag unbeweglich in einem Mundwinkel. Ich richtete ihr Kopfteil auf, näherte mich langsam und strukturiert ihrem Mund an, hielt mit dem kleinen Finger Kontakt an ihrer Wange. Nacheinander bot ich ihr mit Pflaumentupfern süße, saure, salzige und leicht bittere Flüssigkeiten an, dies geschah jeweils zweimal, dann wechselte ich den Geschmack. Zungenbewegungen wurden vor allem bei der sauren Flüssigkeit deutlich, am Ende der Schicht wiederholte ich das Angebot, worauf ihre Zunge noch aktiver wurde. Am nächsten Morgen entdeckte ich bereits einen geschlossenen Mund, die Augen hinter den Lidern wirkten anders, aufmerksamer. Wieder bot ich ihr die Geschmackserfahrung an, sie blinzelte und öffnete vier Stunden später die Augen.

Eine andere, vergleichbare Patientin hat auf diese Geschmackserfahrung fast gar nicht reagiert, nur mit minimalen Bewegungen ihrer Zunge. Sie wurde auch nicht wacher – erst in der Reflexion fiel mir auf, dass diese Patientin völlig damit beschäftigt war zu atmen und für eine orale Erfahrung kein Potenzial mehr hatte (➤ Tab. 3.3).

**Tab. 3.3** Variationen der oralen und olfaktorischen Angebote anhand der zentralen Ziele.

| Zentrales Ziel | Variation |
| --- | --- |
| Leben erhalten und Entwicklung erfahren | Nahrungsaufnahme bedeutet ein Stück wiedererlangter Normalität. Es werden Temperaturveränderungen (Kühle und Wärme) im Mund erlebt. Der erste Schluck Kaffee oder Wasser bedeuten, dass es vorangeht und das Leben sich weiter entwickelt, wenn auch nicht immer in die von uns gewünschte Richtung. |
| Das eigene Leben spüren | Etwas zu schmecken ist etwas sehr Reales. Gerade durch Geschmackserfahrungen können wir Patienten in ihrer Aufwachphase unterstützen. Sie beginnen dann, ihren Mund zu schließen, entwickeln eine Kontrolle über ihren Mund und werden zusehends wacher. |
| Sicherheit erleben und Vertrauen aufbauen | Konsistenz der Nahrung, Temperatur und Tempo des Angebots sollten so dargereicht werden, dass diese im Mundraum wahrnehmbar ist und vom Patienten sicher geschluckt werden kann. Dazu gehören auch die richtige Körperhaltung und die Unterstützung ggf. durch den Kieferkontrollgriff. |
| Den eigenen Rhythmus entwickeln | Das Tempo bei der Nahrungsaufnahme oder bei der Mundpflege sollte der Situation und Wachheit des Patienten angepasst sein, d. h. erst sollte eine Annäherung stattfinden, dem dann das eigentliche Angebot folgt. |
| Außenwelt erfahren | Menschen sind an ihre alltäglichen Dinge gewöhnt, so kann es sinnvoll sein, statt einer Schnabeltasse eine normale Tasse anzubieten. |
| Beziehung aufnehmen und Begegnung gestalten | Angehörige sollten gerade bei den Angeboten der oralen Stimulation einbezogen werden, da durch die vermehrte Beweglichkeit der Zunge und das interessante Geschmacksangebot oftmals eine zunehmende Wachheit beim Patienten zu beobachten ist. |
| Sinn und Bedeutung geben | Gewohnheiten und Vorlieben werden betont. Zur Essensaufnahme gehört auch ein typisches Geruchsbild, welches uns Appetit haben lässt. |
| Sein Leben gestalten | Die Nahrungsaufnahme könnte zu den gewünschten Essenszeiten des Patienten angeboten werden. |
| Autonomie und Verantwortung | Geführte, unterstützende, begleitende Bewegungen werden vermehrt integriert. |

## 3.5 Orale Angebote und Techniken

### Sicherheit erleben und Vertrauen aufbauen
Orale Angebote können auch in dem Erleben von Sprache, Mundbewegungen und Atmung bestehen.

---
**Beispiel**
---

Ein Mann, 65 Jahre alt, wach und ansprechbar, kooperativ und voll kontrolliert beatmet – lag seit einem dreiviertel Jahr im Krankenhaus. Nach dem ersten Kennenlernen fragte ich ihn, ob er Lust hätte, „mal ein bisschen selbst zu atmen". Kopfschütteln und eine abschlägige Wegwerfgeste mit seiner Hand. „Funktioniert nicht, meinen Sie?" Nicken. Ich sagte ihm, dass es an diesem Nachmittag einfach unsere Aufgabe wäre, atmen zu üben. Er könne aber selbst entscheiden, wann, wie und wie lange dies geschehen könne, schließlich sei er der beste Experte für seinen Körper und wisse selbst am besten, was für ihn gut sei. Ich kenne die Möglichkeiten, habe das technische Knowhow und unterstütze ihn eher: „Sie sind der Boss!" Nach einer Stunde fragte ich ihn, ob er sprechen möchte. Er war tracheotomiert, schien einen guten Atemantrieb zu haben – ich hatte vor, nach einer kurzen Spontanphase seine Kanüle zu entblocken und kurzfristig zu verschließen. Schmerzen beim Absaugen müsse er allerdings in Kauf nehmen. Natürlich nickte er und wir gingen wie geplant vor. Nach zehn Minuten Spontanatmung entblockte ich die Kanüle und hielt während der Exspiration die Kanüle zu, sodass er erste heisere Worte herausbringen konnte: „Junge, du bist der Erste, dem ich hier vertraue!" Im weiteren Verlauf war er „der Boss", wir trafen Vereinbarungen, und er machte immer mehr Fortschritte. Er vertraute mir. Zwei Tage später trank er zusammen mit seiner Frau seinen ersten Kaffee. Er entwickelte eine Perspektive.

---

### Den eigenen Rhythmus entwickeln
Einem wachen, ansprechbaren Herren Mitte 40 mit einer vorübergehenden, fast kompletten Lähmung bot ich geführte Bewegungen zur Nahrungsaufnahme an. Die Bewegungen und Koordination waren behutsam-flüssig, aber nach dem dritten Bissen bat er mich, seinen Arm liegen zu lassen und ihn „doch schneller zu füttern", er werde dann schneller satt und ich hätte ja auch noch etwas anderes zu tun. Ich musste schmunzeln, entsprach dies doch überhaupt nicht meiner Idee von Rehabilitation, aber es war eben sein eigener Rhythmus – vielleicht hing es damit zusammen, dass er Berufssoldat war. Er wurde satt und verließ irgendwann – gehend – unsere Station.

### Außenwelt erfahren
Eine ältere Dame, Ende sechzig, Meningoenzephalitis, zwei Wochen lang komatös, in der Aufwach- und Regenerationsphase. Sie öffnete die Augen, konnte sich sonst kaum und nur in Ansätzen bewegen, runzelte häufig die Stirn, schien pflegerische Tätigkeiten nicht zu verstehen und hatte allgemein eine eher schlechte Akzeptanz dafür. Verbalen Aufforderungen („machen Sie mal den Mund auf") kam sie nicht nach.

Nach einer Mobilisierung in einen Stuhl versuchte ich eine Mundspülung mit einem Becher Kamillentee, aber sie verschloss nur ihre Lippen. Ich setzte mich dann neben sie, holte ihren Nachtschrank näher und berührte sie an ihrer Schulter, näherte mich ihrem oralen Bereich an. Dann zeigte ich ihr ihre eigene Mundpflegelösung, goss etwas davon in ein Glas und legte ihr dieses in die Hand. Ich lenkte ihre Hand an ihre Lippen und sie nahm die Flüssigkeit auf, spülte sich den Mund aus und hielt inne. Erst da merkte ich erstaunt, dass sie auch ausspucken wollte und hielt eine Nierenschale bereit. Wir wiederholten den Vorgang zweimal, danach deutete sie ein Nicken an, schloss kurz die Augen („Danke?") und wirkte nunmehr erschöpft: Ein klares Signal, dass sie die Handlung beenden wollte.

### Beziehung aufnehmen und Begegnung gestalten
Ein wacher Patient – nach Langzeitbeatmung im „zähen" Weaning – lag die meiste Zeit entgegen seiner Fähigkeiten inaktiv im Bett, er dämmerte vor sich hin und schien keine Perspektive für sich zu entwickeln. Die Ehefrau stand zumeist sehr besorgt an seinem Bett und fragte immer wieder, wie es weiterginge. Nachmittags, zur Besuchszeit, entblockte ich seine Kanüle, saugte ab und hielt die Kanüle dicht. Er hustete und hob erstaunt die Augenbrauen bei diesem Geräusch. Ich bat ihn, etwas zu sagen. „Immer ein Schritt nach dem anderen", meinte er und hörte dann gar nicht mehr auf. Er scherzte und sprach mit seiner Frau eine Stunde lang, bis er sich erschöpfte. Das Atmen lernen und Weaning war für ihn gar nicht so sehr von Bedeutung, sondern seine Motivation bestand vielmehr darin, sich sprachlich mitzuteilen.

### Sinn und Bedeutung geben
Eine demente Dame saß im Stuhl, hatte eine Schnabeltasse vor sich und tolerierte es, wenn ihr etwas daraus zu trinken gegeben wurde. Aktiv tat sie das aber nicht, vielleicht, weil sie selbst zu sehr zitterte und etwas verschütten könnte. Dann brachte jemand ihre eigene, feine Porzellantasse nebst Untertasse mit und bot ihr einen Tee an. Sie schien die Tasse zu erkennen, lächelte und trank daraus.

### Sein Leben gestalten
Eine Dame mit Parkinson war es gewohnt, in ihrem Bett ihre Nahrung zu sich zu nehmen. Das konnte sie noch selbstständig tun, bekam aber aufgrund ihres Zitterns ein Handtuch und nach dem Essen wurde oft das Hemd gewechselt. Um ihr die Peinlichkeit zu nehmen, begleitete ich dies mit den Worten: „Ist nicht so schlimm, wir haben ja genug davon". An einem Sonntagnachmittag bot ich ihr einen Ausflug in die Cafeteria an. Ich half ihr in ein Kostüm und in einen Rollstuhl. In der Cafeteria angelangt, bestellte sie uns beiden ein Stück Torte und aß selbstständig, ohne etwas zu verschütten. Da fragte ich mich, welche Potenziale in dieser Frau noch waren und was wir ihr beigebracht haben, wenn wir ihr immerzu sagen, dass es nicht so schlimm ist, wenn sie kleckert und wir ja genug Nachthemden da haben.

## Autonomie und Verantwortung

Ein Patient, der wegen einer kleinen Operation ins Krankenhaus kam und dem aufgrund einer Wundinfektion und AVK im Verlauf beide Beine amputiert werden mussten, verweigerte die Nahrung. Alle redeten auf ihn ein, ermunterten ihn zu essen, bestellten Wunschkost, aber nichts half. Es wurde gebeten, gedrängelt und gedroht. Da platzte ihm der Kragen und er schimpfte: „Ihr habt mir alles genommen. Die Beine weg, ich muss im Bett liegen, ihr gebt mir Pillen, die ich schlucken soll. Was soll ich denn machen? Die Nahrung zu verweigern, ist noch das Einzige, was ich tun kann. Alles andere bestimmt ihr!"

### 3.5.2 Mundpflege

Schwerstkranke Menschen erleben eine herkömmliche Mundpflege oftmals als eine Form von einem gewaltsamen Übergriff, da sie die Aktivität in diesem intimen Bereich nicht kontrollieren können. Patient (u. a. mit Tetraplegie), die in qualitativen Interviews zu der bei ihnen vorgenommen Mundpflege befragt wurden, berichteten, dass Selbststeuerung und Kontrolle die wichtigsten Faktoren waren, um den Mund als etwas Vertrautes und zu sich Gehöriges zu erleben (Werner 2006).

Es geht darum, die Mundpflege so zu gestalten, dass der Patient diese eigenaktiv gestalten kann oder sie zumindest akzeptabel erlebt. Die basal stimulierende Mundpflege unterstützt ebenfalls eine Aktivität im Mundraum und nutzt die Gewohnheiten des Patienten. Die Handlung Mundpflege ist uns allen bekannt. Um Sinn und Bedeutung zu erleben, sind geführte, unterstützende oder begleitende Bewegungen mit Zahnbürste, Tupfer oder anderen Materialien zu Beginn der Mundpflege häufig sinnvoll (➤ Abb. 3.50). Wenn der Patient zu begreifen scheint, worum es geht, können sehr strukturierte Bewegungen von der Pflegekraft weitergeführt werden. Dies sollte – wie alles andere auch – im Tempo des Patienten angeboten werden!

Das Bisherige gilt hier natürlich auch: Information, Positionierung, Annäherung usw.

Weitere Hilfen und Anregungen:
- Vertrauen aufbauen, innehalten, wenn der Patient Ablehnung zeigt.
- Kontakt halten.
- Gewohnheiten des Patienten nutzen: Wann im Tagesablauf putzte er sich die Zähne? War es vor oder nach dem Frühstück? Welche Utensilien kennt er?
- Utensilien sehen, riechen, betasten lassen – je nach Wahrnehmungsfähigkeit.
- Rituale entwickeln: Ein nachvollziehbarer, gut strukturierter Aufbau wird vorhersehbar und damit für den Patienten

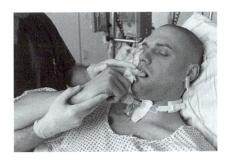

**Abb. 3.50** Beißt er oder beißt er nicht? [K115]

kontrollierbar, z. B. immer 3-mal von hinten nach vorne putzen. Wichtig ist hier die Absprache im Team.
- Auf Munddefekte achten: An welcher Stelle im Mund muss evtl. besonders vorsichtig gepflegt werden?
- Langsam die Zähne bürsten, dadurch wird der Mund erfahrbar.
- Die Mundpflege in einen Kontext stellen, z. B. nach dem Gesicht waschen, zur Abendtoilette?
- Mitunter ist es sinnvoll, bei der Ganzwaschung das Gesicht auszulassen und dies später mit der Mundpflege zusammen auf der Bettkante zu ermöglichen; eine aufrechte Position fördert eher das Gefühl von Selbstständigkeit.
- Entsprechendes Equipment nutzen, z. B. Saugzahnbürsten und Swaps (von Fa. Tapmed).

Und wenn es möglich ist, fragen Sie den Patienten, wie, wann, womit, wie oft und von wem die Mundpflege gestaltet werden soll!

### 3.5.3 Nahrungsaufnahme

Die Form der basal stimulierenden Nahrungsaufnahme hat einen anderen Charakter. Hier handelt es sich um die Erfahrung des „Essens und Trinkens", der Aktivität, der Geselligkeit und der Sättigung und auch der Ernährung. Entsprechend kann nach der Annäherung an den äußeren, oralen Bereichs *Nahrungsaufnahme* durch geführte, unterstützende oder begleitende Bewegungen aktiv erfahren werden. Hier bieten sich bekannte Speisen und Getränke der Patienten oder auch sehr kleine Portionen vom stationären Essen an. Zur Unterstützung kann mit Geschirr geklappert, eine aufrechte Position eingenommen oder ein gedeckter Tisch bereitet werden.

### Sinnvolle Anregungen

Wenn wir eine Nahrungsaufnahme anbieten, achten wir auf einen sinngebenden Zusammenhang, in dem wir das Umfeld anpassen und die Essensgewohnheiten des Patienten berücksichtigen. Für den oralen Bereich heißt dies, dass wir z. B. mit dem Patienten eine Essenssituation nachspielen können: Wir richten seinen Oberkörper auf, lagern die Arme hoch und stellen den Tisch direkt vor den Patienten. Wir kombinieren die orale Anregung mit der Applikation von Sondenkost, um den Patienten einen vollen Bauch spüren zu lassen. Wir klappern mit Geschirr, lassen die Angehörigen ebenfalls auf der Bettkante Kaffee trinken oder bieten eine geführte Nahrungsaufnahme an ( ➤ Abb. 3.51). Die Nahrungsaufnahme ist eine sehr sinnliche Tätigkeit und es gibt viele Möglichkeiten, diese wahrnehmbar zu machen.

Wir achten auf eine aufrechte Position, der Kopf kann leicht nach vorne geneigt sein, damit der Patient die Nahrung *aktiv* zu einem selbstbestimmten Zeitpunkt schlucken

kann. Wesentlich ist es, dem Patienten etwas zu vermitteln, was bei seiner alltäglichen Nahrungsaufnahme ähnlich bedeutsam ist oder war. Dazu gehören:
- Rituale, z. B. vor dem Essen Hände waschen, Beten
- gedeckter Tisch, mit Servietten oder einem auf dem Nachttisch festgeklebten Kassak
- Geschirrgeräusche
- Essensgerüche
- „Kochboy", eine fahrbare Küche, mit der am Bett gekocht werden kann
- weitere (Bezugs-)Personen, Angehörige, Mitpatienten
- eigene Utensilien, eine Lieblingstasse, Lieblingsbesteck
- bestimmte Speisen, dabei ein mögliches Krankheitsgefühl beachten
- bestimmte Tageszeit, wenn der Patient orientiert ist
- Rahmenbedingungen, vielleicht soll das Radio oder der Fernseher laufen oder jemand zwischen den einzelnen Löffeln aus der Zeitung vorlesen, um das peinliche Warten zu überbrücken

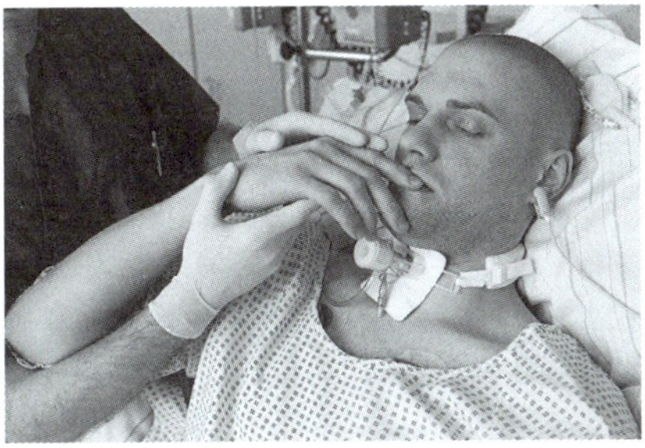

**Abb. 3.51** Geführte – begleitende orale Stimulation. [K115]

Auch hier gilt, dass die Lieblingsspeise nicht *immer* eine ist. Wir können zwar alle sofort verschiedene Lieblingsspeisen nennen, aber bei genauerem Hinsehen entdecken wir, dass jede genannte Lieblingsspeise zu einer besonderen Situation gehört: eine Lieblingsspeise, nachdem wir von der Arbeit nach Hause kommen, eine Lieblingsspeise, wenn wir uns belohnen wollen, eine andere Lieblingsspeise, wenn wir vor dem Fernseher sitzen. Die Lieblingsspeise ist etwas Besonderes und eben nichts Alltägliches – welchen Schwerpunkt soll das Angebot haben? Im Krankheitserleben kann die Lieblingsspeise nochmals wechseln: Üblicherweise sind es vielleicht Bratkartoffeln, im Krankheitsfall aber Tee und Zwieback. Auch hier können wir immer nur fragen, anbieten und müssen den Patienten gut beobachten.

## Nahrungsverweigerung

Nahrungsverweigerung kann verschiedene Ursachen haben, z. B. die Krankheitsverarbeitung: „Das schlägt auf den Magen". Dann hilft gut zureden gar nicht, sondern vielmehr gut zuhören. Fehlende Selbstbestimmung, d. h. ein Hungerstreik, kann mitunter die letzte Möglichkeit für den Patienten sein, sein Leben zu gestalten. Akzeptieren Sie diese Strategie und ermöglichen Sie andere Möglichkeiten der Selbstbestimmung, z. B. „Möchten Sie jetzt gewaschen werden oder später?". Wenn Sie immer wieder auf dem Thema beharren, so verstärken Sie nur den Widerstand des Patienten.

Einen interessanten Link dazu finden Sie auch im Internet:
🔗 www.nahrungsverweigerung.de

## Unterstützung

Es gibt im Rehabilitationsbedarf einige Utensilien, die wir im Intensivbereich verwenden können und deren Bestellung oft unproblematisch ist. So können Patienten, die noch nicht ausreichend greifen können, eine Griffvergrößerung verwenden, die zur Not auch aus Zellstoff und Pflasterstreifen hergestellt werden kann ( ➤ Abb. 3.52). Eventuell lassen sich auch Isolierhüllen für Heizungsrohre aus einem Baumarkt verwenden. Patienten mit Lähmungen der Hand können den in ➤ Abb. 3.53 gezeigten Riemen verwenden. Ebenso hilfreich sind rutschfeste Unterlagen oder Teller mit erhöhtem Rand ( ➤ Abb. 3.54), damit die Nahrung nicht umhergeschoben werden muss.

Mit diesen Hilfsmitteln haben wir sehr gute Erfahrungen gemacht, da sie zeitsparend sind und außerdem das Selbstbewusstsein der Patienten stärken, weil sie eher in der Lage sind, Nahrung selbstständig zu sich zu nehmen. Bei schwachen Patienten, vor allem bei älteren oder solchen, die gerade aus der Sedierung erwachen, kann die Unterstützung des Ellenbogens eine weitere Hilfe darstellen ( ➤ Abb. 3.55). Häufig fehlt den Patienten

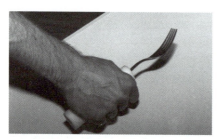

**Abb. 3.52** Esshilfen aus dem Rehabilitationsbedarf, hier eine Griffvergrößerung.

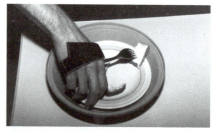

**Abb. 3.54** Teller mit erhöhtem Rand als Esshilfe für den Patienten.

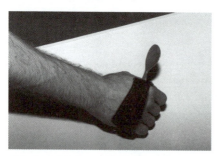

**Abb. 3.53** Handriemen als Esshilfe für den Patienten.

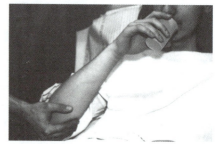

**Abb. 3.55** Oft genügt die Unterstützung des Ellenbogens zur selbstständigen Nahrungsaufnahme.

die Kraft, den Arm zu heben, ansonsten können sie aber selbstständig das Essen zu sich nehmen. Wir unterstützen einfach den Ellenbogen – manchmal genügt hier auch ein dickes Kissen – und die Patienten können sichtlich zufriedener im eigenen Tempo satt werden.

### Schluckstörungen

Aufgabe der Pflegenden ist es, Schluckstörungen zu erkennen, nicht unbedingt, sie zu behandeln. Es empfiehlt sich daher die partnerschaftliche Zusammenarbeit mit der Logopädie, außerdem die Leitlinie zur neurogenen Dysphagie der DGN.

Dennoch gibt es für Pflegende und Patienten ein weiteres wichtiges Hilfsmittel, das wir hier vorstellen möchten: die Verwendung von Andickungsmitteln, mit denen jede gewünschte Geschmacksrichtung in die richtige Konsistenz gerührt werden kann. Beim ersten Mal wird Ihnen ein angedickter Tee vielleicht etwas seltsam vorkommen, aber die Patienten können diese Flüssigkeit viel besser in ihrem Mundraum kontrollieren und verschlucken sich nicht so häufig.

### Internet

- www.nahrungsverweigerung.de
- www.tapmed.com (Saugzahnbürste u. a.)
- www.hospitalfood.tumblr.com (ekliges Essen im Krankenhaus)
- www.sonnweid.ch (siehe „Kochboy")
- www.dgn.org (siehe Leitlinie neurogene Dysphagie)

## 3.6 Auditive Angebote und Techniken

Ziele der auditiven Angebote und Techniken sind die Anregung durch bekannte Geräusche, die Steigerung der Differenzierungsfähigkeit des Hörens und der Kontaktaufbau.

Für Intensivpatienten ist das Gehör eine der wichtigsten Quellen zur Wahrnehmung äußerer Reize. Die meisten Patienten liegen mit geschlossenen Augen in ihrem Bett und sind auf das Gehör angewiesen. Normalerweise können wir darüber Lautstärke und Klangqualitäten wahrnehmen, eine räumliche Ortung des Gehörten vornehmen sowie eindeutig zwischen menschlichen Stimmen und anderen Geräuschen unterscheiden.

## Wie und was hört der Patient?

Interessanterweise klagen Patienten auf der Intensivstation nicht so sehr über den Lärm auf der Station wie über die gleichbleibende Geräuschkulisse (Nydahl 1996), obwohl die Geräuschkulisse mitunter Straßenlärm übertönen kann (Schrader und Schrader 2001). Dieses Hintergrundrauschen ist eine Information, die der Patient ständig wahrnimmt und die es ihm schwer macht, sich auf andere Reize zu konzentrieren. Es ist anzunehmen, dass somnolente Patienten nicht in der Lage sind, unbedeutende Geräusche herauszufiltern und zu überhören.

In der Intensivmedizin liegen die häufigsten Ursachen für Wahrnehmungsstörungen im auditiven Bereich in akustischer Monotonie, medikamentösen Nebenwirkungen und in der altersbedingten Einschränkung des Gehörs. Es treten dann Verwechslungen auf, die zu Missverständnissen führen. Wir achten in solchen Fällen – wie bei allen Wahrnehmungsstörungen – darauf, wann und wie der Patient auf bestimmte Geräusche reagiert und versuchen dann, das Missverständnis auszuräumen.

Uns ist es einige Male passiert, dass Patienten den Piepston eines Perfusors mit elektrischen Geräten verwechselten, die sie von zu Hause kannten. Folglich wähnten sie sich auch zu Hause. In diesen Fällen haben wir die Patienten genau beobachtet und schließlich die Ursache der Verwechslung erkannt. Wenn die Patienten einen Perfusor in den Händen hielten und selbst diesen Ton auslösen konnten, waren sie von ihrer Verwechslung überrascht und konnten sich neu orientieren.

Auch die Stimmen von anderen Pflegenden werden häufig verwechselt. Dann wird aus der Pflegekraft Sabine dann Tante Hilde. Wir gehen hier genauso vor: Wir beobachten den Patienten genau, finden die Ursache der Wahrnehmungsstörung heraus und holen die verwechselten Personen ans Bett, damit der Patient deutlich erkennen kann, dass er sich getäuscht hat.

Oft erleben wir, dass in Patientenzimmern ein Radio läuft. Dazu befragt, meinen die Pflegenden, den Patienten damit etwas Gutes zu tun. Dies ist ein Missverständnis, denn Gespräche, Musik oder Geräusche, die nicht sinngebend auf den Patienten abgestimmt sind, führen zu einer Berieselung und damit zur Habituation. Eine Dauerberieselung mit Musik trägt nur zur akustischen Monotonie bei und erhöht zusätzlich den Geräuschpegel.

Patienten erleben die Situation oft anders als wir und hören mit anderen Ohren. Hier kann es sinnvoll sein, Geräusche zu reduzieren oder auch gezielte Angebote anzubieten.

### 3.6.1 Geräusche reduzieren

Die Möglichkeiten zur Reduzierung der Lärmbelästigung werden im Folgenden erläutert.

#### Akustischer Ruhepol

Eine zugegeben ungewöhnliche Möglichkeit zur Lärmentlastung besteht in der Bildung eines „akustischen Ruhepols", z. B. durch ein langsam eingestelltes Metronom oder einen alten Wecker, dessen ruhiges und kontinuierliches Ticken in dem Klappern und Rascheln der Station Ruhe schafft.

## Oropax®
Eine Möglichkeit, die Lautstärke zu reduzieren, kann darin bestehen, den Patienten die Ohren mit Watte oder Oropax® zu verschließen. Vorsicht! Nicht alle Menschen mögen dies, deshalb achten wir genau auf die Reaktion der Patienten und bieten diese akustische Erholung immer nur gezielt und vorübergehend an, z. B. während einer Ruhephase, und wenn der Patient diese Hilfsmittel selbst wieder entfernen kann. Oropax® führt zu einem verstärkten Sich-selbst-Hören und damit auch zu einem Sich-selbst-Spüren: Ich höre mich atmen.

## Ohren zuhalten
In einem Fall haben wir bei einer wachkomatösen Patientin durch Zuhalten der Ohren eine deutliche Reaktion auf äußere Reize erzeugen können. Auf Geräusche schien die Patientin nicht zu reagieren, wohl aber auf diese Stille. Dann wurden während ihrer Atempausen die Ohren weiterhin zugehalten, während der Atmung wieder geöffnet; es konnte eine auf Entspannung hindeutende hämodynamische Reaktion beobachtet werden. Das Zuhalten der Ohren kann bei entsprechender Seitenlagerung auch aktiv durch die Patienten gestaltet werden.

## Ohren bedecken
Wenn es nicht möglich ist, die Ohren aktiv oder passiv zuzuhalten, kann es sinnvoll sein, die Ohren abzudecken. Mit einer Decke ist dies schwierig, aber mit einem Handtuch kann durchaus eine Geräuschreduzierung erlebt werden. Auch ein „Zelt", bzw. Baldachin am Kopfende des Bettes kann hier eine Geräuschreduzierung vermitteln.

## Walkman zur Ablenkung
Das Tragen der Kopfhörer eines Walkmans oder ähnlichen Geräts kann bei aktiven Patienten mitunter beobachtet werden, besonders wenn es laut und unruhig im Zimmer wird, z. B. bei Aufnahmen oder Reanimationen. Auch bei schwerstkranken Patienten kann dies eine Möglichkeit sein, störende, destimulierende Geräusche zu reduzieren.

## Infusionen früher wechseln
Gerade in der Nachtwache bietet es sich an, Infusionen und Perfusoren frühzeitig zu wechseln und nicht erst abzuwarten, bis die Geräte – häufig in Ohrennähe des Patienten – beginnen, ihren Alarm zu geben.

## Alarme individuell einstellen
Alarme können verantwortungsbewusst angemessen eingestellt werden, damit sie nicht allzu häufig Fehlmeldungen geben. Im Zweifelsfall ist dies mit dem Arzt abzusprechen.

### Alarmlautstärke anpassen

Die Alarmlautstärke z. B. von Infusomaten ist selten von den Bedienern veränderbar. Hier können die Techniker während der routinemäßigen Wartung aber darauf angesprochen werden, die Geräte auf ein sinnvolles Maß einzustellen.

### Zentralmonitor

Ein Zentralmonitor kann eine große Hilfe zur akustischen Gestaltung der Station sein, wenn nur dieser einen akustischen Alarm gibt, nicht aber die Monitore am Bett.

### Babyphon

Wenn die sogenannte Zentrale und das Patientenzimmer weit auseinanderliegen und deshalb Alarme so laut eingestellt werden müssen, dass sie in der Zentrale noch hörbar sind, kann es hilfreich sein, mithilfe eines Babyphons oder einer Webcam die Alarme leiser und doch hörbar einzustellen.

### Türen schließen – anlehnen – öffnen

Viele Patienten schätzen Humangeräusche, weil sie das Dasein des Personals beweisen; absolute Stille kann unruhig machen. Zuviel davon oder auch technische Geräusche überfordern eher. Es kann auch stimulierend sein, wenn eine immer offene Tür geschlossen wird. Am besten: den Patienten fragen!

## 3.6.2 Angemessene Sprache wählen

Nicht jeder Patient kommt aus der gleichen sozialen Schicht oder hat die gleiche Bildung. Passen Sie Ihre Sprache und Wortwahl an und nutzen Sie den „Slang", den Dialekt, und passen Sie auch Tempo, Lautstärke und Tonhöhe an. Nach der Auswertung der neuen Anamnesebögen (> 2.1.2) ist uns aufgefallen, dass auch einige ältere Patienten es bevorzugen, mit ihrem Spitz- oder Vornamen angesprochen zu werden; hier sind regionale Unterschiede und auch die Dienstanweisung des Arbeitgebers zu berücksichtigen.

Wir sind es gewohnt, Patienten vor Beginn einer Aktivität zu informieren oder diese funktional zu kommentieren. Ist dies Vorgehen aber immer richtig?

Passen Sie Ihre Informationen an:
- *Funktional:* „Ich bewege Ihren rechten Arm."
- *Sensorisch:* „Spüren Sie mal, wie sich Ihr rechter Arm bewegt."
- *Alltäglich:* „Schon gehört? Holstein Kiel ist Tabellenführer!" (Fußball, Wetter, Politik, Hobbies).

Wenn ein Patient länger auf Station ist und die erste, funktionale Information und die damit verbundene Bewegung gelernt hat, können wir seine Aufmerksamkeit auf das Spüren lenken. Sobald dies „langweilig" wird, kann das Alltägliche interessant werden, denn das ist schließlich auch das, wo der Patient wieder hin möchte. Der Patient ist dabei zu integrieren und negative Äußerungen sind in allen Formen zu vermeiden.

### 3.6.3 Bekannte Geräusche anbieten

Es sind wenige Fälle bekannt, bei denen stark bewusstseinsgetrübte Patienten durch bekannte Geräusche aus ihrer Isolation gelockt werden konnten, z. B. ein ehemaliger, nunmehr wachkomatöser Autobastler, der auf das vorgespielte Anlassen seines Mercedes reagierte, oder ein ebensolcher Radiotechniker, der nicht auf ein Musik spielendes, sondern auf ein rauschendes, kaputtes Radio reagierte.

> **Beispiel**
>
> Einer wachkomatösen Patientin, einer früheren Sekretärin, wurden berufstypische Geräusche angeboten. Dazu hatten wir zu Hause mit einer mechanischen Schreibmaschine die typischen Geräusche aufgenommen (Tack, Tack, Tack, Bing) und die Kassette der Patientin vorgespielt. Nichts passierte. Sie reagierte überhaupt nicht, soweit wir das beurteilen konnten. Wir waren maßlos enttäuscht, denn Geräusche werden individuell wahrgenommen, und es ist bisweilen sehr schwierig, Entsprechendes in der Patientenbiografie zu finden.

Manchmal reagieren die Patienten auch nicht gleich beim ersten Mal, sondern erst, wenn das Angebot wiederholt gegeben wurde. Einen Versuch ist es in jedem Fall wert. Viele Angehörige verfügen über einen Kassettenrekorder oder einen Camcorder, mit dem sogar Videos von zu Hause aufgenommen werden können. Wir fragen nach, welche Möglichkeiten es gibt, und lassen die Angehörigen typische Geräusche aufnehmen: Kinder, Haustiere, Geräusche der Hobbies, z. B. aus der Werkstatt oder vom Fußballplatz.

Es wird darauf geachtet, dass auf den Bändern keine belastenden Aussagen („Komm bald wieder nach Hause!"), sondern positive Formulierungen („Wir mögen dich soooo gerne!") zu hören sind.

### 3.6.4 Geschichten erzählen

> **Beispiel**
>
> Einer polytraumatisierten Patientin, die bei einem Unfall ihr Kind verloren hatte und völlig apathisch war, haben wir aus ihrem Lieblingsbuch mit Gedichten vorgelesen. Schon nach der ersten Strophe drehte sie sich erstmalig auf ihre linke, uns zugewandte Seite, nahm zum ersten Mal Blickkontakt auf und lächelte. Diese Reaktion brachte uns auf die Idee, ihr weitere Geschichten zu erzählen. Wir erdachten uns ein Märchen mit archetypischen Inhalten für sie, in dem es um eine Maus ging, die sich in ihrem Mauseloch verkrochen hatte, aber nicht mehr hinaus konnte und im Verlauf des Märchens den Weg nach draußen fand. Auch auf dieses Märchen reagierte die Patientin mit Mimik und Gestik. Es dauerte noch eine weitere Woche, bis sie aus ihrer Isolation herausfinden konnte.

## Beispiel

Bei einem jungen Mann, ebenfalls polytraumatisiert, war es üblich, ihm für den einstündigen Verbandswechsel starke Schmerzmittel zu geben. Auch dieser Patient war somnolent. Die Analgosedierung richtete sich nach den hämodynamischen Werten. Eines Tages brachten die Angehörigen eine Musikkassette des Patienten mit, auf der eine progressive Entspannung gesprochen war. Wir spielten ihm diese Kassette vor und er zeigte eine deutliche hämodynamische Reaktion. Später boten wir ihm diese Kassette während des Verbandswechsels an und konnten dadurch den Schmerzmittelbedarf reduzieren.

---

Wie Ulf Linstedt bereits im Abschnitt „Wahrnehmungsfähigkeit unter Narkose und bei Langzeitsedierung" (➤ 1.6) geschrieben hat, können Patienten selbst unter Narkose noch Worte und deren Bedeutung verstehen. Es ist fraglich, wie weit dies auch bei Patienten möglich ist, die durch eine Schädigung des Gehirns bewusstseinsgestört sind. Diese Patienten scheinen auf komplexe, logisch aufgebaute Inhalte nicht zu reagieren, eher auf archaische, das Unbewusste ansprechende Bedeutungen (Schönle 1995, Hannich 1994). Auch scheint die therapeutische Wirkung dieser Geschichten und Erzählungen individuell zu sein; eine genaue Beobachtung des Patienten ist hier von großer Bedeutung (➤ Abb. 3.56). Unter diesem Gesichtspunkt raten wir bei solchen Patienten von Gesprächen – Visiten – mit abschätzenden Bemerkungen am Bett grundsätzlich ab.

Interessant und lesenswert sind in diesem Zusammenhang zwei Autorinnen:

Luise Müller, „Du spürst unter deinen Füßen das Gras", ein Märchenbuch mit vielen problemlösenden Elementen. Erschienen im Fischer Taschenbuch Verlag 2010

Caroline Eliacheff, „Das Kind, das eine Katze sein wollte", ein Buch über die psychoanalytische Arbeit mit Säuglingen (!) und Kleinkindern. Erschienen im dtv 1997

### 3.6.5 Musik

Mit bestimmter Musik sind jeweils auch bestimmte Stimmungen eng verknüpft und können durch wiederholtes Hören provoziert werden. Musik ist eine bedeutende Trägerin von Erinnerungen und kann entsprechende psychische und physische Reaktionen hervorrufen. Musik kann wie eine Droge sein. Das Problem ist nur, dass wir nie genau wissen können, wie sie wirken wird.

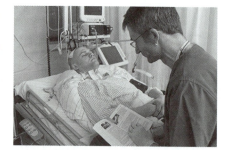

**Abb. 3.56** Die Lieblingsgeschichte vorlesen. [K115]

## 3.6 Auditive Angebote und Techniken

**— Beispiel —**

Bienstein und Fröhlich erwähnen das Beispiel einer jungen, polytraumatisierten Frau, der ihre Lieblingsmusik – Heavymetal – vorgespielt wurde (Bienstein, Fröhlich 1994). Sie reagierte stark mit Spastizität, sodass die Musik abgestellt werden musste und ihr stattdessen die Wassermusik von Händel vorgespielt wurde. Auf dieses Stück reagierte sie mit Entspannung. Später konnte die Patientin berichten, dass die Musik sie an die Zeit des Unfalls erinnerte und sie sehr darunter gelitten habe. Die klassische Musik hingegen empfand sie als Beruhigung.

Mit diesem Beispiel im Kopf spielten wir einem jungen Mann mit Meningoenzephalitis und „Trash"-Fan das Stück „Air" von Bach vor. Der Patient war zu dieser Zeit sehr schläfrig und konnte sich kaum bewegen. Nach dem Vorspielen öffnete er die Augen und wir befragten ihn, wie er diese Musik empfunden hätte. Er lächelte schief und deutete eine Bewegung an, die klar als Kinnhaken zu verstehen war. Er hörte weiterhin seine Trash-Musik und schien dabei sichtlich zu entspannen.

Einer anderen Patientin spielten wir „Tränen" von Herman Van Veen vor, ihr Lieblingsstück. Während des Vorspielens fing sie an zu weinen. Dies war von uns nicht gewollt, dennoch bewerteten wir dieses Angebot als positiv, da es ihre erste emotionale Reaktion überhaupt war, und sie zudem als Unfallopfer viel zu verarbeiten hatte. Im Weiteren wechselten wir die Musik und konnten andere emotionale Reaktionen beobachten.

---

Musik wird sehr individuell wahrgenommen und niemand empfindet bei einem bestimmten Stück das Gleiche. Prinzipiell ist es so, dass ruhige, klassische Musik Entspannung und Wohlbefinden eher fördert als eine hektische Musik, die nach physischem Ausdruck verlangt, wie etwa Trash oder Punk. Aber auch hier gibt es Ausnahmen, nicht jeder mag solche Musik.

Wenn wir also einem bewusstseinsgestörten Patienten Musik vorspielen, beobachten wir ihn genau. Wir stellen uns dabei vor, wir würden ihm ein neues Medikament verabreichen und wüssten nichts über dessen Wirkung. Ähnlich ist es mit dem Anbieten von Musik. Wir spielen ein oder zwei Lieder vor und lassen das Gerät nicht vor sich hinspielen. Wir achten auf jede mögliche Reaktion. Natürlich ist es schön, wenn wir Musik vorspielen können, die dem Patienten bekannt ist. Aber auch hier ist es so, dass die wenigsten Angehörigen wirklich wissen, welche Empfindungen der Patient mit der entsprechenden Musik verbindet.

Vorsicht ist auch bei der „Applikationsweise" der Musik geboten. Bienstein und Fröhlich empfehlen, den Kopfhörer eines Walkmans etwa 20 Zentimeter neben den Kopf des Patienten zu legen und die Musik so leise einzustellen, dass der Patient auch weghören kann. Wir haben die Erfahrung gemacht, dass diese Musik im Stationslärm leicht überhört wird und verwenden deshalb normale Kassettenrekorder oder CD-Spieler mit Aktivboxen in geringer Lautstärke. Kopfhörer können hingegen auch sinnvoll sein, um Musik intensiv hören zu können, allerdings bewirken sie auch einen – vielleicht gewünschten – Verlust an Umweltkontrolle.

Während des Vorspielens bleiben wir die gesamte Zeit beim Patienten und beobachten ihn genau, um etwaige Reaktionen zu entdecken und die Musik gegebenenfalls wieder abzustellen. Zu bedenken ist, dass Musik, die von uns im Stehen eingestellt wird, vom liegenden Patienten bei gleicher Entfernung und gleichem Hörvermögen lauter wahrgenommen wird, d. h. die Musik muss noch etwas leiser eingestellt werden.

Die hier vorgestellten Beispiele beziehen sich auf Musikangebote bei extrem bewusstseinsgestörten Patienten. Eine ganz andere Möglichkeit, mit der wir gute Erfahrungen gemacht haben, ist das Vorspielen ruhiger klassischer Musik bei unruhigen Patienten mit Orientierungsstörungen. Wir sorgen für eine stille Situation, schließen die Zimmertür – von innen natürlich – und spielen dem Patienten diese Musik vor. Wir sagen manchmal, dass wir diese Musik gerne hören würden und schreiben währenddessen unsere Kurven oder verrichten andere leise Tätigkeiten. Die meisten Patienten werden dabei sichtlich ruhiger und entspannen sich. Berücksichtigt wird aber auch hier wieder die Individualität der Patienten. Wir haben auch erlebt, dass einzelne Patienten noch unruhiger wurden.

### 3.6.6 Im Atemrhythmus singen

Das unserer Meinung nach effektivste Angebot zur Kontaktaufnahme mit stark bewusstseinsgestörten Patienten ist das Singen im Atemrhythmus des Patienten. Dieses Angebot stammt ursprünglich aus der Musiktherapie nach Nordorff und Robbins und ist uns durch Frau Gustorff aus dem Musiktherapeutischen Institut Witten-Herdecke bekannt (Gustorff 1996). Wir haben dieses Angebot schon bei vielen komatösen Patienten angeboten und keinen erlebt, der nicht in irgendeiner Form reagiert hätte – wir haben es allerdings auch nicht allen komatösen Patienten angeboten, die wir bisher betreut haben. Reaktionen waren ein Zucken der Augenlider, eine veränderte Atmung, Seufzen oder eine auf Entspannung hindeutende Veränderung der Pulsfrequenz und des Blutdrucks.

Das Angebot besteht im Wesentlichen darin, während der Ein- und Ausatemphase zu singen. Während der Atempause pausieren wir ebenfalls oder holen Luft. Das Tempo bestimmt also der Patient. Die Melodie sollte relativ einfach sein und kann sich auch nach der empfundenen Stimmung richten. Es versteht sich von selbst, dass dieses Angebot nur solchen Patienten gemacht werden kann, die noch die Fähigkeit haben, die Frequenz ihrer Atmung selbst zu bestimmen.

Meistens bahnen wir dieses Angebot an, indem wir dem Patienten nach der Initialberührung erzählen, wir wollten ihm etwas vorsingen und nehmen dann eine Hand des Patienten, halten sie fest oder legen sie uns auf unseren Brustkorb, um auch die Vibrationen spüren zu lassen. Dann atmen wir still eine Weile im selben Rhythmus und beginnen dann zu singen. Zugegeben, wir haben keine Gesangsausbildung und unser „Gesang" beschränkt sich in der Regel auf ein lautes Summen, außerdem sind die Fenster und Türen verschlossen, und den Kollegen wurde strengstens untersagt, während der nächsten zehn Minuten das Zimmer zu betreten. Aber wir halten durch.

Was wir während des Singens machen, ist nichts anderes, als den verbliebenen Kommunikationskanal, den letzten Rest selbstbestimmten Lebens auszudrücken, zu spiegeln. Dieses Singen meint: „Ich bin hier. Du bist nicht allein. Ich verstehe dich." Wenn solche Patienten ihrem Lebensgefühl nur noch über die Bestimmung der eigenen Atemfrequenz und manchmal auch der eigenen Atemtiefe Ausdruck verleihen können, wählen wir eben diese Art der Verständigung, um mit ihnen zu kommunizieren.

Wir haben sogar erlebt, dass dieses Angebot ein guter Weg sein kann, um Sterbende zu begleiten. Und selbst, wenn wir bei diesen Patienten keine Reaktionen beobachten konnten, haben wir doch eine tiefe Verbundenheit empfunden und konnten die Patienten in einer traurig-glücklichen Atmosphäre des Friedens gehen lassen.

Gerade im Angebot der auditiven Stimulation konnten wir uns gut mit den Ergo- und Physiotherapeuten unseres Hauses ergänzen.

Zum Schluss möchten wir noch zwei Bücher zur Vertiefung empfehlen. Das eine hat Klaus-Dieter Neander 1999 herausgegeben: Musik und Pflege. Ein sehr gelungenes Buch, das verschiedenste Wirkungen und Erfahrungen der Musik und Pflege erläutert. Hier beschreibt R. Traub beispielsweise verschiedene Qualitäten der Musik in ihrer Beziehung zum Menschsein: „Klang (ist wichtig), wenn es um Gefühle geht; Rhythmus, wenn es um die Fähigkeit geht, zu strukturieren; Melodie, wenn es um Profilierung und Identitätsfindung geht; Dynamik, wenn ein Widerstand auszuhalten und der fremden Kraft eine eigene entgegenzusetzen ist." (Traub 1999). Eine gute Differenzierung, die es uns ermöglicht, noch individueller mit den uns anvertrauten Menschen umzugehen. (Neander, K.-D.: Musik und Pflege. Urban & Fischer Verlag, München)

Das zweite sehr empfehlenswerte Buch ist: Jenseits des Wortes, von D. Gustorff und H. J. Hannich, Verlag Hans Huber Bern 2000, in dem Hannich auf das Erleben von Intensivpatienten und Gustorff auf die Gestaltung der Geräuschkulisse und die Nordorff-Robbins-Musiktherapie eingehen (Gustorff, Hannich 2000).

### 3.6.7 Die zentralen Ziele

#### Leben erhalten und Entwicklung erfahren
Das Hören der eigenen Atmung vermittelt Lebendigkeit. Dies kann so weit gehen, dass ein Patient auch sein Atemgeräusch, das Brodeln des Sekretes in seinem Rachen scheinbar brauchte. Nach dem Absaugen des Sekretes wirkte er stets unruhig, als würde er panisch werden, er könne nicht mehr Luft holen. Dies lag nicht an der möglichen Atemnot durch das Absaugen, sondern an dem fehlenden Atemgeräusch.

#### Das eigene Leben spüren
Eine ältere, bettlägerige Patientin jammerte den ganzen Tag. Wir fragten sie wiederholt, ob sie Schmerzen hätte und was los wäre, aber sie verneinte immer nur. Scheinbar hat sie unbewusst gejammert und wir haben uns gefragt, ob sie dieses laute Jammern braucht,

um sich zu spüren. Dieses Jammern könnte ein Ausgangspunkt für die Gestaltung von vibratorischen Angeboten sein.

### Sicherheit erleben und Vertrauen aufbauen

Wenn ein Patient einen Medikamentenentzug durchleidet und sehr unruhig im Bett ist, wird er sich kaum verstanden fühlen, wenn ihm gesagt wird: „Bleiben Sie ganz ruhig, es ist alles in Ordnung!" Nein, es ist aus seiner Sicht eben nicht alles in Ordnung, er fühlt sich unruhig, getrieben und weiß nicht, warum. Hier hilft oftmals Spiegeln: „Sie sind ja ganz unruhig!".

### Den eigenen Rhythmus entwickeln

Manche Patienten mögen zu bestimmten Tageszeiten ihre Musik oder auch ein Radio hören. So konnten wir einen zeitlich desorientierten Patienten darin unterstützen, sich wieder zurechtzufinden, indem wir ihm morgens zur Morgentoilette ein Radio angestellt haben. Jetzt beginnt der Tag! Später machte er dies dann selbstständig.

### Außenwelt erfahren

Ein junger Mann mit Enzephalitis öffnete die Augen, fixierte und sah sich gelegentlich auch in dem 4-Bettzimmer um. Eines Tages wurde er sehr unruhig und tachykard. Wir fragten ihn, was los sei. Interessant war, dass er nur nah bei sich Personen sehen konnte, aber dass es in dem Zimmer – aufgrund einer doppelten Aufnahme – sehr unruhig war. Der Mann bezog alle Geräusche auf sich – er konnte die anderen Betten nicht sehen und dachte, er würde alleine im Zimmer liegen und hat alle Geräusche auf sich bezogen.

### Beziehung aufnehmen und Begegnung gestalten

Wenn man nicht sprechen kann, gibt es dennoch viele andere Möglichkeiten, Beziehungen aufzunehmen. Ein gelähmter Patient, der noch zu schwach zum Sprechen war, hat sich durch Zungenbewegungen bemerkbar machen können und durch sein Zungenschnalzen Kontakte gestaltet.

### Sinn und Bedeutung geben

Es ist ein Phänomen, dass selbst schwerstkranke und bewusstseinsgestörte Männer auf das typische Geräusch eines elektrischen Rasierers reagieren und während dieser Aktivität das Kinn wölben oder den Mund öffnen können.

### Sein Leben gestalten

Ein beatmeter Patient im Nachtdienst bat uns wiederholt, die Zimmertür nicht zu schließen, sondern nur anzulehnen. Scheinbar wollte er mit diesen lebenswichtigen Maschinen nicht alleine bleiben und wollte uns klappern, rascheln und sprechen hören. Diese Geräusche signalisierten ihm unsere Gegenwärtigkeit.

**Autonomie und Verantwortung**
Auch wenn wir unser Gehör nicht wie die Augen verschließen können, so schützen sich manche Patienten doch durch aktives, innerliches Abschalten und sorgen damit für sich. Bei Patienten mit Hörgeräten kann dies auch zutreffen: Eine ältere Dame, die ihr Hörgerät nicht einsetzen wollte, meinte dazu: „Och, das ist dann endlich mal still und ruhig hier."

### Internet
✆www.nordoff-robbins.org (Nordoff-Robbins-Musiktherapie)
✆www.musiktherapie.de (Deutsche Gesellschaft für Musiktherapie)

## 3.7 Taktil-haptische Angebote

Das Angebot der taktil-haptischen Anregung ermöglicht es dem Patienten, die Spürinformationen über die Haut weiter differenzieren zu können. Er nimmt nicht nur wahr, „da ist etwas, was mich meint", sondern „da ist etwas, was ich kenne und das mich angeht".

Der Greif- und Tastsinn gehört eigentlich mit in den somatischen Bereich, wird aber in der Basalen Stimulation extra behandelt. Wir können wie im somatischen Bereich Druckveränderungen, Schmerz, Temperaturveränderungen, die Stellung der Gelenke und die Kraft wahrnehmen. Sinngemäß können wir unsere Umwelt be-greifen, indem wir sie ertasten. Dabei gibt es angenehme wie unangenehme Reize. Ein kalter Waschlappen, der im Bett liegt, kann z. B. einen eklig verspürten Reiz auslösen, das Ertasten der eigenen Haare hingegen kann als interessant wahrgenommen werden. Gerade bei Patienten, die nicht sehen können, ist die taktil-haptische Wahrnehmung von großer Bedeutung, denn dieser Sinn ist für sie ein effizientes Mittel, um die Umwelt zu erfahren. Es folgen einige praktische Beispiele anhand der zentralen Ziele.

### 3.7.1 Begreifen?!

Leben erhalten und Entwicklung erfahren
- Feste Nahrung begreifen, z. B. Kekse, Klappstulle, Obst, Fingerfood
- Flüssige Nahrung begreifen, in manchen Situationen kann es sinnstiftend sein, Flüssiges mit dem Finger zu probieren
- Gläser, Becher, Teller, Besteck ertasten (➤ Abb. 3.57)
- Mit einer Serviette den Mund abwischen
- Die eigene Atmung, d. h. den Brustkorb, erfühlen

- Beim Gähnen oder Husten die Hand vor den Mund halten
- Auch ein Beatmungsschlauch und eine Beatmungsmaschine kann ertastet werden

### Das eigene Leben spüren
- Mit bloßen Händen auf der Haut oder Haaren (➤ Abb. 3.58)
- Mit bloßen Händen auf der Kleidung
- Mit einem Handtuch o. Ä. in den Patientenhänden
- Mit einer Lotion
- Sich selbst kratzen, wenn es juckt
- Warme/kalte Bäder im Wechsel

Ein ideales „Tastbrett" ist der eigene Körper. Hier kann der Patient seine Hände über Kopf und Gesicht führen und sich sehr intensiv selbst spüren.

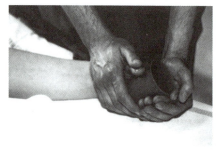

Abb. 3.57 „Hier ist ein Becher. Sie können etwas trinken."

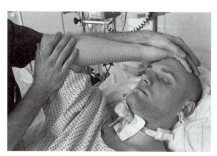

Abb. 3.58 Der eigene Körper des Patienten als „Tastbrett". [K115]

### Sicherheit erleben und Vertrauen aufbauen

Wie bereits beschrieben, können wir in der taktil-haptischen Anregung unterschiedliche Schwerpunkte des Patienten verfolgen. Es ist ein gewisses Maß an Unterstützung möglich bei der:
- *geführten Bewegung:* Anleiten, Zeigen, z. B. bei Apraxie oder um Bewegungsmuster zu zeigen,
- *unterstützenden Bewegung:* Entwicklung, Interaktion, z. B. rasiert sich der hemiplegische Patient zuerst auf der weniger betroffenen Seite, wird dann auf der mehr betroffenen Seite unterstützt, und
- *begleitenden Bewegung:* Selbstbestimmung fördern, z. B. wenn Patienten nur die Kraft zur Bewegung fehlt; sehr sensibel spüren, wo und wie der Patient dies möchte.

Unterschiedliche Positionen der Pflegenden können dabei folgende Bedeutungen für die gemeinsame Interaktion haben:
- frontal, im Gesichtsfeld des Patienten: Ich zeige es Ihnen
- lateral, am Rand des Gesichtsfeldes: Wir machen es gemeinsam
- lateral – dorsal, außerhalb des Gesichtsfeldes: Eigentlich machen Sie es allein

Verschiedene Variationen in Bewegungen und Positionen ermöglichen es, individuell dem Sicherheits- und Vertrauensbedürfnis des Patienten zu entsprechen. Ebenso kann es sinnvoll sein, distanzierende Latex- oder Waschhandschuhe während des taktil-haptischen Angebots zu tragen, weil die meisten Patienten dann mehr auf sich selbst achten – es sei denn, sie brauchen eine nahe Beziehung mit viel Hautkontakt.

Den eigenen Rhythmus entwickeln
- Ein Kalender kann umgeblättert oder abgerissen werden.
- Uhren können gestellt oder aufgezogen werden.
- Licht kann an- und ausgestellt werden.
- Ein Bademantel kann vor dem Schlafengehen weggelegt werden.
- Hände waschen, z. B. zu bestimmten Tätigkeiten wie Mittagessen oder abends vor dem Einschlafen.

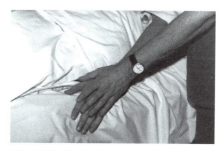

**Abb. 3.59** „Dies ist die Bettkante, hier ist das Bett zu Ende. So viel Platz haben Sie."

Außenwelt erfahren
- eigene Kleidung, Armbanduhr, Ringe, Schmuck
- Bett, Bettkante (➤ Abb. 3.59), Decken, Kissen
- Nachttisch, Schubladen (was kann ich da verändern?)
- Schüssel mit z. B. harten Erbsen
- Fußmatte, Fell, Gelkissen
- es ist auch hier möglich, „Jahreszeiten" erfahrbar zu machen: eine Schüssel mit Blumen, Laub oder auch Schnee (!), wenn es hygienisch vertretbar ist
- mehr für die Füße: Socken, Schuhe, Fußmatten, Bälle, Nudelholz, Wärmflasche

Beziehung aufnehmen und Begegnung gestalten

Das „Händeschütteln" ist ein klassischer taktil-haptischer Sozialkontakt. Je nach Beziehungsqualität und Notwendigkeit kann die Patientenhand aber auch über die Haut oder Kleidung der Pflegenden bewegt werden. Bei wachen Patienten ist dies meistens unangemessen, aber bei Bewusstseinsgestörten kann diese „Geste" Vertrauen aufbauen.

Um den Unterschied zwischen Ich und Du zu verdeutlichen, ist es gut möglich, abwechselnd z. B. den Oberarm des Patienten und dann den der Pflegekraft ertasten zu lassen (Reihenfolge nach Sinnhaftigkeit und Betonung). Dieses Angebot bedeutet viel Körperkontakt für die Pflegekraft und ist sicherlich nicht für jeden möglich – und auch nicht für jeden Patienten sinnvoll.

Sinn und Bedeutung geben
- Waschen: Wasser tasten, Waschbecken oder -schüssel, Waschlappen
- Rasieren: Rasierschaum, elektrischer Rasierer
- VW: Tupfer, Pflaster, Sonden (➤ Abb. 3.60)
- persönliche Bedeutungsobjekte: Ehering, Rosenkranz, Talisman usw.
- elektrische Geräte können an- und ausgestellt werden, z. B. Radio, Perfusor

## Sein Leben gestalten

Persönliche – und interessant zu tastende – Gegenstände nutzen, beispielsweise Rosenkranz, Pfeife, Taschenuhr, Parfümflaschen, Kuscheltier/-tuch, Schnuller, Handy. Hierbei kann nicht nur das Aufnehmen und Begreifen, sondern auch das Weglegen dieser Gegenstände von Bedeutung sein!

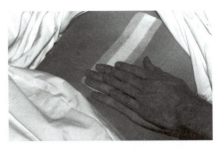

Abb. 3.60 „Das ist das Pflaster über der Operationswunde. Sie sind am Bauch operiert worden, Sie liegen hier im Krankenhaus."

## Autonomie und Verantwortung

---
**Beispiel**

Ein voll orientierter Mann mit multiplen Hirninfarkten, die einem Morbus Huntington (überschießende, nicht zielgerichtete Bewegungen) ähnelten, hatte Schwierigkeiten, sich selbst zu versorgen. Wenn er sich wusch, so fand er nur schwer sein Gesicht und ein Brötchen zum Frühstück schwenkte er lange hin und her, bis er abbeißen konnte. Meistens wurde er von uns gewaschen, und wir halfen ihm auch bei der Nahrungsaufnahme. Wir haben ihm schließlich vor der morgendlichen Körperpflege deutliche Körpererfahrungen angeboten. Er war einverstanden und wir modellierten mit kräftigen Bewegungen seine Arme – die Körperteile, die er in der folgenden Aktivität vor allem einsetzen würde – mit sogenannten Peelinghandschuhen trocken ab. Es ist ein sehr raues Material, das ihm aber ermöglichte, sich selbst deutlich zu spüren. Er war danach in der Lage, sich viel zielgerichteter zu bewegen: Er konnte sich besser selbst waschen und auch sein Essen selbstständig und „normal" zu sich nehmen.

Später sagte er zu uns, dass die Peelinghandschuhe morgens vor halb acht Uhr noch zu rau gewesen wären, da wäre ein Frotteehandtuch besser gewesen, danach, d. h. nach dem Waschen, wäre der Peelinghandschuh „optimal" gewesen.

Da er von Beruf Lotse war, baten wir ihn, uns beizubringen, wie man aus mitgebrachten Seilen Seemannsknoten knüpft. Anfangs nutzten wir einen Tampen, später immer dünnere Seile. Dies tat er mit Begeisterung, da er dadurch eine andere Beziehung zu uns erleben konnte: Ich bin nicht nur abhängig, ich kann denen sogar etwas beibringen. Ich kriege mein Leben wieder in den Griff.

---

### 3.7.2 Nesteln macht Sinn

Sie werden sich an viele unruhige Patienten erinnern, deren Hände überaktiv waren und die versuchten, sich alle möglichen Zu- und Ableitungen zu ziehen. Wir verstehen dieses Nesteln als Äußerung für einen Mangel an taktil-haptischer Erfahrung. Der Patient versucht hier, sich solche Informationen selbst zu beschaffen. Aus seiner Sicht ist Nesteln sinnvoll und auch sinnstiftend, es macht Sinn.

Manchmal äußert sich dieser Mangel als rhythmisches Auf-die-Matratze-Klopfen, manchmal als Zittern oder als nervöses Zupfen am Nachthemd. Diese Patienten brauchen interessante Anregungen. Wache Patienten können ein improvisiertes Tastbrett entdecken (➤ Abb. 3.61). Es ist möglich, auf der Station unterschiedliche Materialien zusammenzusammeln und so das Empfinden des Patienten zu fördern. Ebenso kann entsprechendes Material auch vorher in den Kühlschrank oder in die Mikrowelle gelegt werden, um einen zusätzlichen Wärmereiz zu bieten.

Das Spüren mit den Händen ist auch sinnvoll, wenn die Patienten auf der Bettkante sitzen. Hier können die Hände über den ganzen Körper bis zu den Knien gleiten. Häufig haben sogar somnolente Patienten auf diese Angebote reagiert.

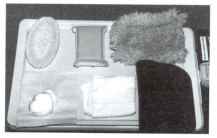

**Abb. 3.61** Improvisiertes Tastbrett mit Schwamm, Lederschwamm, Reinigungstuch, Rasierschaum, Waschlappen und rutschfester Gummiunterlage.

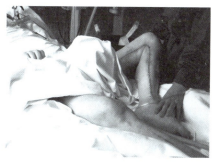

**Abb. 3.62** Geführtes Tasten mit den Fußsohlen.

### 3.7.3 Mit den Füßen tasten

Wir können mit unserem gesamten Körper tasten, nicht nur mit den Händen, sondern auch mit den Füßen und auch mit der gesamten Haut. Eine weitere Möglichkeit des taktil-haptischen Angebots ist das geführte-begleitende Tasten mit den Fußsohlen (➤ Abb. 3.62). Die Fußsohlen können die Beine ertasten und dadurch Länge und Position der Extremitäten registrieren. Wir haben gesehen, dass dieses Angebot vor der Mobilisierung selbst von bewusstseinsgestörten Patienten angenommen wird.

Eine andere Möglichkeit, die Fußsohlen zu erfahren, besteht im kräftigen Abrubbeln der Füße mit einem Frotteehandtuch. Gerade vor der Mobilisierung ist dieses Angebot empfehlenswert, da viele Patienten ihre Füße nicht deutlich genug spüren und dann verständlicherweise während des Aufsitzens Angst haben, weil sie den festen Boden unter ihren Füßen gar nicht wahrnehmen können. Das Abrubbeln macht die Fußsohlen „wach", und die Patienten sitzen sicherer. Strümpfe und Schuhe sind obligatorisch.

Bei immobilen Patienten bieten sich für das Tasten mit den Füßen andere Wege an. Wir legen ans Fußende des Bettes eine typische Fußmatte und bewegen die Füße des Patienten darauf hin- und her. Ebenso gut geeignet sind Massagebälle, deren Noppen belebende Reize setzen. Es gibt auch Badesandalen, deren Sohlen mit Noppen bezogen sind. Solche Sandalen eignen sich ausgezeichnet bei Patienten, die Sensibilitätsstörungen in den Füßen haben.

Bienstein und Fröhlich (1994) beschreiben in ihrem Buch, wie somnolente bzw. komatöse Patienten durch eine sehr individuelle taktil-haptische Stimulation wieder Zugang zu sich und ihrer Umwelt gefunden haben.

### 3.7.4 Pflegeintegrative Angebote

Für manche von Ihnen mag es ungewöhnlich sein, aber mitunter gibt es Situationen, in denen es möglich ist, Patienten in Pflegetätigkeiten zu integrieren, um ihnen weitere Entwicklungsmöglichkeiten anzubieten. Die Tätigkeiten sollen natürlich in einem für den Patienten sinnvollen Kontext angeboten werden, sodass es ihm möglich ist, in seiner Umgebung etwas zu gestalten, sich äußerlich wie auch innerlich aufzuräumen, wieder Mut zu entwickeln und Verantwortung für andere zu tragen. Beispielsweise können solche Angebote sein:
- Binden aufrollen
- Geschirrspüler ausräumen
- Tisch abwischen
- Betten machen
- Hol- und Bringedienste in Begleitung
- Essen zubereiten und verteilen
- Kaffee und Tee kochen
- Kurven falten, Vorlagen falten
- Regale, Medikamentenschrank wischen

Und außerhalb von Intensivbereichen:
- Blumen gießen
- Hausmeistertätigkeit wie Fegen

Auch diese Angebote können dem Ziel *Autonomie und Verantwortung* entsprechen: Ich tue etwas für alle, ich kann Verantwortung tragen!

Es versteht sich von selbst, dass Patienten die genannten Pflegetätigkeiten nicht ohne Anleitung oder aufgrund von Personalmangel ausführen sollen. Nach unseren Erfahrungen sind diese Angebote sinnvoll bei mobilen Patienten, die eher aus Überwachungsgründen auf der Station liegen und eben nicht mehr liegen können, sondern für sich sinnvolle Beschäftigungen suchen, ohne die sie psychisch dekompensieren würden („… sonst kriege ich noch' nen Krankenhauskoller", Zitat eines Patienten).

Bei einer Integration, die mit der Zubereitung von Nahrungsmitteln zu tun hat, ist ein Gesundheitszeugnis erforderlich: „Frei von ansteckenden Krankheiten."

**Lesenswert** ist in diesem Zusammenhang „Schüsselgong und Sockenball" von Hohenhaus-Thier (Verlag Modernes Lernen, 2011), die zum Teil ergotherapeutisches Tastmaterial zum Selbermachen darstellt, sowie auch „Spiegeltherapie in der Neurorehabilitation" von Nakaten und Govers (Schulz-Kirchner Verlag, 2009).

### Internet

⌁www.ergotherapie.de

## 3.8 Visuelle Angebote

Das visuelle Angebot ermöglicht dem Patienten eine Orientierung über den Sinnzusammenhang seiner Situation, d. h. Objekte, Geräusche und Berührungen können einfacher zugeordnet werden. Er kann sich hinsichtlich seiner Person im Raum orientieren und verfügt zudem über eine Kontrollmöglichkeit bei auftretenden Unsicherheiten gegenüber seiner Person oder Umgebung, beispielsweise bei der Koordination seiner Bewegungen.

Visuell wahrnehmbar sind dreidimensionale Bilder, Bewegungen, Helligkeit, Farben und Kontraste. Das Sehen ist außerordentlich wichtig für uns. Wir orientieren uns nicht nur daran, wir kontrollieren so auch unsere Lage im Raum und die Wahrnehmung der Körpergrenzen in Zusammenarbeit mit den anderen Sinnen. Wie schon in dem Abschnitt ➤ 1.3.10 beschrieben, ist gerade das Krankenhaus eine visuell reizarme Umgebung, in der Patienten rasch unter visuellen Wahrnehmungsstörungen leiden können. Das ständige „An-die-Decke-Starren" kann dazu führen, dass der Sehnerv sich an diesen Zustand gewöhnt – habitualisiert – und dem Gehirn etwas vortäuscht, was nicht da ist, von dem Betroffenen aber als *wirklich* und mitunter bedrohlich erlebt wird: Spinnen an der Decke, wackelnde Lampen, eine drehende Decke und dort, wo die Schatten sind, plötzlich das Gesicht von Tante Gertrud. Durch „abwesendes" Schauen können reale Bilder mit Erinnerungen vermischt werden. Dies bedeutet nichts anderes als: „Mir fehlt ein sinngebender Anreiz!"

### 3.8.1 Lebensräume

McKenzie geht nach eingehender Literaturrecherche davon aus, „dass es keine publizierte empirische bzw. wissenschaftlich fundierte Untersuchung gibt, die genau den Zusammenhang zwischen architektonisch-künstlerischer Raumgestaltung und dem Verhalten und der Befindlichkeit von Kranken belegt. Sicher gibt es Hinweise darauf, dass die Raumgestaltung ganz allgemein Einfluss auf Befinden und Verhalten haben kann, aber speziell in Bezug auf Farben kann dies nicht gesichert behauptet werden. Die angesprochene Wirkung der Gestaltung erfolgt meist indirekt über das sozio-physische Gesamtklima" (McKenzie 1999). Eine gute Beziehungsqualität zu den Pflegenden, ein hohes Maß an Autonomie sowie an Kontrollmöglichkeiten und Privatsphäre seien für Patienten viel wichtiger und auch wirksamer.

Der Raum sollte im wahrsten Sinne überschaubar gestaltet sein, sodass der Patient sich darin orientieren kann und keine Angst vor dunklen Nischen haben muss, in denen sich nachts jemand verstecken könnte. Die Wände zeigen klare Linien, die Tiefe des Raums ist klar erfassbar, Weite und Grenzen sind deutlich. Dadurch kann der Mensch sich selbst abgrenzen. Der Fußboden ist sicher und ermöglicht erste Schritte, es sind keine spiegelnden Flächen vorhanden. Die Tür, durch die so viele fremde Menschen kommen, ist klar erkennbar, dies vielleicht mithilfe eines Spiegels. So kann sich der Patient auf Kontakte vorbereiten und muss nicht mehr in ständiger Erwartungshaltung bleiben. Durch unterschiedliche Beleuchtungen (z. B. mittels eines Dimmers) können in diesem Raum auch unterschiedliche Stimmungen gelebt werden: Man will nicht wie auf dem Präsentierteller liegen, sondern sich auch mal zurückziehen und unter einer einzelnen Lampe allein sein können, man will vielleicht auch nur bestimmte Menschen sehen und dazu den Vorhang zuziehen oder die Tür schließen können und dann auch wieder offen für alle sein.

Ein „Lebensraum" ist ein Raum, den der Patient verstehen kann, der so sicher und vertrauenswürdig ist, dass er sich traut, sein Leben wieder selbst in die Hand zu nehmen. Dieser Raum bietet die Möglichkeit, ihn mitzugestalten und ihm eine persönliche Note zu geben, z. B. kann das Bett gedreht, ein Nachtschrank verschoben, Licht an- oder ausgemacht werden. Auch können hier und dort Bilder und andere Dinge platziert werden, die von zu Hause mitgebracht worden sind und eine sehr persönliche Bedeutung haben. Das Ziel muss sein, dem Patienten in einem sicheren Umfeld Möglichkeiten zur individuellen Gestaltung anzubieten.

- Eine Bordüre oder unterschiedliche Farbtöne unterhalb der Decke grenzen die Decke von den Wänden ab und laden dazu ein, die Struktur des Raums zu erforschen.
- Breite, kontrastreiche Tür- und Fensterrahmen können auf eine andere Welt außerhalb des Zimmers hindeuten.
- Die Nachtschränke und Schränke in einem Mehrbettzimmer müssen nicht alle die gleiche Farbe haben, vielmehr lässt sich ein persönlicher Bezug herstellen, wenn *nicht* alles gleich aussieht („Sie haben für diese Zeit den grünen Schrank und den grünen Nachtschrank").
- Visuell unruhige Zonen mit Monitoren, Kabeln und Geräten können von visuell ruhigen Zonen farblich getrennt werden. Werden dann dort Bilder oder Objekte platziert, so laden sie vielmehr zum Hinschauen ein, als wenn sie zwischen vielen Kabeln oder neben einem Monitor hängen.
- Visuell unruhige oder beängstigende Bereiche können auch mit Tüchern abgedeckt werden.
- Blickfänge wie Bilder können durch Spots unterstrichen werden – dies hat den Vorteil, dass diese auch ausgeschaltet werden können.
- Markante Bereiche wie Fenster, Wände und Ecken können farblich betont werden.

## 3.8 Visuelle Angebote

- Unterschiedliche Lampen ermöglichen das Erleben unterschiedlicher Stimmungen: eine helle Deckenlampe für Aktivitäten, indirekte Lampen für Ruhe und eine Nachttischlampe für Gespräche und Intimität.
- Objekte wie erkennbare Mobiles, Lichtspiele (aufgehängte CD's an einer Schnur), drehende Motivlampen, Windspiele, Luftballons, Lenkdrachen (➤ Abb. 3.63) oder andere Objekte; (gassterilisierte) Naturmaterialien entsprechend der Jahreszeit, Bilder (evtl. einen Bilderdienst im Haus einrichten) können die Stimmung eines Raums beeinflussen. Dazu können Haken, Regale, Pinn- oder Magnetwände oder Wechselrahmen installiert werden. Über dem Bett lassen sich unterhalb der Decke durchsichtige Fliegengitter anbringen, auf die ebenfalls Bilder oder Objekte gelegt werden, die der Patient vom Bett aus liegend betrachten kann.

### 3.8.2 Gesichtsfeld

Schon eine Erhöhung des Kopfteils des Bettes verändert das Gesichtsfeld so, dass der Patient optisch nicht nur die Decke sehen kann, sondern auch Personen, die um ihn herum arbeiten und an ihn herantreten können (➤ Abb. 3.64).

Das hat den großen Vorteil, dass die Patienten sich nicht nur besser in ihrer Umgebung, sondern auch an ihrem eigenen Körper orientieren können. Herantretende Personen werden früher erblickt, das Sicherheitsgefühl wird gestärkt. Eine vergleichsweise harte Unterlage unter dem Kopf befähigt den Patienten, eher seinen Kopf zu drehen und sein Gesichtsfeld aktiv zu verändern als eine weiche, in der sein Kopf versinkt.

### 3.8.3 Tag- und Nachtrhythmus

Die Architektur der meisten Intensivstationen macht es schwer, die genaue Tages-

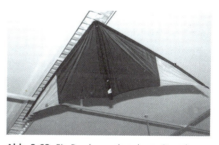

**Abb. 3.63** Ein Drachen – damals am Strand …

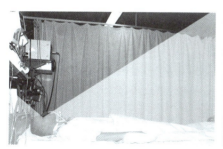
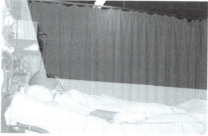

**Abb. 3.64** Gesichtsfeld des Patienten. a) im Liegen; b) bei um 15° erhöhtem Kopfteil.

zeit zu bestimmen, und gerade Patienten, die noch leicht unter der Wirkung einer Narkose oder eines Sedierungsmittels stehen, fällt es schwer, sich zeitlich zu orientieren. Wir haben häufig erlebt, dass Patienten nach einer halben Stunde tiefen Schlafs das Gefühl hatten, den ganzen Tag verschlafen zu haben.

Dies führt nahezu zwangsläufig zu kommunikativen Missverständnissen. Das einfachste Mittel zur Abhilfe ist hier eine deutlich lesbare Wanduhr (➤ Abb. 3.65), am besten mit 24-Stunden-Anzeige, die nicht mitten ins Blickfeld, sondern besser am Rand des Gesichtsfeldes platziert wird, damit der Patient aktiv hinschauen kann und sich nicht auf die verstreichenden Minuten fixiert.

Sie können außerdem die Raumbeleuchtung der Tageszeit anpassen. Warum muss eine Intensivstation rund um die Uhr hell erleuchtet sein? Völlige Dunkelheit birgt allerdings eine andere Gefahr.

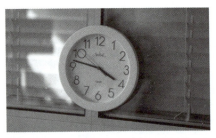

**Abb. 3.65** Wanduhr zur zeitlichen Orientierung des Patienten. Wichtig sind deutlich lesbare, d.h. also große Ziffern.

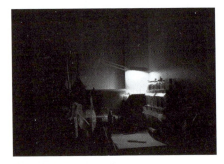

**Abb. 3.66** Nachtbeleuchtung.

Wenn nachts sämtliche Lampen ausgeschaltet werden, so kann es besonders bei alten Patienten wegen der mangelnden Dunkelanpassungsfähigkeit für 45 Minuten zu völliger Blindheit kommen. Daher sollte wenigstens eine kleine Lampe brennen (➤ Abb. 3.66). Eine Steckdosenlampe, z. B. für Kinder, reicht völlig aus, ggf. kann auch eine abgedunkelte Schreibtischlampe verwendet werden – diese sollte wegen bestehender Brandgefahr aber nicht mit Tüchern oder Stoffen behängt werden.

### 3.8.4 Bilder

Häufig sehen wir, dass auf dem Nachtschrank des Patienten Bilder der Angehörigen stehen. Meistens sind die Patienten aufgrund ihrer Immobilität und Position jedoch gar nicht in der Lage, diese Bilder zu betrachten, oder sie benötigen eine Brille, die oft im Nachtschrank liegt. Oft dienen diese Bilder also nur zur Beruhigung unseres Gewissens (➤ Abb. 3.67).

Wenn wir tatsächlich mit Bildern etwas anbieten wollen, so müssen diese so groß sein und dort platziert werden, dass die Patienten sie auch wirklich sehen können. Ein Patient, dem sein Neffe am Herzen lag, hatte von ihm zunächst nur ein kleines Foto für den Nachtschrank, das er kaum erkennen konnte.

## 3.8 Visuelle Angebote

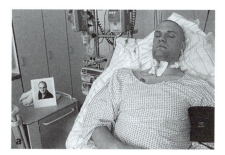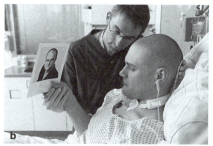

**Abb. 3.67** Bilder. [K115]
a) Auf dem Nachtschrank stehen sie außerhalb des Gesichtsfeldes des Patienten und sind meist zu klein.
b) Bilder gezielt anbieten und dabei auf mögliche Reaktionen achten.

Über das Poster, das die Angehörigen dann daraus anfertigen ließen, war er außerordentlich erfreut; es hing an der seinem Bett gegenüberliegenden Wand und konnte auch in fast waagerechter Position von ihm gesehen werden.

Zeigen Sie dem Patienten die Bilder und erwecken Sie seine Aufmerksamkeit. Selbst wenn jemand „nur" gucken kann, so können Sie nahezu ein Spiel daraus machen. Wohin guckt der Patient, was scheint ihm von Bedeutung zu sein? Folgt er mit den Augen, wenn Sie diesen Gegenstand bewegen? Verändert sich etwas, wenn der Gegenstand näher oder weiter weg ist? Wann schaut er weg, weil es langweilig wird? Geben Sie dem Patienten das Bild in die Hand und unterstützen Sie sehr sensibel etwaige Bewegungen. Mit welchem Abstand, in welchem Winkel möchte er das Bild betrachten? Lassen sich vielleicht weitere Aktivitäten daraus entwickeln? Was verändert sich in und an ihm während des Betrachtens? Und wo würde er das Bild gerne wieder abstellen? Vielleicht direkt im Bett, weil es ihn freut und motiviert, wieder selbstständig zu werden, oder soll es am liebsten in der Schublade verstaut werden, weil er etwas sieht, was jetzt nicht so ist und ihn deshalb traurig macht. Will er überhaupt dieses Bild und soll es tatsächlich so stehen, dass alle es sehen können? Vielleicht zeigt es etwas sehr Intimes. Und kann es sein, dass das Bild auf die Seite gekippt werden muss, weil der Patient nicht wie Sie steht, sondern im Bett liegt und damit einen anderen Blickwinkel hat?

Bedenken Sie dabei, dass Sie selbst auch eine visuelle Stimulation für den Patienten darstellen. Wenn Sie mit Ihrem zauberhaften Lächeln ein Bild neben sich halten und den Patienten auffordern hinzuschauen, so wird dieser vielleicht anfangen zu schielen. Geht es um einen Beziehungsaufbau oder um das Betrachten eines Bildes?

Wenn Angehörige Bilder und Fotos mitbringen, so lassen Sie sich sagen, was diese Bilder zeigen, welcher Urlaub tatsächlich darauf zu sehen ist oder ob es sich bei der abgelichteten Person um die Ehefrau oder die Mutter handelt. Dies kann auch auf der Rückseite des Fotos von den Angehörigen notiert werden.

Weiterhin kann es eine gute Idee sein, die Angehörigen zu bitten, ein Foto mitzubringen, auf dem der Patient zu sehen ist; dieses kann über dem Bett des Patienten befestigt werden. So sah dieser Mensch früher aus! Wenn ein Mensch beatmet aus dem OP kommt, so fehlt uns Pflegenden häufig jede Vorstellung, wie dieser Mensch gelebt haben könnte und Fotos oder sogar Videos können da eine große Hilfe sein. Allerdings birgt dies auch immer die Gefahr eines Leistungsdrucks in sich: „Werde doch wieder so wie auf dem Foto" – dies kann nie das Ziel sein (Nydahl 2003).

Variationen für persönliche Blickfänge können sein:
- Bilder, Fotos, Dias, Videos, Fernseher, selbstgemalte Bilder von Angehörigen oder Freunden
- Bücher, Briefe, Postkarten, Urkunden, Diplom
- selbst gemachte Objekte (z. B. Tonarbeiten)
- Parfümflasche, Wecker, (Nachttisch-)Lampe, Talisman, religiöse Symbole, Spielzeug, Lieblingstasse oder -besteck
- eigene Kleidung (Bademantel!), Bettwäsche, Kissen, Decken, Tischdecken
- Spiegel (nicht bei jedem!)
- Schminke, Lippenstift, Haare „machen", mit farbigen Seifen oder Fingermalfarben den Körper entdecken (letzteres vor allem bei Kindern)

### 3.8.5 Lebensräume gestalten

Das Ziel der Gestaltung des Lebensraums besteht nicht darin, den Patienten mit einer schönen Umwelt zu beglücken und mit Farbe und Licht zu reizen. Natürlich wirkt eine angenehme Umgebung stimulierend, sie kann Wohlbefinden, Entspannung oder auch Aktivität anregen; in diesem Sinne können wir Patienten auch etwas vorsetzen – wir dürfen es nur nie ungefragt und unbeobachtend tun. „Wer in einer Welt leben muss, die nur von anderen dekoriert wird, kann diese Welt nicht als seine Welt akzeptieren. Erst das Erleben einer gewissen Gestaltungsmöglichkeit, d. h. einer eigenen Aktivität, macht diese Welt zur eigenen Welt" (Bienstein, Fröhlich 2003). Wenn wir die Selbstbestimmung eines Menschen fördern wollen, dann kann die Intention nicht darin bestehen, ihm etwas zu zeigen, was ihm gut tun könnte, sondern ihm vielmehr Möglichkeiten zu eröffnen, sein Leben selbst zu gestalten:
- Die Veränderung der Position des Bettes ist sinnvoll, um einen anderen Blickwinkel zu bekommen – auch im übertragenen Sinne. Es kann z. B. zum Fenster, zur Tür oder an die Wand gedreht werden.
- Ein Bilderrahmen, eine Magnet- oder Pinnwand kann Platz für eigene Bilder bieten. Hierzu eignen sich auch fahrbare Röntgenwände oder gängige Paravents. Mitunter kann auch ein OP-Tuch gespannt werden, auf das Bilder geklebt werden.
- Der Nachtschrank kann von dem Patienten frei dekoriert werden. Pflegeartikel lassen sich auch woanders deponieren. Der Nachtschrank, der Tisch oder ein Bord können mit farbigen Tüchern belegt werden, auf denen weitere Gegenstände, die eine persönliche Bedeutung für den Patienten haben, Platz finden können. Eine Lieblingstasse wirkt für das Auge angenehmer als ein Schnabelbecher und vielleicht ist sogar eine kleine Nachttischlampe von zu Hause möglich.

- Lampen lassen sich mit farbigen Tüchern abdecken und können eine eher gewünschte Atmosphäre schaffen (Cave: Schmorbrand!).
- Von zu Hause mitbringen lassen: Bettwäsche, Schlafanzug, Schmusedecke oder -kissen, Schmusetiere. Auch sogenannter Nippes, der zu Hause im Regal steht und ideelle Bedeutung hat, kann für die Gestaltung von Lebensräumen geeignet sein. Hier sollte darauf geachtet werden, dass der Patient aufgrund der persönlichen Gegenstände die Situation nicht mit der häuslichen Umgebung verwechselt.
- Wenn unterschiedlich farbige Bettwäsche vorhanden ist, so lässt sich damit auch die Befindlichkeit des Patienten unterstreichen.
- Gibt es für den Patienten vielleicht ein religiöses Symbol oder einen Glücksbringer, den er zu Hause hat?
- Kann der Patient sich selbst betrachten? Schaffen Sie Situationen, in denen es möglich wird: durch ein erhöhtes Kopfteil, durch einen Spiegel. Aber bedenken Sie, dass nicht alle Patienten dazu in der Lage sind und dies wollen.
- Vielleicht möchten manche Patienten sich auch selbst visuell gestalten mittels Schminke, Lippenstift oder Perücke. Für einige Patienten sind diese Verschönerungen sehr wichtig. Mitunter gibt es individuelle Vorlieben, um sich als Mensch „akzeptabel und schön" zu fühlen: die gewaschenen Haare, der Kajalstift um die Augen, die rasierten Beine – was muss mindestens getan sein, damit ich mich in die Öffentlichkeit begeben und mich *zeigen* kann?
- Im Kinderintensivbereich gibt es die Möglichkeit, den eigenen Körper mit Fingerfarben oder farbigen Seifen anzumalen und ihn auf diese spielerische Art wieder zu entdecken.
- Mit einem Laken, das quer über einem Bügel oder an Infusionsständern hängt, ist es möglich, am Kopfteil eine Art Baldachin zu applizieren. Der Patient erhält so eine Möglichkeit des Rückzugs und damit die Möglichkeit abzuschalten.
- Unterstützen Sie den Patienten darin, einen eigenen Tag-Nacht-Rhythmus wieder zu finden, indem Sie die Beleuchtung anpassen. Biografische Angaben können dabei hilfreich sein, allerdings verändert die Erkrankung auch das Erleben der Patienten und damit seinen Rhythmus.
- Eine Fernbedienung am Bett kann auch immobilen Patienten die Kontrolle über die Lampen, den Fernseher und das Radio ermöglichen.
- Idealerweise kann dem Patienten zu Beginn seines Aufenthalts die Station und sein Zimmer gezeigt, z. B. sein Bett hin und her gedreht werden, damit er alles sehen kann.
- Patienten können evtl. vor dem Intensivaufenthalt ein Informationsblatt mit Gestaltungsmöglichkeiten erhalten und sich entsprechend vorbereiten (➤ 2.1.2).

## 3.8.6 Ein Wieder-Erkennen

Im pflegerischen Alltag lassen sich die Möglichkeiten der visuellen Angebote und Techniken gut anhand der zentralen Ziele umsetzen.

### Leben erhalten und Entwicklung erfahren

Ein junger Mann mit schwerer Enzephalitis war nach langen Wochen wieder stabil, begann sich wieder aktiv zu bewegen und umherzuschauen. Mit seiner Lebensgefährtin mobilisierten wir den Patienten in einen Rollstuhl, deckten ihn zu und fuhren mit ihm nach draußen in den Hof, um ihm die Möglichkeit zu geben, die Sonne zu genießen und auch wieder etwas Normales zu erleben. Er sah sich dort interessiert um, entwickelte aber keine weiteren Aktivitäten. Nach zehn Minuten fuhren wir wieder zurück. Später sagte der Patient, er hätte eigentlich kaum Erinnerungen an diese Zeit, dämmerte eher vor sich hin. Die erste Erinnerung jedoch war der Hof und ein gleißendes Licht, und da habe er gewusst, dass es voranging.

### Das eigene Leben spüren

Erblindete Kinder drücken sich auf die Augäpfel, um Farben zu sehen – diese Autostimulation ermöglicht eine Hell-Dunkel-Erfahrung und kann den Tag strukturieren.

### Sicherheit erleben und Vertrauen aufbauen

Wenn wir uns im Raum bewegen, so brauchen wir dazu Orientierungspunkte. Eine Patientin, die bei der Mobilisierung auf die Bettkante dazu neigte, panisch die Augen aufzureißen und sich an mir festzuklammern, begleitete ich einmal anders: Ich begrüßte sie und hielt einen nahen Abstand von ca. 30 cm zu ihrem Gesicht. Sie sah mich aufmerksam an. Ich informierte sie über die Mobilisierung, sie stimmte zu und dann bat ich sie, mich anzugucken und zu fixieren. Wir hielten Blickkontakt und ich bewegte meinen Kopf ständig in ihrem Gesichtsfeld, wobei sie diesen visuellen Kontakt auch hielt. Eine Bewegung nach links auf die Seite, ich ging in die Hocke, ihr Kopf folgte, sie nickte. Ein Griff unter die Schulter und die Knie und wir richteten uns gemeinsam auf. Erst als sie saß, löste sie den Blick und sah sich um und entdeckte das weitere Umfeld, ich bewegte mich an den Rand ihres Gesichtsfeldes und setzte mich auf ihre Bettkante.

### Den eigenen Rhythmus entwickeln

Eine wache und spontan atmende Patientin hatte gerne ein Handtuch in ihrem Bett. Wenn sie sich zurückziehen und abschalten wollte, so legte sie sich das Handtuch über ihr Gesicht und blendete damit ihre Umwelt aus. Sie zeigte uns deutlich ihren Rhythmus, wann sie aktiv und wann sie ihre Ruhe haben wollte.

### Außenwelt erfahren

Eine Kollegin beobachtete während der Mundpflege bei einer somnolenten Patientin, dass sich deren Blick plötzlich veränderte und sie etwas mit ihren Augen fixierte. Sie folgte dem Blick und entdeckte eine rote Blume auf dem Nachtschrank. Sie nahm diese und hielt sie der Patientin näher hin. Diese folgte der Bewegung und begann erstmalig zu lächeln – ihr Blick wurde richtig gedeutet.

## Beziehung aufnehmen und Begegnung gestalten

Ein Patient mit Hirninfarkt und Aphasie, der sehr nestelig war, wurde von mir betreut. Ich bat seine Ehefrau darum, einige Gegenstände von zu Hause mitzubringen, mit denen der Patient sich gerne beschäftigt hatte. Die Idee für den nächsten Tag war, ihn an einen Tisch zu setzen, tasten und Aktivitäten entwickeln zu lassen. Am nächsten Tag brachte die Ehefrau einige

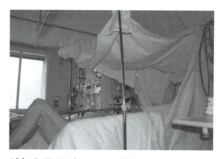

**Abb. 3.68** Rückzug ermöglichen.

Gegenstände mit. Wir mobilisierten den Patienten auf die Bettkante und dort begann er von sich aus, die auf dem Tisch liegenden Objekte zu betrachten. Er griff von sich aus ein Foto heraus, das ihn mit seiner Frau im Arm vor ihrem Haus zeigte. Er betrachtete kurze Zeit dieses Bild und begann dann zu weinen. Scheinbar hat ihm das Bild deutlich gemacht, dass dies kein Traum war. Er realisierte seine aktuelle Situation. Er brach ab, wir lagerten ihn in einer umgrenzenden Lagerung und brachten ein Laken als Baldachin an seinem Bett an, um seinen Rückzug zu unterstützen (➤ Abb. 3.68).

## Sinn und Bedeutung geben

Eine Kollegin, G. Weets, begleitet einen älteren, dementen Bewohner und zeigt ihm eine Kiste mit alten Fotografien. Der Mann wird aktiv, betrachtet die Bilder und kann zu jedem eine kleine, sinnvolle Geschichte erzählen. Frau Weets unterstützt mit Erfolg seine zeitliche Orientierung, indem sie mit ihm zusammen diese Fotos sortiert und ihn diese in Reihenfolge bringen lässt, damit ein Fotoalbum beklebt werden kann. Dieser Mensch sortiert mit den Fotos seine Erinnerungen und damit auch sich selbst.

## Sein Leben gestalten

Reiser findet einen Zugang zu einem ehemaligem Restaurator und Künstler mit Schlaganfall, indem sie ihn zunächst gut beobachtetet: „Herr R. betrachtet sein Umfeld interessiert, sein Blick bleibt immer wieder an verschiedenen Gegenständen hängen, dabei legt er die Stirn in Falten, sein Blick ist erstaunt oder fragend. Die ausgeprägte Mimik lässt mich vermuten, dass er versucht, Personen, Objekte und seine Umgebung einzuordnen und Handlungen nachzuvollziehen." Und schließlich bringt sie ihm Zeichenpapier und -kohle mit, um ihn eigene Aktivitäten entwickeln zu lassen: „Es ist faszinierend für mich, wie konzentriert er zeichnet und was auf dem Papier entsteht. Es sind zwar keine eindeutigen Formen erkennbar, jedoch ist deutlich zu sehen, dass er die Zeichnung bewusst mit verschiedenen Tonwerten (Schwarz, Weiß und verschiedene Grauschattierungen) versieht" (Reiser 2001).

## Autonomie und Verantwortung

„Können Sie mir bitte einen Gefallen tun?" fragte ein Patient, der wach, aber nahezu unbeweglich im Bett lag. „Was denn?" fragte ich. Er sagte: „Meine Familie hat mir die ganzen Bilder da mitgebracht und hingestellt. Das ist mir gar nicht so recht. Können Sie die bitte in den Nachtschrank stellen? Die soll nicht jeder sehen." Ein interessanter Gedanke, dass diese Bilder durchaus Persönliches und Privates zeigen und eben nicht von jedem gesehen werden sollen. Und wenn ein Patient selbst entscheiden kann, wo welche Bilder zu sehen sind, ist es gut.

Wir müssen also das Erleben der Patienten berücksichtigen und sie gut beobachten, z. B. worauf sie ihren Blick lenken und was ihnen von Bedeutung zu sein scheint. Dann können wir sie in ihren Fähigkeiten fördern und sie darin unterstützen, ihre Umwelt innerhalb vorgegebener Rahmenbedingungen selbst zu gestalten. Es gibt viele Möglichkeiten und Variationen hierzu.

Wir möchten Ihnen zum Abschluss noch weitere Literatur empfehlen:
Buchholz (1995) stellt in seinem Artikel „Basale Stimulation: Pflegequalität spüren" eine sehr differenzierte Vorgehensweise für die visuelle Stimulation vor.

Nydahl beschreibt in „Sein Leben gestalten" neben den hier genannten Inhalten auch Möglichkeiten der Projektentwicklung zur Renovierung einer Intensivstation (Nydahl 2003).

### Internet

www.kda.de Homepage des Kuratoriums Deutscher Altershilfe

## 3.9 Atmung

Die in diesem Abschnitt dargestellten Angebote an den Patienten sollen dazu beitragen, den Patienten dabei zu unterstützen, seine Atmung zu harmonisieren und bewusst zu erleben. Sie sind aber auch als Möglichkeit zum Dialog mit dem in seiner Wahrnehmung beeinträchtigten Patienten zu verstehen.

Mit unserem Atem drücken wir unser Lebensgefühl aus. Wenn wir aufgeregt oder nervös sind, atmen wir schneller und flach, und wenn wir entspannen können, atmen wir ruhiger und tief.

Von dem Atemmuster können wir also auf Gefühlszustände schließen. Gleichzeitig können wir durch eine Beeinflussung der Atmung diese Zustände verändern. Ein tiefes Ausatmen kann psychische Anspannungen bewusst machen und lösen, eine schnelle, oberflächliche Atmung kann Unruhe bedeuten und bewirken. Diese wechselseitige Beziehung zwischen Atmung und psychosomatischer Wahrnehmung können wir therapeutisch nutzen. Gleichzeitig kann eine Kommunikation über Berührung und Atmung ein Zugangsweg zu schwerstbewusstseinsgestörten Menschen sein, da die Atmung gerade bei komatösen Menschen das letzte verbliebene Ausdrucksmittel sein kann (Osterbrink 1999, Middendorf 1991).

## 3.9.1 Nicht-Atmen als selbstbestimmtes Leben

Das Luftanhalten („mir stockt der Atem") ist ein gängiges Verhaltensmuster in Schrecksituationen, um im Innehalten die Situation verarbeiten zu können. Übertragen auf den Intensivpatienten kann dies Folgendes bedeuten: Das fremde Erleben auf einer Intensivstation kann dermaßen bedrohlich und erschreckend sein, dass ein psychosomatischer Rückzug durchaus verständlich wirkt; diese Verweigerung kann sich auch dadurch ausdrücken, dass der Patient sich so weit zurück gezogen hat, dass er noch nicht einmal selbstständig atmet. Hier kann Nicht-Atmen nicht nur als ein Defizit betrachtet werden, sondern mit dem Verständnis der Autonomie und Verantwortung des Patienten als der Rest eines selbst bestimmten Lebens, zumal ein *Beatmet-werden* eine extreme Form der Fremdbestimmung ist. Ein erzwungenes Abtrainieren von der Beatmung hieße dann, den Patienten zu etwas zu zwingen, wozu er noch gar nicht in der Lage ist. Zunächst muss eine Beziehung zu dem Menschen aufgebaut werden, die ihm erfahrbar macht, dass er Sicherheit erleben und Vertrauen aufbauen kann, er braucht eine Orientierung in seinem Körper und in seiner Umwelt. Erst dann kann eine Förderung begonnen werden.

Es ist verständlich, dass wir niemanden dazu zwingen können, so zu atmen, wie wir möchten. Eine Pflege, die die bewusste, suffiziente eigene Atmung des Patienten zum Ziel hat, ist somit immer am Erleben und der Autonomie des Patienten orientiert und damit prozesshaft. Wir geben nichts vor, sondern erarbeiten mit dem Patienten gemeinsam die einzelnen Phasen der Atemanpassung, bestätigen ihn in seiner Selbstbestimmung, vermitteln ihm Orientierung und geben Hilfen zur Gestaltung der eigenen Entwicklung.

Bei postoperativen Patienten, die eigentlich nur eine kurze Phase der Nachbeatmung haben, geschieht dies auch, meistens genügt hier aber die rein verbale Information zum Beziehungsaufbau und zur Orientierung und das Abtrainieren stellt für alle Beteiligten kaum ein Problem dar. Bei anderen Patienten gestaltet sich die Begleitung und Förderung schwieriger. Atmung ist eine Form der Kommunikation, des elementaren Austauschs mit der Umwelt und bietet viele gute Möglichkeiten, um mit einem Menschen zu kommunizieren, um eine Beziehung mit ihm aufzubauen und letztlich um dem Patienten seine eigene Atmung und Beziehungsfähigkeit wieder bewusst zu machen (Hensel, Nydahl 1997).

## 3.9.2 Angebote im Atemrhythmus

Hier sind einige Angebote aufgezählt, deren Rhythmus sich an dem der Patientenatmung orientiert und mit denen wir allesamt gute Erfahrungen gemacht haben. Die Beatmungsform ist dabei nicht relevant.

### Pflege im Atemrhythmus des Patienten
- Initialberührung (zwischen Aus- und Einatmung: ansprechen – Pause/Ein- und Ausatmung – berühren – Pause usw.)
- Berührungen, z. B. beim VW (wahlweise während der Aus- oder Einatmung)

- Ganzkörperwaschung (rhythmische Bewegungen synchron zur Atmung)
- Umlagerung (rhythmische Bewegungen synchron zur Atmung)

Beziehungsaufbau durch Angebote, die synchron zur Atmung des Patienten gemacht werden
- vestibuläre Angebote (➤ 3.3)
- Berührungen (mit alternierendem Druck synchron zur Atmung)
- atemstimulierende Einreibung (➤ 3.9.3)
- Extremitäten in Bewegung erfahren (Einatmung: Aufwärts-, Ausatmung: Abwärtsbewegung ➤ 3.2.7)
- dialogorientierte Atmung durch großflächigen Körperkontakt, z. B. bei der Mobilisierung

Förderung durch atemsynchrone Angebote
- atemstimulierende Einreibung (➤ 3.9.3)
- Vibrationen am Thorax (➤ 3.4)
- atemunterstützende Berührungen (➤ 3.2.2)

Die Qualität von Beziehungsaufbau und Förderung wird in den genannten Angeboten durch unterschiedlichen Berührungsdruck deutlich: behutsam, lockend, ertastend beim Kennen lernen oder deutlicher, tiefer, fordernder Druck bei der Förderung. Dadurch kann das „gleiche" Angebot ganz unterschiedliche Bedeutungen erlangen.

Eine gute Möglichkeit, mit unterschiedlichen Berührungen zu arbeiten, ist die atemstimulierende Einreibung nach C. Bienstein (Bienstein, Fröhlich 1994), die wir nun vorstellen.

### 3.9.3 Atemstimulierende Einreibung (ASE)

Die ASE wird hier zwar detailliert beschrieben, doch raten wir Ihnen, sie regelrecht in einem Seminar für *Basale Stimulation in der Pflege* von einem qualifizierten Kursleiter oder Praxisbegleiter zu erlernen. Die ASE bedarf einer kontinuierlichen Übung und muss vor allem richtig angeboten werden, um ihre Wirkung voll zu entfalten.

Bei der ASE handelt es sich um eine rhythmische, mit unterschiedlichem Händedruck arbeitende Einreibung zur Atemtherapie im Rücken- oder vereinzelt auch Brustbereich. Durch sich angleichende Atemrhythmen entsteht zwischen Patient und Pflegekraft ein kommunikativer Prozess, der sehr viel Bewusstheit, Entspannung und Sicherheit vermitteln kann. Je nachdem, wie viel Druck ausgeübt wird, kann die ASE begleitend oder fördernd angeboten werden.

### Ziele der ASE

- Beziehungsaufbau
- psychische Stabilisierung und Bewältigung („den Rücken stärken")

- Orientierung
- Stressminderung
- präoperative Vorbereitung
- Beruhigung
- Einschlafförderung
- Atemunterstützung
- Rhythmisierung der Atmung
- Pneumonieprophylaxe
- Weaning

## Untersuchungen zur ASE

Seit 1990 liegen erste Ergebnisse zu einzelnen Fragestellungen der Pflege vor, die das Konzept der Basalen Stimulation unterstützen. Bei diesen Ergebnissen handelt es sich um Studien, die von Absolventen/innen des Pflegefachseminars in Deutschland oder der Höheren Fachweiterbildung II in der Schweiz erarbeitet wurden. Einige der Studien erreichen wissenschaftliches Niveau, andere bewegen sich im Bereich des prä-wissenschaftlichen Erkenntnisrahmens.

Lehmann (1998) hat gezeigt, dass die ASE bei alten Menschen Verwirrtheitszustände positiv beeinflussen kann. Im Intensivbereich konnten wir ähnliche Erfahrungen sammeln: Der intensive körperliche Kontakt, die ruhigen und gleichmäßigen Berührungen vermitteln dem Patienten eine Sicherheit, die er in diesem Maße nur selten auf der Intensivstation wahrnehmen kann. Das gemeinsame Atmen schafft ein Verständnis ohne Worte, eine distanziert-nahe Verbundenheit, die Unsicherheiten auffangen kann. Diese unruhigen Patienten fühlen sich akzeptiert und können sich durch die eindeutigen Bewegungen der Einreibung orientieren. Die vertiefte Ausatmung löst zusätzliche psychosomatische Spannungen und die Patienten entspannen körperlich und geistig. Diese Entspannung hat Einfluss auf den Schlaf.

Schürenberg (1993) konnte aufzeigen, dass Pflegende durch die ASE in der Lage sind, das Ein- und Durchschlafverhalten von Patienten zu fördern, sodass entsprechende Medikamente reduziert werden können. Auch hier haben wir gute Erfahrungen damit gemacht, einen Patienten abends beruhigend zu waschen. Wir betten ihn in abschließender Seitenlage und bieten ihm zuletzt eine ASE an. Die meisten Patienten schlafen nach wenigen Minuten ohne Sedierung ein.

Lengauer (1998) konnte zeigen, dass Patienten auch präoperativ weniger Prämedikation benötigten, wenn sie drei Tage vor der Operation abends die ASE erhielten; sie waren genauso bis weniger nervös oder ruhig wie Patienten ohne ASE, aber mit Prämedikation.

Die ASE scheint eine starke psychosomatische Wirkung zu haben. Sie vertieft außerdem die Atmung und normalisiert den Atemrhythmus. Neben dem Effekt der Pneumonieprophylaxe ist sie ausgezeichnet zum Weaning, dem Entwöhnen von der Beatmung, geeignet. Die durch die Einreibung vermittelte Nähe schafft bei dem in seiner Atmung unsicheren

Patienten eine wichtige Gewissheit, dass sich jemand um ihn kümmert. Die Hände, die die Atmung unterstützen, geben dem Patienten selbst nach einer Langzeitbeatmung eine sichere Orientierung und schließlich können oberflächliche Atemzüge vertieft werden.

## Variationen zur ASE

Ursprünglich war die ASE so gestaltet, dass die Pflegenden den Atemrhythmus vorgaben und mit einem sanften Druck im Sinne eines Angebots arbeiteten. In den letzten Jahren hat sich dieses Vorgehen teilweise verändert. Ansgar Schürenberg hat als erster den Gedanken entwickelt, die ASE patientensynchron anzubieten und damit gute Erfahrungen gesammelt, die wir teilen. Mitunter kann es sinnvoller sein, im Atemrhythmus des Patienten zu beginnen, um noch deutlicher ein Angebot im Sinne des Beziehungsaufbaus zu machen. Weiter können wir unter Umständen mit einem recht deutlichen Druck arbeiten, wenn wir die Patienten fordern möchten. Wenn wir die zentralen Ziele berücksichtigen, so können zur ASE noch weitere Variationsmöglichkeiten entwickelt werden (➤ Tab. 3.4).

Tab. 3.4 Variationen zur ASE anhand der zentralen Ziele. Je nach Situation und zentralem Ziel kann die ASE in ihren Schwerpunkten variieren. Verstehen Sie diese Tabelle nicht als Patentrezept, sondern als Hilfe für den Alltag.

| Zentrales Ziel | Variation |
|---|---|
| Leben erhalten und Entwicklung erfahren | Betonung des Thorax, um Atmung erfahrbar zu machen, Entwicklung: kontinuierlich reduzierter Händedruck |
| Das eigene Leben spüren | Patient hält seinen Thorax während der ASE |
| Sicherheit erleben und Vertrauen aufbauen | Pflegekraft hält ständig Kontakt, eine zweite hält den Patienten sicher, sonst Blickkontakt via Spiegel, evtl. abbrechen, wenn Patient dies signalisiert |
| Den eigenen Rhythmus entwickeln | ASE im Atemrhythmus des Patienten, Händedruck reduzieren, um Patienten Gelegenheit zum eigenen Atmen zu geben |
| Außenwelt erfahren | Patient wird zur ASE eher hart gelagert, hat evtl. die Beatmung im Blick |
| Beziehung aufnehmen und Begegnung gestalten | Die ASE ist orientiert am Rhythmus des Patienten, der Händedruck folgt der Muskelarbeit des Patienten |
| Sinn und Bedeutung geben | Zur ASE werden Beatmungsparameter verändert oder der Patient von der Beatmung diskonnektiert, die Bewegungen der ASE können von der Pflegekraft laut kommentiert oder hörbar durchgeführt werden |
| Sein Leben gestalten und Autonomie und Verantwortung | Lagerung, Position, Atemtiefe, Pflegende wird durch den Patienten gewählt; der unterstützende Druck der Pflegekraft wird kontinuierlich reduziert; Geführte, unterstützende, begleitende Bewegungen werden vermehrt integriert |

## Die ASE anbieten

### Positionierung

Die Positionierung entspricht der Gesamtsituation: Eine ASE zur Pneumonieprophylaxe kann fordernd und beispielsweise vormittags angeboten werden, die Lagerung ist dabei atemunterstützend; eine ASE zum Einschlafen ist hingegen ein letztes Pflegeangebot, die Lagerung entsprechend einschlaffördernd in der bevorzugten Lage. Zuerst bringen wir den Patienten in eine Lage, in der wir gut den Rücken berühren können. Mobile Patienten setzen sich auf die Bettkante oder umgekehrt auf einen Stuhl mit Stützmöglichkeit vor der Brust. Beatmete oder Immobile können in Seitenlage – am besten in 135° – gelagert werden. Wenn diese leicht diagonal im Bett liegen, ist es für Pflegende noch einfacher, den Rücken des Patienten zu erreichen.

Die atemstimulierende Einreibung kann auch auf der Brust und dort prinzipiell genauso wie auf dem Rücken durchgeführt werden, dies ist aber eine sehr seltene Situation. Der Unterschied besteht darin, dass die spiralförmigen Abwärtsbewegungen nicht so extrem sind, weil die Brust keine so große Fläche bietet, wie der Rücken. Bei Frauen müssen natürlich die anatomischen Verhältnisse und das Schamgefühl berücksichtigt werden.

Bei Männern mit starker Behaarung sollte besonders viel Lotion verwendet werden, weil sich die Haare sonst durch die kreisenden Bewegungen aufwirbeln, Schmerzen verursachen und eine Haarbalgentzündung provoziert werden kann. Die Einreibung auf der Brust wird von einigen Patienten nicht akzeptiert, weil sie ihnen zu nahe und zu intim ist. Dennoch ist die ASE auf der Brust ausgezeichnet zum Weaning geeignet, weil wir einen direkten visuellen Kontakt zum Patienten haben, evtl. die Beatmungsmaschine im Blick haben können und zudem überaus interaktiv – auch durch Worte – mit dem Patienten arbeiten können. Es stellt sich bei der ASE auf der Brust durchaus die Frage, ob eine Kontaktatmung auf der Kleidung des Patienten nicht das geeignetere Mittel ist.

### Kontakt

Nach der angemessenen Lagerung wird der Rücken des Patienten von oben nach unten ausreichend mit beiden Händen (ohne Handschuhe oder Ringe) nachmodellierend mit einer W/O-Lotion eingecremt. Wir bewegen uns dabei betont langsam, um dem Patienten Ruhe zu vermitteln. Wir lassen unsere Hände sagen: „Ich habe alle Zeit der Welt für dich."

Der Hautkontakt wird während der gesamten Einreibung beibehalten und nicht unterbrochen. Nach Beginn des Eincremens setzen wir beide Hände oben am Nacken direkt rechts und links neben der Wirbelsäule an. Die Finger werden nicht gespreizt, sondern bleiben geschlossen, und die Hände liegen ganzflächig auf. Mitunter kann eine Hand aber am unteren Rippenrand kurz verbleiben, um die Atmung des Patienten erspüren zu können.

## Beginn

Wir beginnen dann die ASE während einer *Ausatmung*. Der Wechsel von Ein- und Ausatmung erfolgt in der Regel im Verhältnis 1:2; bei maschineller Beatmung richten wir uns nach dem eingestellten Verhältnis.

## Ausatmung

Bei der Ausatmung üben wir mit Daumen, Zeigefinger und Handfläche unterstützenden Druck aus. Die Bewegung während der Ausatmung führt ein paar Zentimeter entlang der Wirbelsäule nach unten, dann seitwärts in Richtung Brustkorb. Unsere Hände drehen sich dabei leicht nach außen und werden gleichzeitig und synchron zur Atmung bewegt (➤ Abb. 3.69 a).

## Einatmung

Während der Einatmung gleiten die Hände mit deutlich weniger Druck in einer kreisförmigen Bewegung zurück zur Wirbelsäule. Eine Variante kann darin bestehen, während des Hochstreichens an den Flanken den Thorax anzuheben, indem ein leichter, nach oben gerichteter Druck mit der Handkante und dem kleinen Finger ausgeübt wird (➤ Abb. 3.69 b).

## Übereinstimmung

Ob nun der Patient oder die Pflegekraft den Rhythmus bestimmen, richtet sich nach der Patientensituation, den Zielen des Patienten und des Pflegenden. Wenn beide sich nach einigen Atemzyklen an einen gleichen Atemrhythmus angeglichen haben, kann die Pflegekraft versuchen, den Patienten zu einer ruhigen und tiefen Atmung hinzuführen, wenn es denn ein gemeinsames Ziel ist. Das Verhältnis von Ein- zu Ausatmung, die Atemtiefe oder auch der Rhythmus können verändert werden.

Die Einreibung wird mehrmals ausgeführt. Dabei wird der Rücken von den Schultern bis zum unteren Rippenrand in kreisenden Spiralen eingerieben (➤ Abb. 3.69 c). Wenn die Hände am unteren Rippenrand angelangt sind, werden die Hände nacheinander zum Nacken zurückgelegt, ohne den Hautkontakt zu verlieren, d. h. die Einreibung kann je nach Rückengröße (und Größe der Pflegehände) aus 3–8 Kreisen bestehen.

Während die Hände wieder nach oben gelegt werden, muss eine Einatmung im verwendeten Atemtempo frei geatmet und mit der nächsten Ausatmung weitergemacht werden, damit der Patient nicht in seiner Atmung stockt. Die gesamte atemstimulierende Einreibung dauert je nach Indikation 3–10 Minuten.

Abschließend wird der Rücken wie bei dem vorbereitenden Eincremen von oben nach unten mit wenig, aber gleichmäßigem Druck langsam und ruhig ausgestrichen. Die Berührungsqualität hat hier einen abschließenden und verabschiedenden Charakter.

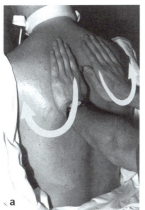 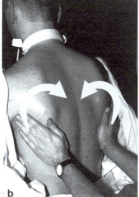 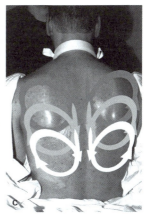

**Abb. 3.69** Atemstimulierende Einreibung (ASE).
a) Bewegung während der Ausatmung – mit Druck.
b) Bewegung während der Einatmung – mit deutlich weniger Druck.
c) die gesamten Bewegungen während der ASE führen in spiralförmigen Kreisen von den Schultern bis zum unteren Rippenrand.

## ASE im Weaning

Viele Patienten, die beatmet aus einer langen Sedierung aufwachen, wissen nicht, dass sie auf SIMV oder CPAP gestellt sind und den Atemrhythmus selbst bestimmen können. Sie hyperventilieren und denken, dass die Hyperventilation ihnen „angetan" wird. Hier ist die ASE sehr hilfreich, denn sie macht dem Patienten seine Atmung bewusst und vermittelt durch die Gegenwart des Pflegenden und den vorgegebenen, ruhigen Atemrhythmus sehr viel Sicherheit.

Zunächst wird der Patient informiert, über seine Situation nochmals aufgeklärt und ihm deutlich mitgeteilt, dass die ASE *gemeinsam* gemacht wird. Hierbei kann der Patient klar bedeuten, wann er den nächsten Schritt machen kann. Der Patient wird entsprechend gelagert. Hier ist es gut möglich, den Oberkörper hoch zu lagern und die ASE auf der Brust anzubieten. Wenn die Beatmungsform noch voll kontrolliert ist (CMV oder IPPV), können wir auch in dieser Form beginnen, damit der Patient sich erst mal an die Berührung durch die ASE für ein paar Momente gewöhnt. Der nächste Schritt ist dann die Fortführung der ASE mit einer Hand, während die andere die Beatmung auf SIMV oder gleich CPAP/ASB umstellt – evtl. kann dies auch ein Kollege tun. Nach der Umstellung wird die ASE wieder mit beiden Händen angeboten. Hier kann sich dann eine Art Spiel entwickeln: Der Patient wird aufgefordert, selbst zu atmen, die Berührungen haben dann deutlich weniger Druck. Sollte der Patient Unsicherheit zeigen, so kann die Berührung wieder deutlicher werden. Es folgt ein Aufmuntern, Zeigen und Selbstlassen über berührte Atmung. Wenn der Patient auch diese Phase gut bewältigt hat, kann die ASE wieder mit einer Hand (oder mit Kollegenhilfe) in eine Spontanphase überleiten und der Patient nur mit feuchter Nase atmen. Die ASE führt dann in die Phase der Selbstständigkeit, wobei immer weniger Druck angeboten wird, bis die Berührungen nur noch streichend gemacht werden und schließlich ganz aufhören. Das beschriebene Angebot dauert je nach Patient fünf bis zwanzig Minuten.

Eine interessante Variation kann auch hier darin bestehen, zum Ende der ASE mit einer Hand einen Unterarm des Patienten synchron zur Atmung zu bewegen: Während der Einatmung wird der Unterarm leicht angehoben, während der Ausatmung nach unten bewegt. Dieses zusätzliche propriozeptive Angebot konditioniert nahezu die Atmung des Patienten an die Bewegung des Armes. Dieses Vorgehen ermöglicht eine einfachere Vorgehensweise und eine zusätzliche Integration der Angehörigen. Diese Bewegung und das selbstständige Atmen können später von den Angehörigen viel eher mit dem Patienten geübt werden als die ASE.

### Kleingedrucktes

- Natürlich muss auf den Atemrhythmus des Patienten Rücksicht genommen werden. Einem Patienten mit 40er-Rhythmus kann nicht ein ruhiger 16er-Rhythmus angeboten werden. Alle Bewegungen sind mit Ruhe und Konzentration auszuführen. Dem Patienten soll durch einen langsameren Atemrhythmus Sicherheit und Orientierung vermittelt werden, er darf dabei aber nicht durch zu langsames Einreiben überfordert werden. Wir haben Patienten schon deswegen kollabieren sehen! Für Patienten, die hypoventilieren, gilt dasselbe natürlich umgekehrt.
- Die atemstimulierende Einreibung kann bei vollkontrollierter Beatmung natürlich nicht umgesetzt werden.
- Vorsicht bei Patienten, die ein Thoraxtrauma erlitten haben! Bei Rippenbrüchen oder Sternumnähten kann die ASE kontraindiziert sein, bei Bülowdrainagen ist evtl. auf eine ausreichende Schmerzmedikation zu achten.

### 3.9.4 Weaning und zentrale Ziele

Die zentralen Ziele bieten neue Wege, um Patienten in dem Abtrainieren von der Beatmung zu unterstützen.

#### Leben erhalten und Entwicklung erfahren

Beatmung kann aus der Sicht des Patienten für eine gewisse Zeit elementare Lebenserhaltung bedeuten – er braucht sie und kann evtl. auch psychisch abhängig von ihr sein. Für den Patienten ist diese Abhängigkeit real und wir müssen behutsam-beharrlich, vor allem geduldig mit ihr umgehen. Wenn die Beatmung plötzlich weggenommen wird, kann dies Angst und Rückzug auslösen. Nicht atmen wollen kann überdies auch Ausdruck einer Verweigerung sein, eines psychosomatischen Rückzugs, um sich selbst zu schützen. Wenn so ein Patient sich nicht traut zu atmen, gibt es vielleicht andere Bereiche, in denen er sich eher etwas zutraut, und so kommen Sie über Umwege zum

Weaning. Wenn es möglich ist, so integrieren Sie einen kurzen Sprechversuch und lassen Sie den Patienten seine Stimme, seine Atmung hören, damit er eine eigene Entwicklung erfährt. Selbst ein kurzes Husten kann bereits eine ausreichende Motivation bewirken.
Eventuelle Möglichkeiten:
- Stellen Sie die Beatmungsmaschine in das Blickfeld des Patienten, damit dieser sich mit der Situation auseinandersetzen kann – aber nicht die gesamte Zeit
- Ermöglichen Sie auch Zeiten der Ruhe und des Rückzugs
- Verbalisieren Sie wertschätzend Abhängigkeiten und Ängste
- Lassen Sie dem Patienten auch Zeit, einen eigenen Atemrhythmus zu finden
- Vermitteln Sie Selbstbestimmung; bieten Sie Aktivitäten an, aber fragen Sie immer wieder nach, ob der Patient dies jetzt wirklich will
- Kurze Sprechversuche

Das eigene Leben spüren
Weaning betrifft nicht nur die Lunge und die Atemhilfsmuskulatur, basal stimulierendes Weaning versucht, den *Menschen* in diesem Prozess zu unterstützen. Wenn ein Patient aus der Sedierung wieder aufwacht, so kann es ihm wichtig sein, sich und seinen Körper deutlich zu spüren, um auch wieder atmen zu können. Wechselnde Positionen, auch Mobilisierungen auf die Bettkante oder in einen Stuhl fördern die Abgrenzung zwischen Traum und Wirklichkeit: „Ich spüre mich, also will ich auch wieder atmen!"
Eventuelle Möglichkeiten:
- etwaige Fixierungen weglassen
- harte Unterlagen/Matratzen
- Mobilisierungen
- wechselnde Lagerungen
- Lagerungen, die das Spüren des Thorax betonen (Hände auf den Thorax)
- atemsynchrone Bewegungen
- deutliche Berührungen, zum Weaning atemsynchron und druckalternierend (Einatmung = Druckreduktion)
- atemstimulierende Einreibung (oben)
- Basal stimulierende Waschungen, die synchron zur Atmung angeboten werden
- Körpererfahrungen wie Eincremen, Abfrottieren oder Abklopfen mit abschließendem Ausstreichen
- Tragen von Kleidung
- kurzzeitiges Zuhalten der Ohren, um Atmung zu hören
- atemsynchrone, vibratorische Erfahrungen mittels der Hände, Massagegeräte (ein elektrischer Rasierer ist hier wegen des Sinnzusammenhangs eher fragwürdig, auch ein Vibrax scheint dafür zu stark zu sein)

## Beispiel

Ein junger Mann mit rekonvaleszenter Polyradikulitis konnte sich kaum bewegen, war dabei wach, orientiert und beatmet. Er hatte das deutliche Gefühl, zu schwach für eine eigene Atmung zu sein. Er konnte assistiert atmen, nachts aber nur ruhig schlafen, wenn er vollkontrolliert beatmet wurde. Ich setzte mich morgens zu ihm, schlug ihm vor, auf seiner Brust zum Abtrainieren mit ihm eine Variante zur atemstimulierenden Einreibung (ASE) durchzuführen und wartete sein Einverständnis ab. Danach wurde sein Kopfteil aufgerichtet und ich nahm Platz auf seiner Bettkante, an meiner Seite das Beatmungsgerät. Das Hemd wurde ausgezogen und ich cremte seine Brust großflächig ein. Ich ließ ihn unter vollkontrollierter Beatmung die an seiner Atmung orientierten, kreisrunden Bewegungen der ASE spüren, erklärte ihm die Wirkungsweise. Als er zu verstehen schien, worum es ging, stellte ich mit einer Hand die Maschine auf CPAP/ASB, er konnte die Frequenz nun selbst steuern, ich unterstützte nur die Ein- und Ausatmung. Wenn er zu schnell wurde, erhöhte ich leicht den Druck, um ihn zu beruhigen. Nach drei, vier Minuten wurde mein Druck immer leichter, er atmete gut und suffizient, fühlte sich sicher. Der nächste Schritt. Ich nahm ihn von der Beatmung ab und gab ihm über eine feuchte Nase Sauerstoff. Mein Druck war nun wieder stärker, ich gab ihm eine klare Richtlinie, ohne ihn zu überfordern. Wieder konnte mein Händedruck nach wenigen Minuten reduziert werden, er atmete immer selbstständiger. Dann kam mir eine Idee. Die ASE führte ich mit meiner linken Hand weiter aus, die rechte Hand nahm seinen Unterarm und bewegte diesen synchron zu seiner Atmung. Beim Einatmen hob ich leicht seinen Arm, beim Ausatmen senkte ich seinen Arm. Die kreisrunde Bewegung auf seiner Brust ließ nach, ich bewegte schließlich nur noch seinen Unterarm, ruhig und gleichmäßig, wie er auch atmete. Nach weiteren fünf Minuten konnte er alleine atmen. Am Nachmittag würde seine Ehefrau die ASE nicht ausüben können, wohl aber die leicht erlernbaren, rhythmischen Bewegungen des Armes – eine gute Möglichkeit, sie in die Pflege zu integrieren.

### Sicherheit erleben und Vertrauen aufbauen

Wenn ein Patient sich unter der assistierten Beatmung erschöpft, so lernt er, dass Atmen schwierig ist. Wenn er aber auf dem Höhepunkt seiner Leistungsfähigkeit und vor dem Auftreten erster Erschöpfungszeichen wieder an die Beatmung konnektiert wird, so lernt er, dass atmen ganz einfach ist. Dann wird ein Patient sich sicher fühlen und auch Selbstvertrauen entwickeln.

Eventuelle Möglichkeiten:
- Spontanphasen zeitlich eng begrenzen und sie möglichst positiv gestalten („atmen ist einfach").
- Hektische Bewegungen im Gesichtsfeld des Patienten vermeiden.
- Ruhe signalisieren.
- Nachfragen und nachspüren, wie es dem Patienten geht.

- Deutliche Signale vor und zum Abschluss jeder Tätigkeit vermitteln (Initialberührung).
- Ritualisierte Vorgehensweisen entwickeln, die Sie vorhersehbar und berechenbar machen
- Dem Patienten das Gefühl geben, wahrgenommen zu werden.
- Seine, vielleicht nicht nachvollziehbaren, Bewältigungsstrategien (z. B. Halluzinationen) akzeptieren.
- Für den Patienten Gefühle von Unruhe, Angst, Ohnmacht oder Hoffnungslosigkeit verbalisieren.

Den eigenen Rhythmus entwickeln
Orientieren Sie die Weaningversuche am Rhythmus des Patienten und beginnen Sie, wenn er relativ ausgeruht ist. Eventuell können Sie die Weaningphasen auch mit ihm zusammen absprechen.
Die Fachliteratur empfiehlt zur Nacht generell eine Weaningpause. Ist das immer richtig? Kann nicht gerade nachts ein aufwachender Patient sich sorgen, unruhig werden und gerade dann auf der Bettkante sitzend einen Weaningversuch machen, damit er erkennt, dass es vorangeht?
- Fragen Sie den Patienten (oder die Angehörigen) nach seinem Aktivitätsrhythmus und passen Sie die anstrengenden Weaningversuche diesem Rhythmus an.
- Fragen Sie den Patienten, wann und wie oft er einen Weaningversuch machen möchte – vielleicht braucht er für solche Höhepunkte auch eine eigene Vorbereitung?
- Rückzug und Pause ermöglichen. Irgendwann wird der Patient seine Situation zu verarbeiten versuchen und braucht dann keine Förderung und keinen Leistungsdruck, sondern Zeit für sich. Fragen Sie den Patienten, wenn Sie diesen Eindruck von ihm haben – vielleicht möchte er eine Schicht oder einen Tag gar kein Weaning machen.
- Führen Sie die Weaningversuche in den Wachheitsphasen des Patienten durch.
- Lassen Sie den Patienten ausschlafen und wecken Sie ihn nicht während der REM-Phasen, um einen Weaningversuch durchzuführen.

Außenwelt erfahren
„Wieder auf eigenen Füßen stehen" oder „in dieser Welt sein" können wortwörtliche Möglichkeiten sein, um Patienten die Umwelt erfahrbar zu machen. Gerade in der Aufwachphase verwechseln viele Patienten Traum und Wirklichkeit (Hannich 1987). Vielleicht erreichen Sie bei einem Patienten das Weaning gar nicht vordergründig durch Atemgymnastik, sondern über eine Mobilisierung mit Beatmung in den Stand oder in einen Stuhl, damit er den Boden unter seinen Füßen nicht verliert, sondern ihn deutlich spürt und die Welt und damit sich selbst aus einer anderen Perspektive betrachten kann. Kein Weaning ohne Bewegung! Wie machen Sie jemandem im Entzug klar, dass Sie keine Figur aus seinem Traum sind? Schaffen Sie Situationen, in denen er sich deutlich selbst und seine Umwelt spüren kann.

Eventuelle Möglichkeiten:
- Die Druckluftmatratze gelegentlich entlüften, sodass der Patient hart liegt, um die Welt zu erfahren.
- Zudecken mit Röntgenschürzen, Gelkissen, Erbsenkissen, Kugeldecken.
- Körpergrenzen mit zusammengerollten Bettdecken oder Stillkissen erfahrbar machen.
- Patienten so lagern, dass er sich selbst berührt (Hände und Unterarme auf dem Thorax)
- Mobilisierung, Umschauen, Umhören, Umhertasten.

### Beziehung aufnehmen und Begegnung gestalten

Wenn Weaning einen Prozess zur selbstständigen Atmung und damit auch zu einem selbstständigen Leben ist, so kann für den Patienten auch die selbstständige Beziehungsgestaltung von Bedeutung sein. Wie kann er Ihnen mitteilen, dass er einen Weaningversuch unternehmen oder den Versuch auch beenden möchte? Könnte ein wiederholtes Husten evtl. signalisieren, die Maschine weg haben zu wollen, ein tiefes Seufzen ein Erreichen von Selbstständigkeit ausdrücken und ein tiefes Atmen das Ende des Versuchs andeuten? Welche Möglichkeiten hat der Patient, sich zu bemerkbar zu machen?

Kann der Patient eine besondere Beziehung zu Pflegenden oder seinen Angehörigen entwickelt haben, sodass jemand bestimmtes zum Weaningversuch anwesend sein soll?
- Patienten gut beobachten und dies dokumentieren.
- Patienten fragen, mit wem er einen Weaningversuch machen möchte.
- Angehörige zu Spontanversuchen evtl. integrieren.
- Geben Sie dem Patienten Möglichkeiten, sich zu melden durch:
  – Husten oder andere Atemveränderungen
  – Klingel
  – Kopfklingel (Klingel kann an einen freien Beatmungsarm in Kopfnähe positioniert werden)
  – Lösen der EKG-Elektroden oder des Fingerclips
  – Fallen lassen einer Nierenschale
- Kommunikationscodes vereinbaren.
- Auch ein Beatmeter kann mit seinen Angehörigen telefonieren, wenn er mit einem Bleistift an den Hörer klopft (einmal klopfen = „ja", zweimal klopfen = „nein").

### Sinn und Bedeutung geben – Sein Leben gestalten

Verneinung und Ablehnung der Realität sind Bestandteil der Verarbeitungsphasen. Lassen Sie dem Patienten Zeit, sich auf die neue Situation einzustellen. Gleichzeitig sind „Was ist geschehen?" und „Wie geht es weiter?" häufige Fragen, ebenso die Sorge um die Familie und den Arbeitsplatz. Geben Sie dem Patienten einen Überblick über die nächsten Wochen. Dann ist er motivierter, atmen zu lernen.

Fragen Sie die Angehörigen oder den Patienten, wie er motiviert werden kann. Vielleicht beschäftigt ihn auch seine Situation nach der Erkrankung und er versucht, seinem

Leben einen anderen, neuen Sinn zu geben. Wie kann der Patient weiterhin verstehen, worum es geht? Machen Sie ihm die Situation erfahrbar, lassen Sie ihn den Tubus und die Beatmungsschläuche betasten, zeigen Sie ihm auf der Bettkante sitzend die Beatmungsmaschine.
- Beatmungsschläuche und Tubus betasten lassen.
- Maschine sehen und verstehen lassen – oder aber auch abdecken bzw. Sichtschutz installieren.
- Evtl. kurzfristig die Beatmungsparameter verändern, damit der Patient spürt, dass er beatmet ist.
- Beatmung ist an sich keine Kontraindikation für Beweglichkeit. Boosfeld berichtet von beatmeten Kindern, die im Sommer am Swimmingpool sitzen (Boosfeld 1998). Teilnahme an Rockkonzerten, einkaufen oder einfach mal das Gras unter den Füßen erleben, den Wind in den Haaren spüren – vieles ist Beatmeten möglich, wenn Sie kreativ sind und es abklären.
- Dem Patienten wiederholt Informationen geben über das, was geschehen ist und wie es weitergehen wird.

Autonomie und Verantwortung
Wie wichtig ist einem Patienten seine Autonomie während des Weanings? Schließlich sind wir Fachmenschen und die meisten Patienten vertrauen sich uns an und lassen sich alles sagen – aber sind alle Menschen so? Können bei sehr autonom wirkenden Patienten vielleicht auch Kompromisse gefunden werden, die seine Autonomie wie auch Ihren Auftrag des Weanings berücksichtigen, sodass der Patient sich in seiner Autonomie teilweise verstanden fühlt?

Integrieren Sie den Patienten, soweit dies möglich ist, geben Sie ihm das Gefühl, mitbestimmen zu können. Eventuelle Möglichkeiten:
- Vereinbarungen mit dem Patienten treffen, z. B.:
  - Der Patient ist für sich selbst verantwortlich (Körpergefühl und Lunge), die Pflegekraft für die Beatmungsmaschine, d. h., die Pflegekraft eröffnet dem Patienten die Möglichkeiten zur Gestaltung des Spontanatmungsversuchs und der Patient wählt aus, wie dies gestaltet werden soll.
  - Der Patient bestimmt, wann und wie lange (evtl. mit wem oder in welcher Position) er einen Spontanversuch gestaltet – diese Vereinbarung kann durchaus beinhalten, dass er eine bestimmte Anzahl von Versuchen pro Tag machen *muss*.
  - Lassen Sie den Patienten in anderen Bereichen bestimmen (oder vermitteln Sie ihm den Eindruck, er könnte es).
- Wenn Sie den Patienten absaugen müssen, so kann es möglich sein, seine Hand bei Ihnen auf den absaugenden Unterarm zu legen und drücken zu lassen, wenn es zu unangenehm wird. Auf diese Weise kann er den Vorgang ein wenig mitbestimmen.
- Fragen Sie den Patienten (oder die Angehörigen), über was er im Klinikalltag mitentscheiden möchte, was wichtig sein könnte, und versuchen Sie, dies so gut es geht zu berücksichtigen.

- Fragen Sie nach, ob der Patient das Gefühl hat, auch in seiner jetzigen Situation für jemanden immer noch Verantwortung zu tragen. Auch Beatmete können etwas klären oder Entscheidungen treffen.
- Die hier genannten Möglichkeiten sind in veränderter Form auch in der *Intensiv* erschienen, dort werden zusätzlich noch Weaningprotokolle vorgestellt (Nydahl 2002).

## 3.10 Zum Umgang mit unangenehmen Erfahrungen

Erinnern Sie sich bitte an einen Ihrer letzten Zahnarztaufenthalte. Er hat gebohrt und gebohrt und Sie wussten ganz genau, dass Sie in Tränen ausbrechen würden, wenn er jetzt noch zwei Minuten weitermacht. Sie konnten sich verständlich machen und sich eine heilsame Pause nehmen, zumindest mal „ausspucken" und sind *nicht* in Tränen ausgebrochen. Wie gehen Sie mit Ihren Patienten um?

Der Intensivaufenthalt bringt es mit sich, unangenehme Erfahrungen zu sammeln. Viele Patienten erleben die Zeit als Bedrohung, andere als eine Zeit der Lebensrettung. Die meisten orientierten Menschen nehmen die Schmerzzufügung wie eine Punktion oder eine Operation einfach hin, sie akzeptieren sie als notwendig, obwohl sie immer eine Körperverletzung darstellt – manchmal vergessen wir dies im Alltag.

Nun ist dies meistens unumgänglich und auch die Realität moderner intensivmedizinischer Therapie. Wir stellen uns die Frage, wie Situationen, in denen unangenehme Erfahrungen gemacht oder vermittelt werden, anders gestaltet werden können. Es muss diskutiert werden, inwieweit die Integration des Patienten zur Gestaltung unvermeidlicher und unangenehmer Situationen wichtig für seinen Genesungsverlauf sein kann. Eine Überforderung kann zu einer Destabilisierung seiner Abwehr führen, eine Integration hingegen, die seine Selbstverantwortung anregt, lässt ihn eher gesunden (Findeisen, Pickenhain 1990, Kalweit 1999). Zudem ist das Schmerzempfinden genau wie der Umgang mit Schmerzen sehr subjektiv. Manche meinen, viel aushalten zu können, andere Menschen haben panische Angst vor kleinsten Schmerzen. Hier ist es wichtig, individuell vorzugehen.

### Gemeinsame Absprachen

Die meisten Patienten nehmen eine Punktion wie beim Blutabnehmen hin, und es stellt auch keine Verletzung ihres Menschseins dar – dies ist aber nicht bei allen Menschen so! Bei Patienten, die labil wirken oder auch nach größeren Eingriffen kann es ratsam sein, den Zeitpunkt und das Vorgehen gemeinsam zu besprechen. Meist ist es so, dass *wir* den Zeitpunkt bestimmen und plötzlich ins Zimmer kommen und den Patienten mit einer Bülowdränage überraschen. Dieses Vorgehen ist verständlicherweise eine Überforderung und nimmt dem Patienten die Gelegenheit, sich darauf vorzubereiten und vor allem sich als selbstverantwortlicher Partner zu fühlen. Sinnvoller kann es also sein, mit dem Patienten Absprachen zu treffen und ihn zeitlich ausreichend vorher zu informieren.

## Beobachten

Mitunter werden in unangenehmen Situationen wie lokalen Eingriffen psychische wie physische Grenzen überschritten, die dann eher schaden als nutzen. Wir beobachten den Patienten genau, wie sich Atmung, Kreislaufparameter und vor allem Schweißproduktion zeigen. Eine typische Stresssymptomatik weist darauf hin, dass er überfordert wird und eine Pause braucht.

## Strukturierte Pausen

Wir haben gute Erfahrungen damit gemacht, „nichts" zu tun. Sie werden bei diesem Satz wahrscheinlich schmunzeln, aber für Patienten, die den Rhythmus einer Intensivstation nicht kennen, ist es einfach sinnvoll, sie darauf hinzuweisen, wann Ruhe oder Aktivität vorherrschen und wie viel Zeit jeweils dazwischen liegen kann. Die Ruhezeit ist eine Zeit der Erholung, des Kraftschöpfens, die gerade nach oder auch vor schmerzhaften Erfahrungen notwendig ist. Fragen Sie den Patienten und beobachten Sie ihn gut, wann er was für wie lange braucht – und informieren Sie ihn darüber, was Sie noch vorhaben, evtl. unterstützen Sie dies mit einer entsprechenden Lagerung. Selbst eine Mobilisierung kann für einen Patienten nach einer Operation eine zwar gewollte, aber beträchtlich unangenehme Erfahrung sein. Hier ist eine gemeinsame Absprache über den Zeitpunkt und Ablauf sinnvoll. Oder sind *Sie* rund um die Uhr ein Held?

## Strukturiertes Arbeiten

Mitunter ist es sehr sinnvoll, die Arbeit in verschiedene Aktivitäten zu strukturieren. So kann es eine emotionale Überforderung darstellen, wenn sich der Patient eben noch bei einer beruhigenden Waschung entspannt hat und im nächsten Moment abgesaugt wird. Wir laufen dann Gefahr, dass der Patient bei *jeder* Form von Grundpflege in eine angespannte, ängstliche Erwartungshaltung verfällt. Es kann daher Momente geben, in denen eher unangenehme Interaktionen erfolgen (müssen) und dann wieder erholsame und fördernde, die aber für den Patienten deutlich voneinander getrennt werden. Welche Reihenfolge dabei gewählt wird, hängt vom Patienten und letztlich auch von der anfallenden Arbeit ab. ➤ Tab. 3.5 stellt als Beispiel einen Ausschnitt aus dem morgendlichen Ablauf dar. Beachten Sie die möglichen Wirkungen, nach denen ein solcher Tagesablauf organisiert werden kann. Es wird deutlich, dass ohne viel Mehraufwand ganz andere Prioritäten verwirklicht werden können.

**Tab. 3.5** Beispielhafter Ausschnitt aus der normalen Strukturierung des Tagesablaufs eines beatmeten Patienten mit möglicher Wirkung (+ positiv, – negativ, indifferent Ø) des pflegerischen Kontaktes.

| Uhrzeit | Tätigkeit ohne Kontakt | Tätigkeit mit Kontakt | Mögliche Wirkung | Dauer in Min. |
|---|---|---|---|---|
| 6:30 h | | Begrüßung | + | 1 |
| | Messen/Monitoring | | Ø | 4 |
| 6:35 h | | Mundpflege | +/– | 10 |
| | | Absaugen | – | 2 |
| 6:47 h | | Augen-, Nasen-, Ohrenpflege | – | 7 |
| | Material vorbereiten | | Ø | 5 |
| 6:59 h | | Ganzwaschung | + | 20 |
| | | Lagerung | +/– | 5 |
| 7:24 h | | ASE | + | 7 |
| | Medikamente | | Ø | 10 |
| 7:41 h | | | | 71 |

Die Struktur ist an den pflegerischen Handlungen funktional orientiert, bewirkt einen vergleichbaren Ablauf, kann aber zur Folge haben, dass der Patient sich nie richtig entspannen kann, weil er lernt, dass jede Pflegetätigkeit eine potenziell unangenehme Erfahrung bedeuten kann.

Die Strukturierung aus ➤ Tab. 3.6 dauert 5 Min. länger, weil die Umlagerung mit 10 statt mit 5 Minuten berechnet wurde. Gerade bei bauchchirurgischen Patienten dauert eine Umlagerung, die schmerzfrei und als eine Erfahrung von „Sich im Raum bewegen" gestaltet wird, erfahrungsgemäß länger.

Die zweite Struktur hat den Vorteil, dass der Patient deutliche Phasen der Entspannung und damit die Möglichkeit zur Regeneration und Rehabilitation hat.

## Gemeinsam Handeln

Eine weitere Möglichkeit kann darin bestehen, dem Patienten während der unangenehmen Erfahrung ein deutliches Mitspracherecht einzuräumen. Er kann damit über die Möglichkeit verfügen, über eine Pause während der Handlung oder gar einen Abbruch zu bestimmen, und fühlt sich dadurch nicht mehr so ausgeliefert. Schaffen Sie Möglichkeiten zur Interaktion durch eine zusätzliche Person, die die Hand des Patienten hält, eine Klingel oder geben Sie dem Patienten andere Ausdrucksmöglichkeiten. Wir haben gute Erfahrungen damit gemacht, während des Absaugens z. B. eine Hand des Patienten auf den Unterarm zu legen, dessen Hand den Katheter hält. Selbst kleinste Aktivitäten können hier gespürt werden und das Absaugen evtl. kurz unterbrochen werden, um eine

**Tab. 3.6** Eine Strukturierung nach *möglicher Wirkung* (+ positiv, − negativ, indifferent Ø) – d. h. patientenorientiert – kann auch so aussehen.

| Uhrzeit | Tätigkeit ohne Kontakt | Tätigkeit mit Kontakt | Mögliche Wirkung | Dauer in min. | Struktur |
|---|---|---|---|---|---|
| 6:30 h | | Begrüßung | + | 1 | Aktivität beginnt |
| | Messen/Monitoring | | Ø | 4 | Ruhe |
| 6:35 h | Material vorbereiten | | Ø | 5 | |
| | | Ganzwaschung | + | 20 | Positive Erfahrungen |
| 7:00 h | | Lagerung | + | 10 | |
| | | ASE | + | 7 | |
| 7:17 h | Medikamente | | Ø | 10 | Ruhephase |
| | | Mundpflege | +/− | 10 | Unangenehme Erfahrungen |
| 7:37 h | | Absaugen | − | 2 | |
| | | Augen-, Nasen-, Ohrenpflege | − | 7 | |
| 7:46 h | | | | 76 | |

Atempause für die Seele zu bekommen. Der Vorgang des Absaugens bekommt dadurch eine ganz andere Qualität.

Es ist selbstverständlich, dass in lebensbedrohlichen Situationen oder wenn die Lunge des Patienten voller Sekret ist, die Absaugung schnell geschehen muss und die Prioritäten anders gesetzt werden.

## Schmerz lass nach

Es ist möglich, den Schmerz „wegzustreicheln". Die Reizleitung auf der Haut ist schneller als die in der Tiefe, in der meist die Schmerzen empfunden werden. Streichelnde Berührungen mit leichtem Druck können somit den Schmerzreiz überlagern. Das sogenannte TENS-Gerät nutzt diese Wirkungsweise. Entspannende Lagerungen oder auch ein beschützendes Lagern, wie z. B. die umgrenzende Lagerung und ein Kissen vor dem Bauch, tun ein Übriges. Es ist bei allem aber selbstverständlich, dass hier die ausreichende Applikation von Schmerzmitteln an erster Stelle steht.

Sollten die Patienten generell schmerzempfindlich sein, ist es bei der Ganzkörperwaschung ratsam, tupfend zu waschen. Hier kann ein nasses Handtuch auf den Körper aufgelegt werden und die Hände gleiten über das Handtuch, nicht das Handtuch über die Haut. Dadurch ist es gut möglich, Körpergefühl zu fördern, ohne zu schmerzhaft zu waschen.

Das Zufügen von Schmerzen oder anderen unangenehmen Reizen gehört zu unserem Alltag und ist notwendiges Übel. Wir können nicht immer rund um die Uhr nur „Gutes" tun. Aber wir können versuchen, gut zu informieren, differenziert zu beobachten, dem Patienten so viel Mitspracherecht und Selbstbestimmung zu ermöglichen wie es nur geht und mit ihm gemeinsam handeln.

# KAPITEL 4

# Gedanken und Erfahrungen

## 4.1 Bin ich auf dem richtigen Weg?

In den zentralen Zielen und den basal stimulierenden Angeboten geht es darum, die Situation des Patienten aus seiner Perspektive verstehen zu lernen. Im Mittelpunkt der Pflege stehen die Aktivitäten des Patienten, keine pflegerischen Aktivitäten. Die Ziele können daher Richtlinien für die Pflege dieser Menschen sein und können von uns Außenstehenden natürlich immer nur interpretiert werden. Im Alltag bleibt verständlicherweise eine Unsicherheit zurück: Habe ich die Signale richtig interpretiert, ist das Ziel „xy" wirklich das Ziel von Herrn Meier, bin ich auf dem richtigen Weg? Hier können uns direkte Fragen oder auch Beobachtungen weiterhelfen.

Eine Frage kann sein: **Bei welchen Aktivitäten zeigt der Patient eine deutliche Aufmerksamkeit, eine vermehrte Aktivität, die als ein gesteigertes Interesse an einem Ziel interpretiert werden kann?**

Geschieht dies bei dem Besuch der Angehörigen oder bei der Visite und kann es somit ein Hinweis auf das Ziel *Beziehungen aufnehmen und Begegnung gestalten* sein? Oder zeigt der Patient eher während der Umlagerung eine erhöhte Aktivität wie eine Tonuserhöhung und kann somit das *Umwelt erfahren* sein zentrales Ziel sein? Vielleicht macht ein Patient auch gut beim Weaning mit, vertraut unseren Fähigkeiten vollständig, sodass das Ziel *Leben erhalten und Entwicklung erfahren* für ihn eher nebensächlich sein kann, dafür aber sein Nachsinnen und Beobachten und damit *Sinn und Bedeutung geben* für ihn im Vordergrund stehen.

Das zentrale Ziel für den Patienten kann sich im Verlauf des Krankheitsgeschehens und in der weiteren Entwicklung auch verändern. Zu Beginn kann beispielsweise *Leben erhalten* das dominante Bedürfnis gewesen sein. Dies kann sich im Laufe der Zeit verändern und von anderen Zielen nacheinander oder auch gleichzeitig abgelöst werden.

Da die Ziele vor allem Entwicklungen beschreiben, kann die Richtigkeit eines oder mehrerer Ziele nur im laufenden Prozess ermittelt werden, und zwar anhand der Sinngebung für den Patienten und der Entwicklung des Patienten, z. B. indem er mehr Sinn findet oder zunehmend autonomer und selbstständiger wird. Es ist vielleicht zu früh, um allgemeingültige Prozesskriterien für die zentralen Ziele zu formulieren, aber wir möchten Ihnen dennoch einige Fragen vorstellen, die Ihnen helfen können, die Entwicklung zu reflektieren:

**Finden in dem/den ausgewählten zentralen Ziel/en Entwicklungen statt?**
Ist der Patient nunmehr in der Lage, sich selbst und seine unmittelbare Umwelt zu spüren? Oder hat er seine Fähigkeit zur Interaktion weiterentwickelt? Die Entwicklungen, die wir bei einem Patienten beobachten können, lassen uns vermuten, inwieweit unsere Angebote und Techniken den Patienten erreichen.

Das Gleiche gilt in der Konsequenz auch für die Angebote, die wir einem Patienten zur Unterstützung seines Zieles anbieten:

**Sind die ausgewählten Angebote geeignet, den Patienten in der Entwicklung seines Zieles zu unterstützen?**
Die Angebote, die wir in den nächsten Kapiteln vorstellen, sind Möglichkeiten, um den Patienten in der Entwicklung seiner Ziele zu unterstützen. Dazu braucht es eine Vielzahl von Variationen, um dem einzelnen Menschen mit seinen Zielen gerecht zu werden.

## 4.2 Begegnung gestalten
Kristin Loehnert

**Praktische Umsetzung in der Intensivpflege**
*Abschlussarbeit im Rahmen der Weiterbildung Praxisbegleiter/Praxisbegleiterin für Basale Stimulation in der Pflege.*

### 4.2.1 Einleitung

Ich möchte die Ausführungen mit dem Bild zweier Hände beginnen. Sie stellen für mich eine Assoziation mit meinem Pflegeverständnis dar und zeigen, was sonst so vieler Worte bedarf. Die Hände eines jungen und eines alten Menschen greifen einander und halten sich fest. Dies kann eine Begrüßung, ein Abschied oder ein „An-die-Hand-Nehmen" darstellen. Es kann eine flüchtige Begegnung sein oder die Begegnung zweier Menschen, die ein Stück Weg gemeinsam gehen wollen.

Ich möchte meine Patienten mit meiner Intention, meiner Erfahrung und meinem Fachwissen eine Hand reichen und sie ein Stück auf einer internistischen Intensivstation begleiten. Gleichzeitig bringen sie mich ein Stück weiter des Weges, indem sie mich mitkommen und teilhaben lassen. Und so können wir voneinander lernen und aneinander wachsen.

Im Folgenden berichte ich über eine Patientin, die ich im Rahmen meiner Facharbeit 10 Tage begleitet habe ( ➤ Abb. 4.1).

## 4.2.2 Vorstellung von Frau H.

### Mein erster Eindruck von Frau H.

Frau H. ist intubiert, beatmet und sediert. Sie ist sehr blass, hat eine trockene, gelblich schimmernde Haut und wirkt sehr kachektisch. Sie hat ausgeprägte Ödeme an den Extremitäten und ausgeprägte Anasarka.

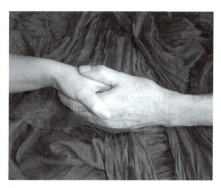

Abb. 4.1 Sich begegnen. [O555]

Die Mundschleimhäute sind intakt, aber sehr trocken, die Augen leicht verklebt. Die Haare wirken strohig. In Rückenlage sind keine Gelenksdeformierungen oder Fehlstellungen, aber am Bauch diverse OP-Narben sichtbar. Die Porteinstichstelle ist entzündet und eitrig belegt.

Frau H. ist mittelgroß, wirkt älter als sie ist (45 Jahre). Die Wangen sind eingefallen, die Wangenknochen treten hervor. Sie besitzt keine eigenen Zähne mehr und trägt im Moment auch ihre Zahnprothese nicht. Der Ernährungszustand ist stark reduziert. Die Gelenke treten dominant hervor, die Haut darüber ist gespannt. Sie wirkt gepflegt, Finger- und Zehennägel scheinen frisch manikürt. Ihre Hände sind sehr groß.

Frau H. atmet ohne erkennbare Schwierigkeiten mit dem Rhythmus der Beatmungsmaschine. Ihre Gesichtsmimik wirkt ruhig und entspannt.

Auf meine Initialberührung an der rechten Hand – sie ist Rechtshänderin und nur oberflächlich sediert – öffnet sie kurz die Augen und reagiert mit Ansteigen der Herzfrequenz sowie einer Erhöhung des Muskeltonus. Unter für sie nachvollziehbaren und klaren Berührungen, z. B. Initialberührung oder Ausstreichen der Körperseite, auf die sie gedreht werden wird, entspannt sich Frau H. sichtlich. Es ist eine wechselseitige Kommunikation über Berührung entstanden und somit haben wir uns eine Basis für unsere Zusammenarbeit geschaffen.

### Medizinische Anamnese

Am 12.3. Einweisung vom Hausarzt ins Krankenhaus wegen Verschlechterung des Allgemein- und Ernährungszustands mit vermehrtem Erbrechen (seit ca. 3 Monaten).

Am 19.3. Übernahme von Frau H. auf unsere Station zur Beatmungstherapie (beidseitige Pleuraergüsse und ausgeprägte Pneumonie).

## Vorgeschichte

- seit 1990 rezidivierende Ulcus ventriculi und duodeni
- 1995 Billroth-II-Resektion (1. OP)
- 1998 Korrektur des B-II-Magens in einen Y-Roux-Magen (2. und 3. OP)
- ebenfalls 1998 Dünndarmperforation mit 50 cm Dünndarmresektion (4. OP)
- 2000 bis 2001 8-monatiger Aufenthalt in einer psychosomatischen Klinik
- 2004 Resektion der Anastomose, gleichzeitige Entfernung der Gallenblase und ⅔ der Milz (5. OP)
- seit 2004 mehrere Aufenthalte in verschiedenen psychosomatischen Kliniken über jeweils 1–2 Monate

## Weitere Diagnosen

- Bulimie und Anorexie (lt. Ehemann therapiert und ausgeheilt)
- Kachexie
- Skoliose
- Anfang 2010 Portimplantation zur zusätzlichen parenteralen Ernährung

Die Daten aus der medizinischen Vorgeschichte haben für mich im Laufe meiner Arbeit viele Reaktionen und Probleme von Frau H. nachvollziehbarer und klarer erscheinen lassen.

## Biografische Anamnese

Am 20.3.2011 habe ich gemeinsam mit dem Ehemann die im Folgenden verkürzt dargestellte Anamnese erhoben.

Im Laufe des Aufenthaltes von Frau H. auf unserer Station wurden der Anamnese von meinen Kollegen und mir noch zahlreiche Ergänzungen hinzugefügt. Vieles gewinnt im Laufe der individuellen Pflege an Bedeutung und sollte dann noch einmal differenziert hinter- bzw. nachgefragt werden. Wir haben die Erfahrung gemacht, dass eruierte Ursachen von Problemen im Umgang mit den Patienten durch Ergänzungen in der biografischen Anamnese für alle Kollegen Unterstützung und Hilfestellung sein kann.

Herr H. hat den Anamnesebogen zu Beginn seines Besuches von mir mit dem Hinweis erhalten, „er solle ihn durchlesen und aufschreiben, wenn ihm etwas dazu einfällt". Ich habe ihm 15 Minuten Zeit gelassen, um anschließend in einem Gespräch mit ihm zusammen den Bogen zu bearbeiten. Das Einbeziehen von Frau H. war zu diesem Zeitpunkt nicht möglich.

Unsere Anamnese ist nach Wahrnehmungsbereichen gegliedert und stellt eine Art Gesprächsleitfaden dar, um ein möglichst umfassendes Bild von den Patienten zu bekommen. In diesem Gespräch achten wir darauf, dass für die Patienten relevante und wichtige Inhalte angesprochen und evtl. bereits vorhandene Lösungsansätze gefunden werden.

Frau H. lässt sich z. B. ungern von fremden Menschen berühren – sind die Berührungen jedoch eindeutig nachvollziehbar und wird die Intimsphäre gewahrt, dann können Einreibungen für sie eine wunderbare Entspannung sein. So finden wir Möglichkeiten, um im gemeinsamen Arbeiten ein Bild entstehen zu lassen.

## Soziales Umfeld

Herr und Frau H. kennen sich seit 12 Jahren und sind seit 10 Jahren verheiratet. Begonnen hat ihre Beziehung in einer für Frau H. sehr schwierigen Lebensphase: Ihre Bulimieerkrankung hatte bedrohliche Maße angenommen. Der Ehemann schildert die Ehe als sehr harmonisch mit viel gemeinsamer Lebensfreude.

Frau H. hat nur wenige, aber dafür sehr gute Freundinnen. In Akutphasen ihrer Krankheit (Beginn eines Krankenaufenthaltes) möchte sie jedoch nur von ihrem Mann besucht werden. Kinder gibt es leider keine (hat sie mir später erzählt) und das Verhältnis zur eigenen Familie ist sehr belastet. Es besteht nur sporadischer Kontakt.

Mit dem Ehemann Motorrad zu fahren und stundenlang durch die Natur (besonders bayerische Alpen) zu kutschieren, ist ihr liebstes Hobby. Ihre Tankstelle haben sie verpachtet, um viel Zeit füreinander zu haben. Sie hat keinen Beruf erlernt, sondern hin und wieder als Verkäuferin in verschiedenen Geschäften ausgeholfen.

## Schlafen

Frau H. geht abends spät ins Bett und schläft lieber etwas länger. Vor dem Einschlafen liest sie meistens noch ein paar Seiten in einer Zeitschrift, vorwiegend aus aktuellen Nachrichtenmagazinen. Sie hat aufgrund ihrer Kachexie auch daheim eine Schaumstoffweichlagerungsmatratze und schläft meist auf der linken Seite ein. Der Oberkörper ist dabei immer etwas erhöht, entweder durch ein großes Kissen oder im Krankenhaus durch Hochstellen des Kopfteils. Sie benutzt zusätzlich immer ein kleines Kuschelkissen (Hanserl).

## Waschen/Kleiden

Frau H. legt sehr viel Wert auf Körperpflege und möchte immer baldmöglichst eigene Kleidung tragen. Sie trägt die meiste Zeit Baumwollsocken (auch nachts), weil ihre Füße immer kalt sind. Laut Aussagen des Ehemannes möchte sie, dass ausschließlich ihre eigenen Pflegeutensilien benutzt werden. Das Eincremen mit ihrer Bodylotion ist der wichtigste Teil der Körperpflege.

Die Haare werden alle 2–3 Tage von ihrem Mann gewaschen und von ihr selbst nach „hinten" geföhnt (sehr wichtig!). Sie benutzt nur ihre eigene Bürste (hat besonders weiche Borsten). Sie trägt eine Zahnvollprothese, die sie über Nacht in klares Wasser einlegt. Spätestens zur Visite möchte sie ihre Prothese tragen.

## Oraler Bereich

Die Nahrungsaufnahme ist für Frau H. ein heikles Thema. Sie versucht, auch in Krankheitsphasen wenigstens kleinste Mengen zu sich zu nehmen. Die Kostform ist sehr individuell. Beide Ehepartner nehmen sich zum Essen viel Zeit, unterhalten sich dabei oder lesen Zeitung. Die wichtigste Mahlzeit ist das gemeinsame Frühstück am späten Vormittag.

## Olfaktorieller Bereich

Frau H. möchte möglichst ihre eigenen Pflegeutensilien benutzen. Sie hat eine eigene Wolldecke dabei, die immer in ihrer Nähe sein muss. Der Duft der eigenen Wäsche vermittelt ihr Wohlbefinden (Aussage des Ehemannes). Bei einer fiebersenkenden Ganzkörperwäsche ist mir durch zunehmende Unruhe von Frau H. aufgefallen, dass sie Pfefferminz wohl nicht gerne riecht. Ihr Ehemann hat mir das bestätigt.

Jegliche Art von Desinfektionsmittel ruft bei ihr einen ausgeprägten Hustenreiz hervor. Der Geruch von Benzin weckt eine positive Grundstimmung (Tankstelle = Heimkommen).

## Visueller Bereich

Auf ihrem Nachttisch stehen mehrere Fotos von ihr und ihrem Mann, die für sie im Krankenhaus von großer Bedeutung sind. Die Fotos sind neben den Pflegeutensilien das Erste, was Herr H. ins Krankenhaus mitbringen musste.

Sie hat gerne die Zimmertüre offen, um den Stationsalltag zu beobachten (wenn es nicht zu laut ist!)

## Somatischer Bereich

Frau H. lässt sich nicht gerne von fremden Menschen berühren. Hat sie Vertrauen zu jemandem gefasst, kann sie sich gut auf Massagen oder Einreibungen einlassen. Flüchtige Berührungen und warme/schwitzige Hände empfindet sie als unangenehm.

Sie trägt immer Kleidung (auch nachts), die Socken sind am wichtigsten.

## Umgang mit der Krankheit

Frau H. hat schon viele Schmerzen aushalten müssen. Deshalb ist es für sie sehr wichtig, mit ihren Schmerzen ernst- und angenommen zu werden. In psychischen und körperlichen Stresssituationen benötigt Frau H. sehr viel Ruhe, in dieser Zeit kann sie keinen Lärm ertragen.

Die vielen Krankenhausaufenthalte haben sie sehr geprägt. Das äußert sich dadurch, dass sie ihre Bedürfnisse sofort mitteilt und ungeduldig wird, wenn es zeitliche Verzögerungen gibt.

## 4.2.3 Pflegeprozess

Der Pflegeprozess orientiert sich an den Bedürfnissen von Frau H. und beinhaltet ein tägliches Abgleichen *ihrer* zentralen Ziele. Die Dokumentation im Pflegebericht über umgesetzte Angebote mit Reaktionen von Frau H. und eine differenzierte Übergabe im Team sind von großer Bedeutung für die Kontinuität und die „Erwartungssicherheit" im Pflegeprozess: Frau H. spürt, dass wir ihre Reaktionen wahrnehmen und aufgreifen.

Bei der praktischen Umsetzung auf Station haben wir darauf geachtet, dass die Angebote von allen betreuenden Kollegen/innen durchgeführt werden können und so eine Kontinuität gewährleistet ist. Die Angebote werden gemeinsam mit Frau H. erstellt und so gewählt, dass sie den Genesungsprozess fördern, der individuelle Rhythmus aufgegriffen und eine Entwicklung erkennbar wird.

Bei akuten Hilfestellungen, z. B. Kontaktatmung bei beginnender Hyperventilation oder Bewegung der Beine im Atemrhythmus bei nervöser Unruhe, steht nicht die Kontinuität, sondern das aktuelle Befinden im Vordergrund.

### Zentrale Ziele für Frau H. und Pflegeplanung

Die folgende Pflegeplanung wurde gemeinsam mit dem Team im Rahmen einer Pflegevisite erstellt. Hier möchte ich darauf hinweisen, dass diese Pflegeplanung ursprünglich nach den stationsüblichen Kriterien erstellt wurde, mit dem Versuch, die Basale Stimulation mit ihren Zielen und Angeboten in bestehende Strukturen einfließen zu lassen. Dem Team war es wichtig, die Basale Stimulation nicht als etwas „Besonderes" extra abzuhandeln. Vielmehr sollte begonnen werden, diese in die tägliche Arbeit als Grundlage zu integrieren. Für die Veröffentlichung dieses Fallbeispiels wurde die Planung überarbeitet, umformuliert und aus Platzgründen gekürzt.

### Leben erhalten und Entwicklung erfahren

**Entwicklungspotenzial** (ehem. Probleme und Ressourcen): Frau H. ist beatmet, soll aber möglichst zügig spontan atmen und extubiert werden. Sie hyperventiliert und hat bei Manipulation einen ausgeprägten Hustenstoß. Frau H. kann ihre Atemfrequenz verändern und öffnet beim Husten und Absaugen die Augen.
**Ziel:** Leben erhalten und Entwicklung erfahren. Sie erfährt Unterstützung bei Angst vor Atemnot und kann zunehmend ihren Atemrhythmus selbst bestimmen.
**Angebote:**
- Zum Absaugen und bei Manipulation am Tubus und Beatmungssystem ausreichend Zeit einplanen; Arbeitsablauf muss ruhig und flüssig sein, weil ihre Angst sonst verstärkt wird.
- Alle Maßnahmen erklären, ggf. zeigen oder mit den Händen fühlen lassen.
- Nach Möglichkeit Maßnahmen mit ihr absprechen.

- In Hyperventilationsphasen Kontaktatmung zur Verdeutlichung ihres Atemrhythmus. Auch soll dies signalisieren: „Ich bin für dich da und habe Zeit".
- Bei Bedarf atemstimulierende Einreibung (ASE), z. B. vor dem Einschlafen oder zum Entspannen.
- Bewegungen im Atemrhythmus beeinflussen die Atmung positiv.
- Atemrhythmus von Frau H. beobachten und bei Veränderung Ursache eruieren.
- Bei Hustenanfall Hände rechts und links am unteren Rippenbogen legen: Wärme spüren lassen und Ruhe/Zeit/Sicherheit vermitteln; die Konzentration lenkt sich automatisch auf die warme Stelle; ggf. beim Hustenanfall Druck der Hände leicht verstärken und so das Abhusten von Sekret unterstützen.

## Das eigene Leben spüren

**Entwicklungspotenzial:** Frau H. ist sediert, hat nur einen geringen Muskeltonus und kann sich aus diesem Grund nicht selbstständig bewegen. Sie muss bewegt werden und kann sich deshalb selbst keine Körpererfahrung ermöglichen. Sie wirkt beim passiven Bewegen steif und zeigt Schmerzmimik. Sie versucht, bei geführten Bewegungen den Muskeltonus zu erhöhen, und kleinste Bewegungen sind spürbar. Sie bewegt den Kopf und dreht ihn manchmal ganz leicht nach rechts und links.

**Ziel:** Sie entwickelt die Fähigkeit weiter, ihr eigenes Leben zu spüren und für sich Autonomie und Verantwortung zu leben.

**Angebote:**
- langsames, für Fr. H. nachvollziehbares, rhythmisches Arbeiten
- 2- bis 3-mal tgl. aktives Bewegen, möglichst immer in der gleichen Reihenfolge
- bei allen Bewegungsabläufen schonende und kinästhetische Vorgehensweise
- bei Bedarf unterstützende geführte Bewegungen
- Eigenberührung ermöglichen
- Vibrationen anbieten: Vibrax auf die Matratze legen, Rasierer in die Hand geben oder an die Ferse halten (biografische Anamnese)
- Vestibuläre Angebote: leichtes Wiegen in Seitenlage, Kopf bewegen, Aufsetzen
- Vibration an den Fersen zum Spüren von Knochengerüst und Körpersymmetrie
- umfassende und Körpergrenzen betonte Ausstreichung beim Waschen und Eincremen → gibt Sicherheit und Orientierung über den eigenen Körper

## Sicherheit erleben und Vertrauen aufbauen

**Entwicklungspotenzial:** Frau H. leidet seit vielen Jahren an chronischen Schmerzen, die sie sehr belasten. Im Krankenhaus fühlt sie sich meist mit ihren Schmerzen nicht ernst genommen und muss um ihre Medikation „kämpfen". Frau H. kann sich auf einige Pflegekräfte gut einstellen und ist meist offen für Gespräche. Sie erhält mittels einer gemeinsam gestalteten Schmerzskala die Möglichkeit, uns die Intensität Ihrer Schmerzen mitzuteilen.

**Ziel:** Frau H. kann ihre Bedürfnisse äußern und fühlt sich dabei ernst genommen. Sie erhält Unterstützung bei der Entwicklung von Bewältigungsstrategien.
**Angebote:**
- Frau H. wird über alle nötigen Maßnahmen informiert und miteinbezogen.
- Wünsche und Ablehnung berücksichtigen und ggf. Ursache eruieren.
- Für Gespräche zur Verfügung stehen und ausreichend Zeit einplanen.
- Gemeinsame Absprache in Bezug auf Schmerzmedikation mit ihr und allen aus dem therapeutischen Team treffen.
- Fest angesetzte Medikamente ohne Aufforderung verabreichen.
- Alternativen zur Medikation gemeinsam erarbeiten und anbieten, z. B. Wärmflasche, Bauchwickel, Lageveränderung.
- Wenn möglich Ablenkung anbieten, z. B. Radio, Lesen.
- Ehemann miteinbeziehen und Besuche außerhalb der Besuchszeiten ermöglichen.
- Frau H. auf Wunsch telefonieren ermöglichen.
- Möglichst kontinuierliche Betreuung von den gleichen Pflegekräften.

## Leben gestalten

**Entwicklungspotenzial:** Frau H. schläft gerne lang, hat sich auf ihre gesundheitliche Situation eingestellt und ihr Leben nach diesem Rhythmus gestaltet. Klare Strukturen, immer wiederkehrende Abläufe und genaue Absprachen helfen ihr, schwierige Situationen zu meistern. Die Nahrungsaufnahme spielt dabei eine wichtige Rolle. Frau H. gestaltet ihre Essgewohnheiten nach ihren Bedürfnissen. Wer kann besser entscheiden, wann, was und wie es am besten ist, als Frau H. selbst?
**Ziel:** Frau H. kann ihren gewohnten Tagesablauf und ihre Lebensgewohnheiten in den Krankenhausablauf integrieren.
**Angebote:**
- Vor den Mahlzeiten mit ihr besprechen, was und wie viel sie essen möchte, und ggf. vom Ehemann mitgebrachtes Essen zubereiten; die Beatmung hindert sie nicht am Essen.
- Auf ihre Wünsche und Anregungen eingehen.
- Die Zeitabsprachen über Besuche des Ehemannes gemeinsam treffen.
- Tagesplan für den kommenden Tag mit Frau H. erstellen, Änderungen werden besprochen bzw. an Situationen angepasst, z. B. zusätzliche Ruhepausen oder mehr Unterstützung bei Bewegung.

Die Diskussion der anderen Ziele ist hier aus Platzgründen nicht aufgeführt worden.

## Förderplan und Pflegeverlauf

Der Förderplan wurde täglich mit den Zielvereinbarungen aktualisiert und war für alle (!) Beteiligten einsehbar. Diese Vereinbarungen wurden mit Frau H. und mit meinen

Kollegen getroffen. Da das Einhalten einer genauen Tagesstruktur sich nicht als praktikabel erwies, haben wir uns für eine tägliche Zielvereinbarung entschieden, die von allen Mitarbeitern getragen werden konnte und Frau H. trotzdem eine Struktur aufzeigte.

Die zentralen Ziele können je nach momentaner Situation eine unterschiedliche Gewichtung haben, aber alle kommen zum Tragen. Die Pflegeplanung wurde täglich überprüft und bei Veränderungen überarbeitet. Bei uns geschieht das im Rahmen einer ausführlichen Bettübergabe vom Früh- auf den Spätdienst.

### 19.3.2011
**Medizinischer Verlauf:** Stabile Kreislaufsituation nach Flüssigkeitssubstitution und zögerliche Besserung der Beatmung.

**Pflegerischer Verlauf:** Im Vordergrund steht für heute die Übernahme, Stabilisierung und das „Kennenlernen" von Frau H. Sie wird auf eine Schaumstoff-Würfel-Matratze gelegt, weil sie aufgrund ihrer Kachexie und schon stark geröteter, gefährdeter Stellen (Steiß, Schulterblatt, Ferse) extrem dekubitusgefährdet ist.

Frau H. öffnet trotz Sedierung auf Ansprache und Initialberührung die Augen. Sie scheint Gesagtes zu verstehen. Ich sage ihr, sie soll die Augen schließen, wenn sie mich versteht und sie macht es. Ich erkläre ihr, wo sie ist, warum sie zu uns gekommen ist und was wir als Nächstes tun werden. Sie schließt die Augen und atmet ruhig und in gleichmäßigen Rhythmus.

**Zielvereinbarung für den nächsten Tag:**
- Frau H. wird eine Form der Mundpflege angeboten, die für sie tolerierbarer ist.
- Angebote für Erfahrungen zu ihrer Körperform und deren Grenzen anbieten.
- Sie wird im Spüren ihrer Atmung unterstützt.

### 20.3.2011
**Medizinischer Verlauf:** Weiter kontrollierte Beatmung, zunehmende generalisierte Ödeme; Kreislauf wird zunehmend instabil, deshalb Beginn mit Katecholaminen; ausführliches Gespräch mit dem Ehemann über die Krankengeschichte und die Entwicklung des momentanen Krankheitsgeschehens; Telefonat mit dem Hausarzt: ausgeprägter Benzodiazepinabusus.

**Pflegerischer Verlauf:** Frau H. ist weiterhin nur oberflächlich sediert, öffnet bei Ansprache die Augen und fixiert mit dem Blick. Die Beatmungsmaschine wird auf CPAP umgestellt. Frau H. atmet dabei ruhig und gleichmäßig. Später hyperventiliert sie zunehmend, muss wieder vermehrt sediert und auf eine kontrollierte Beatmungsform umgestellt werden. Bolusgaben Tee werden gut vertragen. Gegen Abend steigt die Körpertemperatur bis auf 39 °C, Wadenwickel bringen keinen Erfolg. Auch nachts sind vermehrt Bolusgaben vom Sedierungsmedikament nötig, da Frau H. zunehmend unruhiger wird und stark hyperventiliert.

Die Initialberührung und Ansprache wird vom gesamten Pflegepersonal umgesetzt. Es beteiligen sich auch zunehmend mehr Ärzte daran. Anderen Berufsgruppen fehlen noch die Hintergrundinformationen.

Die Mundpflege wird nach Gesichtspunkten der Basalen Stimulation angeboten, wobei Ablauf und Handling von Pflegekraft zu Pflegekraft unterschiedlich sind. Ich versuche das „Anbahnen" anzugleichen und beschreibe es genau in der Pflegeplanung. Von allen an diesem Tag betreuenden Pflegekräften wird mir mitgeteilt, dass Frau H. ohne Abwehr- oder Schmerzreaktion die Mundpflege zulässt.

Beim Bewegen von Frau H. sind nur in den Beinen und am Kopf leichte Abwehrspannungen zu spüren. Dabei verändert sich die Gesichtsmimik mit einem Stirnrunzeln.

Bei der Ganzkörperpflege versuche ich durch geführte Bewegungen Frau H. ihr Gesicht spüren zu lassen. Ihr Muskeltonus und ihre Hände sind locker. Weil sie dabei absolut ruhig und entspannt wirkt, werden wir dieses Element in alle möglichen Bereiche mit einbeziehen.

**Zielvereinbarung für den nächsten Tag:**
- Frau H. wird weiter in ihrem Spüren durch geführte Bewegungen unterstützt.
- Ihr Bewusstsein für ihre eigene Atmung wird gefördert.

## 21.3.2011
**Medizinischer Verlauf:** Kontrollierte Beatmung; Kreislauf stabil; Portwunde deutlich besser; generalisierte Ödeme tendenziell abnehmend.

**Pflegerischer Verlauf:** Frau H. wird weiter kontrolliert beatmet, hat aber immer wieder ausgeprägte Hyperventilationsphasen, in denen die Sedierung kurzfristig erhöht wird. Eine Kollegin hat in einer Hyperventilationsphase die Kontaktatmung probiert, wurde aber leider immer wieder unterbrochen. Somit konnte sie keine positive Einstimmung bei Frau H. bewirken. Für das nächste Mal haben wir ein Schild entworfen, dass anderen Mitarbeitern anzeigen soll, „Pflegetätigkeit – bitte nicht stören".

Nachts wird Frau H. beruhigend gewaschen. Sie beruhigt sich zunehmend, die Atemfrequenz reduziert sich deutlich. Daraufhin atmet sie für 2 Stunden ruhig und rhythmisch. In dieser Zeit wurde sie nicht gestört.

Bei der Mundpflege mit geführten Bewegungen verstärkt sich ihr Muskeltonus, sie öffnet schon vor der Berührung den Mund, hat die Augen jedoch geschlossen.

Das passive Bewegen bereitet ihr weiterhin Schmerzen. Knie nach außen rotiert und die Fußsohlen aneinander lassen ihr Gesicht entspannen. Ich belasse die Beine kurz in dieser Position und unterstütze beide Hüften durch zwei Hanserl unter den Knien.

**Zielvereinbarung für den nächsten Tag:**
- Ihre Fähigkeit zur selbstständigen Atmung wird weiter gefördert.
- Die geführte Körperpflege mit Möglichkeit zur Eigenberührung wird weiter entwickelt.

## 22.3.2011
**Medizinischer Verlauf:** Extubation, deutliche AZ-Verbesserung.

**Pflegerischer Verlauf:** Wir setzen Frau H. vor der Extubation langsam auf. Sie hat dabei die Augen geschlossen, obwohl sie unsere Ankündigung mit Nicken beantwortet hat. Im Sitzen „reißt" sie förmlich die Augen auf, versucht den Kopf zu bewegen und fängt das Schwitzen an. Sie scheint unheimliche Angst zu haben. Nach der Extubation schließt sie die Augen und atmet sehr schnell. Angebotene Pflegemaßnahmen werden auf ein Minimum beschränkt. Beim Drehen und Lagern hilft sie nach ihren Möglichkeiten mit. Sie wirkt sehr in sich gekehrt, möchte ihre Ruhe. Nach etwas zu trinken und Schmerzmitteln zu verlangen, ist momentan die einzige Konversation, auf die sie sich einlässt. Wir versuchen, ihr mit geführten Bewegungen das Trinken zu ermöglichen und sie in der Selbstständigkeit zur Flüssigkeitsaufnahme zu fördern.

Frau H. atmet seit der Extubation selbstständig und gut. Ab und zu hat sie kurze Phasen von Tachypnoe, die mit abdominellen Schmerzen und Bauchkrämpfen in Verbindung stehen. Sie kann sich klar verständlich verbal äußern und antwortet folgerichtig auf Fragen. Nachdem sie immer wieder sagt, dass sie nach Hause möchte, stets ihren Mann verlangt und völlig panisch auf die Aussage reagiert, dass sie im Krankenhaus Schwabing sei (später hat sie es mir auf Nachfrage erklären können: „Im Krankenhaus München Schwabing sind schon so viele Bekannte gestorben."), haben wir ihr ein Telefonat mit ihrem Mann ermöglicht. Dies hat sie sehr beruhigt und sie konnte danach ca. 1,5 Stunden schlafen.

**Zielvereinbarung für den nächsten Tag:**
- Frau H. wird in ihrem Spüren und ihren körperlichen Fähigkeiten (Gesichtspflege) weiter gefördert.
- Sie kann durch ihr selbstständiges Trinken weiter Entwicklungen erfahren.
- Sie übernimmt Verantwortung für bewusstes Atmen.

## 23.3.2011

**Medizinischer Verlauf:** Atmung wirkt angestrengt, Patientin klagt immer häufiger über diffuse Bauchschmerzen.

**Pflegerischer Verlauf:** Die abdominellen Beschwerden sind für Frau H. das Hauptproblem. Später am Tag werden die Schmerzen diffus am ganzen Körper. Sie verlangt immer häufiger nach Schmerzmitteln und wird dabei sehr ungeduldig. Mit dieser ständigen Forderung strapaziert sie die Geduld aller. Frau H. will heute nichts essen, trinkt aber schluckweise. Nachts kann sie wegen großer Unruhe und zu viel Lärm auf Station nicht schlafen.

An diesem Tag durfte ich lediglich eine Ausstreichung der Beine mit anschließendem Aufstellen und leichtem Vibrieren an den Knien durchführen. Dabei wirkte sie sehr angespannt und beobachtete mich genau. Als ich später wieder zu ihr kam, hat sie mich angelächelt. Das erste Mal!

Ich bin mutig und biete ihr ein Einzelzimmer an, damit sie mehr Ruhe und die Möglichkeit hat, aus dem Fenster zu schauen. Nachdem sie erst gar nicht reagiert hat, teilt sie Stunden später mit, dass es doch eine tolle Idee wäre. Leider ist das Zimmer in der Zwischenzeit mit einem anderen Patienten belegt worden. Sie wirkt sehr enttäuscht und ich verspreche ihr, dass sie sobald wie möglich ein Einzelzimmer bekommt.

**Zielvereinbarungen für den nächsten Tag:**
- Frau H. kann sich selbst im Bett bewegen und drehen.
- Sie versucht, die Gesichtspflege mit Hilfe durchzuführen und sich die Arme selbst einzucremen.
- Selbstständige Flüssigkeitsaufnahme und Versuch, etwas zu essen.

## 24.3.2011

**Medizinischer Verlauf:** Angabe von diffusen Bauchschmerzen; Körpertemperatur steigt, Schmerzen nehmen zu. Es wird Morphin s. c. 4 stdl. angesetzt.

**Pflegerischer Verlauf:** Frau H. hat fast gar nicht geschlafen und war sehr unruhig. Sie wirkt orientiert, erzählt aber manchmal von Dingen, die gar nicht passiert sind, z. B. dass der Doktor Suppe in ihr Bett geschüttet habe, und sieht Personen, die nicht da sind, schon vor der ersten Morphingabe. Sie bewegt sich zunehmend mehr im Bett und kann jetzt schon alleine trinken.

Frau H. ist morgens bei Übernahme ziemlich verschlossen und will nur ihre Ruhe haben. Sie ist kurz angebunden und will ihre Morgentoilette auf später verschieben. Sie wurde etwas offener, als wir ihr ein Einzelzimmer ermöglichen konnten. Ich einigte mich mit ihr auf eine Uhrzeit und bespreche, was wir machen werden: Körperpflege, Atemgymnastik und Bewegungsübungen. Pünktlich auf die Minute klingelt sie und fragt mich, wo ich bleibe.

Hier wird deutlich, wie wichtig klare Absprachen für sie sind. Das anschließende Arbeiten mit ihr war sehr erfolgreich. Sie wirkte entspannt und sie lachte über meine Ungeschicklichkeit (ich habe die Waschschüssel ausgeschüttet). Die Frage nach Schmerzmittel wurde von ihr jedoch ständig wiederholt. Da ich deshalb auch zunehmend ungeduldiger wurde, musste ich mir überlegen, wie ich in dieser Situation am besten klar komme. Ich habe mich für ein offenes Ansprechen entschieden und sie gefragt, ob sie sich von uns nicht ernst genommen fühlt. Sie reagierte sehr ungehalten: „Es versteht mich sowieso keiner, keiner glaubt mir und keiner nimmt mich ernst, jeder ist genervt, wenn er zu mir ins Zimmer kommt, um jedes Medikament muss ich betteln..."

Puh! Ich habe versucht als Ergebnis dieses Gesprächs, mit ihr eine klare Absprache zu treffen: „Ich werde dafür sorgen, dass Sie regelmäßig Ihr Schmerzmittel bekommen, und Sie versuchen, sich darauf einzulassen."

**Zielvereinbarung für den nächsten Tag:**
- Aufsetzen an die Bettkante.
- Selbstständig Körperpflege durchführen.
- Essversuche unterstützen.
- Regelmäßige Gabe von Schmerzmitteln ohne Nachfrage.

## 25.3.2011

**Medizinischer Verlauf:** Allgemeinzustand idem; keine Besonderheiten.

**Pflegerischer Verlauf:** Frau H. ist im Vergleich zum Vortag wesentlich selbstständiger und trinkt ohne fremde Hilfe. Essen möchte sie nichts. Allerdings muss sie zum Drehen und Lagern aufgefordert werden.

Sie wirkt zunehmend misstrauischer und hinterfragt jede Tätigkeit, jeden Infusionswechsel. Bei Belastung wird sie sofort tachypnoeisch, sie muss viel husten.

Als ich zu Frau H. ins Zimmer komme, schildert sie mir, dass sich mein Kollege im Nachtdienst nicht um sie gekümmert hätte und sie um ihr Schmerzmittel hat kämpfen müssen. Sie wirkt sehr erbost. Ich lasse mich nicht auf diese Aussage ein. Ich rate ihr, diese Dinge mit dem Kollegen selbst zu klären. Ich bestätige ihr noch einmal, dass ich unsere Abmachung an alle Kollegen weitergegeben habe und zeige ihr meinen Eintrag in der Dokumentation. Langsam beruhigt sie sich wieder und ich lasse sie für eine Zeit alleine. Der Rest des Tages verläuft ruhig und Frau H. erreicht viel: Sie sitzt das erste Mal an der Bettkante und bei der angebotenen ASE entspannt sie, atmet ruhig und gleichmäßig.

**Zielvereinbarung für den nächsten Tag:**
- Frau H. macht ihre Atemübungen selbstständig.
- Sie übernimmt größtenteils ihre Körperpflege selbst u. bewegt sich eigenverantwortlich.
- Sie versucht, mit ihrem Mann gemeinsam etwas zu essen.
- Alle Würfel werden wieder in die Matratze eingelegt, um ihr die Mobilisation zu erleichtern.

### 26.3.2011
**Medizinischer Verlauf:** Allgemeinzustand weiter verbessert; wegen starker Schmerzen Schmerzambulanz eingeschaltet, Termin ist morgen.
**Pflegerischer Verlauf:** Frau H. wirkt morgens wieder sehr angespannt, will keine Körperpflege, dafür frühstücken. Das Weißbrot hat sie gut vertragen, aber das Mittagessen schwallartig erbrochen. Trotzdem ist sie ab Mittag guter Dinge. Sie blüht während des Besuchs ihres Mannes richtig auf. Sie begrüßt meinen Vorschlag, mit ihm gemeinsam zu essen. Sie wollen jetzt gleich damit beginnen und gemeinsam Tee trinken. Wir besprechen den Essensplan für den nächsten Tag und geben dem Ehemann den Auftrag, morgen ihre Lieblingsspeisen mitzubringen. Er wird früher als heute kommen.

Die Mobilisation an die Bettkante geht wesentlich leichter als bisher. Der Ehemann unterstützt sie dabei. Danach ist zwar sehr müde, aber auch sehr glücklich. Wir summen zusammen „California Dreaming". An diesem Tag ist die Schmerzmedikation kein Thema.

**Zielvereinbarung für den nächsten Tag:**
- Haare waschen, Frau H. fönt sich anschließend selbst die Haare.
- Essen mit dem Ehemann.
- Einmal kurz vor das Bett stellen und „trampeln".
- Sie möchte später als bisher geweckt werden.

### 27.3.2011
**Medizinischer Verlauf:** Besuch der Ärztin aus der Schmerzambulanz mit dem Ergebnis: keine Veränderung der Schmerzmedikation.
**Pflegerischer Verlauf:** Frau H. fühlt sich laut ihrer Aussage „super wohl". Sie hat sich mit Unterstützung mehrmals an die Bettkante gesetzt und hat einmal mit Hilfe gestanden. Anfangs mit großer Unsicherheit, aber nach dem Stampfen auf dem Boden hat sie ein gutes Standgefühl. Anschließend schmerzen ihr jedoch die Beine.

Das Angebot einer Beinausstreichung und anschließender Ruhepause nimmt sie gerne an. Ich zeige ihr das Schild, hänge es an die Türe und sage ihr, dass sie jetzt für 1 Std. nicht gestört wird. Sie hätte jetzt richtig geschlafen, meldet sie mir danach zurück.

## 4.2 Begegnung gestalten

Sie hat mit ihrem Ehemann gefrühstückt. Das Mittagessen, speziell die Bohnen, hat sie leider nicht so gut vertragen, sie liegen ihr im Magen. Ohne es zu merken, habe ich die letzten Morphingaben um jeweils 1 Stunde verzögert. Frau H. hat sich nicht gemeldet und ich spreche sie auch nicht darauf an.

Im Nachtdienst wird Frau H. von einem ihr unbekannten Pfleger betreut. Von ihm bekomme ich die Rückmeldung, dass er Frau H. als sehr misstrauisch empfunden hätte. Auch war sie sehr fordernd und kurz angebunden. Auf meine Rückfrage gibt sie an, dass sie nur ungern von Männern betreut wird. Einen Grund hat sie mir nicht genannt.

**Zielvereinbarung für den nächsten Tag:**
- Mobilisation in den Sessel für 1–2 Stunden, möglichst bevor der Ehemann kommt, da sie ihn überraschen möchte.
- Gemeinsam ein Lied singen.

**28.3.2011**
**Medizinischer Verlauf:** Morgen Verlegung, Patientin darüber informiert, guter Allgemeinzustand.
**Pflegerischer Verlauf:** Frau H. hat die Nachricht ihrer Verlegung gut aufgenommen („Da muss mein Mann nicht mehr so weit fahren!"). Die Mobilisation klappt problemlos. Sie wirkt im Sessel wie ausgewechselt, lacht und freut sich. Wir stimmen gemeinsam ein Lied an (Uriah Heep – Lady in Black) und erregen damit viel Aufmerksamkeit. Frau H. freut sich über die positiven Reaktionen aus dem Team.

Frau H. versorgt sich jetzt weitgehend selbst. Oft sehe ich, wie sie die elektrische Zahnbürste in den Händen hält. Sie cremt sich mehrmals am Tag mit ihrer Lotion ein. Ihre Decke ist obligatorisch geworden und befindet sich immer im Bereich ihres Oberkörpers, sie kann daran schnuppern und die Farben erhellen das Gesamtbild.

Ich muss mich heute von ihr verabschieden, weil sie am nächsten Vormittag verlegt wird und ich an diesem Tag frei haben werde.

### Gestaltung der Beziehungsauflösung

Frau H. wird von unserer Station in die Anschlussheilbehandlung übernommen. Diese Klinik ist ihrem Zuhause wesentlich näher und ihr Mann muss so nicht mehr so weit fahren. Auch kennt sie diese Klinik schon und freut sich auf die bekannte Atmosphäre. Ich schreibe gemeinsam mit Frau H. den Pflegeverlegungsbericht.

Wir kommen noch einmal in ein intensives Gespräch. Sie erzählt mir sehr viel aus ihrer Vergangenheit, von ihren vielen Krankenhausaufenthalten, wie sie ihre Bulimie besiegt hat und wie es zu ihrem Benzodiazepinabusus kam. Viele Reaktionen von ihr werden mir jetzt klarer.

Weil dieses Gespräch sehr offen ist, kann ich ihr auch unsere Schwierigkeiten mit ihrer Abhängigkeit schildern. Es ist ein sehr aufschlussreiches Gespräch mit vielen „Aha"-Erlebnissen auf beiden Seiten. Wir können beide sehr viele Tipps für die Zukunft mitnehmen. Absolut verblüfft war ich über folgende Aussage: „Wissen Sie Schwester Kristin, ich wusste bei Ihnen, dass Sie meine Morphingabe des Öfteren verzögern. Warum wusste ich nicht. Aber es war auch nicht schlimm für mich, weil ich Ihnen vertraut habe und spüren konnte, dass Sie mich trotzdem ernst nehmen." Tja, Frau H. war wohl mehr bewusst als mir selbst.

Dann hat sie mir viele Informationen über den Stationsalltag aus Sicht einer Patientin gegeben. Als Beschreibung für Geräusche im Umfeld sollen einige Beispiele dienen, die ihr deutlich in Erinnerung geblieben sind:

- **Tür des Essenswagens zuschlagen.** Ihre Assoziation: ein großer Gegenstand, der herunterfällt und mich dadurch bedroht
- **Türsummer und Klicken der Eingangstür.** Meist mit Schritten und Stimmen verbunden macht es Angst vor dem, was kommt
- **Klappern und Spülen der Topfspüle.** Einfach nur laut und grell
- **Absauggeräusche.** Wie das Geräusch, wenn man Wasser aus der Badewanne lässt und der Sog einen mitzieht, Gefühl der Machtlosigkeit
- **Stimmen.** Melodische Stimmen sehr angenehm, laute und schrille Stimmen erzeugen Gänsehaut
- **Blubbern der Sauerstoffanlage.** Beruhigend und einschläfernd
- **Im Wachraum:** Bahnhofsatmosphäre mit viel Unruhe und einer ständigen negativen Erwartungshaltung

Frau H. sagte auch, dass sie zu Beginn jedes Krankenhausaufenthaltes von diesem Lärm fast wahnsinnig werde und die Geräusche zudem nicht unterscheiden und zuordnen könne. Mit der Zeit würde es ihr aber gelingen, vieles auszublenden. Wobei mit Verschlechterung der gesundheitlichen Situation auch eine deutliche Zunahme der Empfindlichkeit zu beobachten sei.

Als sehr unangenehm empfand Frau H. auch einzelne Parfüms und Knoblauchgeruch von Mitarbeitern. Nach der Zeit ihres künstlichen Komas (Sedierung während der Beatmungsdauer) habe sie einzelne Mitarbeiter anhand des Körpergeruchs wiedererkannt!

Da sie Abschiede nicht mag, sollte ich ihr nach dem Erstellen des Berichts Tschüss sagen.

Zwei Wochen später hat sie uns eine Postkarte geschickt, sich bedankt und uns wissen lassen, dass sie große Fortschritte und bereits kleine Spaziergänge mit ihrem Mann machen würde.

## 4.2.4 Reflexion

Der psychosoziale Umgang mit Frau H. war für uns alle eine Herausforderung. Wir mussten uns und den Stationsablauf oft reflektieren. Die Zielvereinbarungen mit Frau H. haben sich bewährt. Sie zeigten eine Strukturierung und Weiterentwicklung, an der sich alle orientieren konnten. Im Umgang mit Frau H. wurde auch deutlich, wie wichtig gemeinsame Absprachen im Team und eine gemeinsame Vorgehensweise sind.

Als ich meine Ungeduld und mein aufkommendes „Genervtsein" gespürt habe, war ich sehr verunsichert (Situation, in der Frau H. ständig Schmerzmittel verlangt hat). Ich bin vor die Tür gegangen, habe mir Zeit zum Innehalten und Nachdenken genommen und konnte so anschließend der Patientin im Gespräch gerecht werden.

Daraus habe ich gelernt, dass auch wir Pflegekräfte uns das Recht nehmen müssen, in Ruhe und ohne Störung eine Situation zu überdenken. Pflege bedeutet nicht immer gleich in Aktion treten zu müssen. Patientinnen wie Frau H. machen es uns als Team nicht leicht. Den Versuch, eine kontinuierliche Betreuung unter doch recht hoher psychischsozialer Belastung zu gewährleisten, rechne ich meinen Kollegen hoch an.

## 4.3 Außerklinische Intensivpflege – eine Perspektive für schwerstbeeinträchtigte Menschen
Christiane Eberhardt

### 4.3.1 Einleitung

Seit über zehn Jahren existiert die Möglichkeit, dass dauerbeatmete Patienten nicht den Rest ihres Lebens im Krankenhaus oder Altenheim verbringen müssen. Die Überleitung in eine Wohngemeinschaft mit maximal fünf Bewohnern oder in eine Einzelversorgung nach Hause kann direkt von der Intensivstation eines Krankenhauses aus erfolgen.

Ab diesem Zeitpunkt steht der Patient bzw. der Bewohner mit seinen individuellen Bedürfnissen mehr im Mittelpunkt als es heutzutage im Krankenhaus möglich ist. Es wird versucht, diesen Menschen ein selbstbestimmtes und auf Autonomie ausgerichtetes Leben zu ermöglichen. Der Bewohner und die Pflegekräfte müssen gemeinsam eine Struktur des Alltags finden, in der sie sich wohl fühlen und eine neue Lebensqualität erfahren können. Somit orientiert sich der Tagesablauf primär nicht nach den alleinigen Vorstellungen der Pflegeperson, sondern wird immer in Absprache mit den Bewohnern gestaltet.

Bezeichnend für eine Wohngemeinschaft ist der familiäre Charakter. Daher ist es wichtig, dass jeder Patient seinen eigenen Lebensraum hat, der mit seinen persönlichen Gegenständen eingerichtet ist. Küche, Bad, Wohnzimmer, Balkon und Garten stehen allen Bewohnern gleichermaßen zur Verfügung. Es werden gemeinsam Mahlzeiten eingenommen, Feste gefeiert und Ausflüge unternommen. Menschen mit einer schweren Erkrankung, z. B. einer Muskelerkrankung oder einem Wachkoma, finden hier Kontakt zu anderen Betroffenen. Sie haben so die Möglichkeit, ein neues Leben zu beginnen.

Anhand der zentralen Ziele einer betroffenen Patientin wird versucht, einen Einblick in die Lebenswelt eines solchen schwerstbeeinträchtigten Menschen zu geben. Sicherlich müssen ihre Bedürfnisse sehr individuell gesehen werden und sind daher nicht zu verallgemeinern.

Im Mittelpunkt der Begleitung steht das Bestreben, Frau R. beim „alltäglichen Miteinander" Selbstständigkeit und Eigenverantwortlichkeit erleben zu lassen.

## 4.3.2 Vorstellung von Frau R.

### Die zentralen Ziele der Patientin Frau R.

- Leben erhalten, Entwicklung erfahren: genügend Luft zum Atmen zu haben
- Das eigene Leben spüren: respektvolle Körperpflege zu erleben und geschminkt zu werden
- Sicherheit erleben und Vertrauen entwickeln: kompetentes Pflegepersonal um sich zu haben
- Beziehungen aufnehmen, Begegnungen gestalten: Freundschaft mit Mitpatienten zu schließen und diese Freundschaft zu pflegen
- Den eigenen Rhythmus erleben: regelmäßigen Besuch vom Ehemann zu empfangen
- Das eigene Leben gestalten: den eigenen Tagesablauf mitzubestimmen
- Die Außenwelt erfahren: über das Fernsehen zu erfahren, was draußen in der Welt los ist
- Sinn und Bedeutung geben: zu verstehen, warum gewisse Pflegetätigkeiten notwendig sind
- Autonomie und Verantwortung leben: sich selbst für das zu entscheiden, was den eigenen Vorstellungen entspricht, aber auch die sich daraus ergebenen Konsequenzen zu tragen

Die hier aufgelisteten zentralen Ziele erwecken nicht den Anschein als seien es Bedürfnisse eines beatmeten Patienten. Tatsächlich aber handelt es sich hier um die Bedürfnisse einer 68-jährigen Patientin, die an amyotropher Lateralsklerose (ALS) erkrankt und seit eineinhalb Jahren tracheotomiert und beatmet ist. Die Patientin ist beatmet, aber nicht sediert, wie wir es sonst auf vielen Intensivstationen erleben.

Frau R. lebt beinahe schon seit Beginn ihrer Beatmung in der Wohngemeinschaft für schwerstpflegebedürftige Menschen und wird 24 Stunden rund um die Uhr von Pflegekräften versorgt (➤ Abb. 4.2).

### Biografische Anamnese von Frau R.

Anfangs dachte Frau R., es sei nur eine kurze Zeit, die sie hier in der Wohngemeinschaft verleben müsste. Nach einer Erholungsphase wollte sie wieder nach Hause in

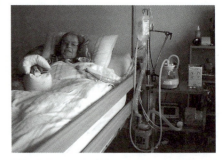

**Abb. 4.2** Im Bett fühlt sich Frau R. sicher und wohl. [O554]

ihre gewohnte Umgebung zurückkehren. Mittlerweile weiß sie, dass es für sie keinen Weg zurück in ihr „altes Leben" gibt.

Frau R. hat die ersten Anzeichen ihrer Krankheit 1994 zu spüren bekommen, als ihr während eines Spaziergangs die Beine nicht mehr gehorchten und sie kraftlos zu Boden stürzte. Erst Ende 2005 bestätigte sich nach einer Muskelbiopsie die Diagnose ALS. Insgeheim hatte Frau R. schon befürchtet, dass sie an ALS leidet, da es in ihrer Familie bereits zwei Betroffene gibt. Doch anfänglich wollte sie es nicht wahrhaben und verdrängte diesen Gedanken. Erst nach einigen Monaten in der Wohngemeinschaft konnte sie die Diagnose akzeptieren. Die Krankheit ist fortschreitend. Anfangs konnte sie noch selber essen, heute müssen ihr die Mahlzeiten eingegeben werden. Sie hat Abschied genommen von einem Leben, in dem sie gerne Reisen unternommen hat und sportlich sehr aktiv war: Rad fahren, Bergwandern und vor allem mit ihrem Mann Tennis spielen. Die Ehe ist kinderlos geblieben.

## Was bedeutet ALS?

Bei amyotropher Lateralsklerose handelt es sich um eine degenerative Erkrankung des Nervensystems. Es sind ausschließlich die Motoneuronen betroffen, d. h., willkürliche Bewegungen können nicht mehr ausgeführt werden. Frau R. beschreibt diese Krankheit mit den Worten: „Es ist ein Sterben auf Raten." Bei klarem Bewusstsein schreitet nicht nur die irreversible Lähmung der Extremitäten unaufhaltsam fort, sondern breitet sich darüber hinaus auf die Atem- und Kaumuskulatur sowie zuletzt auf die Augenmuskulatur aus. Der wohl bekannteste Betroffene dieser Krankheit ist der Astrophysiker Stephen Hawking.

Da es sich bei der Beatmung um eine intensivmedizinische Maßnahme handelt, könnte sie jederzeit von der Patientin verweigert werden. Für Frau R. würde das den Tod bedeuten. Sie hat sich jedoch für das Leben entschieden.

## Ressourcen von Frau R.

Eine der wichtigsten verbliebenen Ressourcen von Frau R. ist, dass sie mit Hilfe einer Sprechkanüle noch sprechen und ihre Wünsche äußern kann. Das funktioniert nur, da sich die Erkrankung zurzeit noch nicht auf die Gesichts- und Kehlkopfmuskulatur ausgebreitet hat. Da die Atemmuskulatur bereits von der aufsteigenden Lähmung betroffen ist, braucht Frau R. aber dauerhaft eine maschinelle Beatmung. Mit noch funktionierendem Schluckakt kann sie sich jeden Tag das Essen selbst auswählen und ist nicht auf eine Sondenernährung angewiesen. „Riechen" kann sie nur noch ganz kräftige Gerüche, der Geschmackssinn ist voll erhalten. Frau R. kann auch noch die Hände und Füße etwas bewegen. Die Hand zu heben, um sich an der Nase zu kratzen, ist ihr jedoch mittlerweile unmöglich geworden.

Manchmal ist Frau R. etwas phlegmatisch. Dann würde sie am liebsten den ganzen Tag im Bett verbringen. Mit den richtigen Angeboten lässt sie sich aber durchaus motivieren aufzustehen. Sie meinte einmal selber: „Manchmal muss man mich zu meinem Glück zwingen."

### 4.3.3 Frau R. und ihre Bedürfnisse

Im Folgenden werden die Bedürfnisse, die Frau R. als beatmete Patientin hat, anhand der eingangs aufgelisteten zentralen Ziele vorgestellt. Wie vielleicht auch aus eigenen Erfahrungen bekannt ist, hat nicht jedes zentrale Ziel die gleiche Priorität. Vor allem, wenn eines der Ziele nicht ausreichend erfüllt wird, merkt man, wie es plötzlich die Vorrangstellung einnimmt und wie andere Dinge nebensächlich werden.

Vielleicht kann dies mit folgendem Beispiel nachempfunden werden: Es ist Samstagabend nach einer langen anstrengenden Woche. Sie freuen sich auf ein heißes Bad in der Wanne, auf das Telefonat mit der besten Freundin und danach auf einen spannenden Film im Fernsehen. Der Abend steht unter den zentralen Zielen: das eigene Leben zu spüren und Beziehungen aufzunehmen. Doch plötzlich ist Stromausfall und Sie können all Ihren Bedürfnissen nicht nachkommen. Das Wasser ist kalt, das Telefon geht nicht und der Fernseher sowieso nicht. Welches Gefühl stellt sich ein? Ärger? Wut? Enttäuschung? Plötzliche Leere oder Hilflosigkeit, weil Sie nicht wissen, was Sie nun mit sich anfangen sollen?

Dieses Wechselbad der Gefühle erlebe ich auch bei Frau R., insbesondere dann, wenn es sich um ein Ziel höchster Priorität handelt, z. B. „Leben erhalten, Entwicklung erfahren", und die Gefahr besteht, dass dies nicht erfüllt werden kann. Die Priorität der einzelnen zentralen Ziele ist natürlich abhängig von ihrer seelischen Verfassung und körperlichen Tagesform.

### Leben erhalten und Entwicklung erfahren

Luft zum Atmen zu haben, bedeutet Leben zu können – und Frau R. möchte leben. Das Heimbeatmungsgerät ist speziell auf ihre Bedürfnisse eingestellt. Die Atemgasklimatisierung findet über eine aktive Befeuchtung statt, deren Einstellungen rein an die Bedürfnisse von Frau R. angepasst sind. Wird die Einstellung so gewählt, dass die Atemwege nach physiologischen Erkenntnissen die optimale Befeuchtung hätten, leidet Frau R. an Erstickungsängsten. Ihrem Empfinden nach ist die Sekretproduktion dann zu hoch.

Mindestens drei- bis fünfmal am Tag verwendet Frau R. die Hustenhilfe Cough-Assist. Dieses Gerät ermöglicht ihr das Husten. Dadurch wird das Sekret besser mobilisiert und kann effektiver abgesaugt werden. Freie Atemwege und die Gewährleistung der dauerhaften maschinellen Beatmung sind für Frau R. lebenswichtig.

Daher vergewissert sich Frau R. stets, ob die Ersatzmaschine am Strom angeschlossen ist, und ist immer auch besorgt, wenn die Beatmungsmaschine Alarm gibt. Kürzlich bohrte der Hausmeister ein Kabel in der Wand an und es gab für 15 Minuten einen Stromausfall. Frau R. war sehr beunruhigt darüber und wollte sofort wissen, was wir machen, wenn die Akkus der Maschinen leer sind.

Es ist nachvollziehbar, dass sie gerne Personal um sich hat, das sich mit diesen Geräten hundertprozentig auskennt. Es gibt ihr die Sicherheit, auch bei technischen Problemen kompetent versorgt zu werden. Allerdings weiß Frau R. auch, dass ihr Leben begrenzt ist und möchte daher unbedingt alles geregelt wissen. Aus diesem Grund hat sie zusammen mit ihrem Mann ein notariell beglaubigtes Testament und eine Patientenverfügung verfassen lassen.

### Das eigene Leben spüren

„Wenn ich länger still liege, spüre ich zwar meinen Körper noch, aber ich kann meine Finger nicht mehr exakt differenzieren. Dies ist aber nicht so arg wie das Gefühl, dass durch die Bewegungslosigkeit der Geist auch immer träger wird. Ich werde müde und die Augen fallen mir viel öfter zu." So beschreibt Frau R., was sie durch ihre Bewegungslosigkeit empfindet. Sie verliert nicht nur das Gefühl für ihren Körper auch die Hirnleistung lässt nach. Diese braucht sie jedoch, um aktiv am Leben teilnehmen zu können.

Frau R. legt Wert darauf, als Erste gewaschen zu werden, da manchmal unangemeldet Besuch kommt und sie diesen nicht ungewaschen empfangen möchte. Sie ist dafür dankbar, dass ihr Körper beim Waschen durchbewegt wird. Auch Hand- und Fußbäder genießt sie. All die vibratorischen, somatischen und vestibulären Angebote der Basalen Stimulation können hier sinnvoll eingebaut werden, wenn Frau R. dies auch möchte. Manchmal empfindet sie es als angenehm, wenn die Arme und Beine geschaukelt werden. Es gibt aber auch Tage, an denen sie nur schnell fertig gewaschen werden möchte ohne großen erkennbaren Aufwand.

Beim Waschen darf man sie nur nach und nach abdecken, da sie sonst schnell friert. Durch die Bewegungslosigkeit wird ihr sofort kalt. Auch die Raumtemperatur ist für unsere Empfindung immer ziemlich hoch, Frau R. empfindet sie aber als angenehm. Das Gefühl des ständigen Frierens ist für uns Pflegekräfte schwer nachvollziehbar, da wir uns ständig in Bewegung befinden und uns eher zu warm als zu kalt ist.

Nach dem Waschen legt Frau R. sehr viel Wert darauf, geschminkt zu werden Sie möchte nicht so fahl und blass aussehen. Es steigert das Selbstwertgefühl und damit ihr Wohlbefinden. Die Schminke gehört eben zu ihrem Leben dazu. Mindestens einmal pro Woche duscht Frau R. Per Lifter kommt sie auf einen Duschstuhl und wird in den ersten Stock ins Bad gefahren. Die Beatmungsmaschine muss natürlich mit. Damit diese aber nicht zuviel Feuchtigkeit abbekommt, lassen wir sie vor der Badezimmertür stehen. Die Beatmungsschläuche sind so lang, dass dies ohne Probleme möglich ist (➤ Abb. 4.3). Alle drei Monate kommt der Friseur. Wenn der Ansatz der gefärbten Haare schon früher zum Vorschein kommt, färben wir ihr sie neu. Auch das steigert ihr Wohlbefinden.

Bewegung zu spüren, bedeutet auch sein eigenes Leben zu spüren. Wenn Frau R. im Wohnzimmer ist, hat sie die Möglichkeit, mit dem „Motomed" zu radeln. Dies ist ein Trainingsgerät, bei dem die Beine an den Pedalen befestigt werden und es so eingestellt werden kann, dass sie passiv durchbewegt wird. Sie war sehr stolz, dass sie 17 km in 100 Min. geradelt ist.

## Sicherheit erleben und Vertrauen entwickeln

Das Erleben von Sicherheit beginnt für Frau R. schon bei jedem neuen Dienstantritt der Pflegekräfte. Wie auf jeder Intensivstation beginnt die Pflegekraft mit einem „Platzcheck".

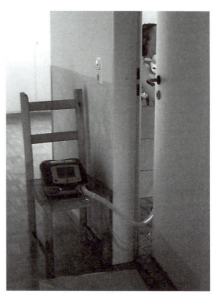

**Abb. 4.3** Die Beatmungsmaschine darf nicht mit ins Bad. [O554]

Es werden alle Geräte (Beatmungsmaschine und Ersatzgerät, Absaugvorrichtung und Ersatzgerät, Sauerstoffkonzentrator, Cough-Assist) auf ihre Funktionstüchtigkeit geprüft. Ebenso wird kontrolliert, ob für eine Notfallsituation der Ambubeutel mit Reservoir funktioniert und genügend Ersatztrachealkanülen vorhanden sind. Die Messung der Vitalwerte (Blutdruck, Puls, Sauerstoffsättigung, Temperatur) ist ebenso notwendig wie die Überprüfung der Beatmungseinstellungen.

Ein weiterer Faktor für das Sicherheitsgefühl von Frau R., ist die Möglichkeit, sich bemerkbar zu machen, wenn sie Hilfe braucht. Daher ist es gut zu verstehen, dass sie sich wohler fühlt, wenn der „Klingelcheck" häufiger am Tag stattfindet. Da ihr die Betätigung der Klingel per Knopfdruck mittlerweile nur noch unter Anstrengung möglich ist, wird sie demnächst ein Klingelsystem bekommen, dass sie mit dem Mund steuern kann.

Über den Transfer in den Rollstuhl haben wir Pflegekräfte uns lange Gedanken gemacht und ausprobiert, welche Form für Frau R. am angenehmsten ist: Heben und Tragen, kinästhetischer Schoßtransfer, wir ließen nichts aus. Dadurch, dass Frau R. schon viele Stürze erlebt hat, fühlt sie sich am sichersten im Lifter. Darin hat sie keine Angst zu stürzen. Im Gegenteil, sie genießt es sogar, schaukeln zu können. Seither wird Frau R. wesentlich häufiger mobilisiert.

Die Angst vor dem Stürzen aus dem Bett sitzt sehr tief bei Frau R. Sie hat es gerne, wenn die Gitter beim Umlagern im Bett oben eingerastet sind.

## Beziehung aufnehmen und Begegnung gestalten

Dort, wo viele Menschen zusammen kommen, da „menschelt" es. So auch in unserer Wohngemeinschaft. Frau R. weiß, dass sie auf uns Pflegekräfte angewiesen ist, und arrangiert sich mit jedem von uns. Sie hat genauso ihre bevorzugten Pflegekräfte, wie wir Pflegekräfte unsere bevorzugten Bewohner haben. Das ist ganz normal und so ist das Miteinander ein wichtiger Bestandteil. Aber Frau R. hat auch gelernt, uns Pflegekräfte einzuschätzen, und weiß, wie sie einen jeden nehmen muss, damit es ein entspannter Tag wird. Frau R. ist es auch wichtig zu wissen, wer im Haus gerade anwesend ist, d. h., welche Pflegekräfte arbeiten und welche Besucher da sind.

In der Zeit nach dem Waschen bis zum Mittagessen kommen die Reinigungskraft und später die Ergotherapeutin zu ihr. Auch die anderen Pflegekräfte, die an diesem Tag arbeiten, besuchen sie. Ihr Ehemann, der jeden Tag zur selben Zeit von 13:45 Uhr bis 15:30 Uhr erscheint, berichtet ihr von den Geschehnissen innerhalb des Freundes- und Bekanntenkreises. So ist Frau R. immer auf dem Laufenden.

Im gemeinsamen Wohnzimmer der Wohngemeinschaft trifft sie auch die anderen Bewohner, meist zu einer gemütlichen Nachmittagsrunde. Es ist ihr auch ein Anliegen zu wissen, wie es den anderen Bewohnern geht.

## Den eigenen Rhythmus erleben

Der Rhythmus, den Frau R. nun in der Wohngemeinschaft erlebt, ist sicherlich ein komplett anderer als vor Ausbruch ihrer Krankheit. Es hat sich ein neuer Rhythmus eingestellt, der auf ihre Bedürfnisse abgestimmt ist und ihr wieder neue Sicherheit gibt. Der Tagesablauf hat feste Eckpunkte, die durch die Mahlzeiten bestimmt werden. Auch äußerliche Rhythmen durch den Schichtbetrieb kennzeichnen ihren Tag.

Ein zusätzlich fester Bestandteil im Tagesverlauf ist der Besuch ihres Ehemannes, der immer zur gleichen Zeit kommt. Würde er einmal nicht kommen, wäre sie in großer Sorge. Aber auch im Kleinen ist sie sehr auf einen festen Rhythmus bedacht. Das Waschen soll immer in der gleichen Reihenfolge ablaufen. Allerdings akzeptiert Frau R. es auch, wenn aus organisatorischen Gründen mal etwas anders laufen muss, weil sie weiß, ihr eigener Rhythmus wird beim nächsten Mal wieder bedacht werden.

## Das eigene Leben gestalten

Frau R. ist in meinen Augen keine Patientin mit hohen Ansprüchen. Sie ist dankbar für jede Zuwendung und jedes freundliche Wort. Ihre Lebensgestaltung hat sie sehr an die Abläufe innerhalb der Wohngemeinschaft angepasst. Da sie ein eher ängstlicher und nervöser Mensch ist, scheut sie längere Ausflüge, ist aber nach solch einer Unternehmung glücklich, dabei gewesen zu sein. Benötigt sie Toilettenartikel oder Lebensmittel, werden diese Einkäufe von unserer Reinigungs- und Haushaltshilfe erledigt oder ihr Mann bringt Kleinigkeiten mit.

Es gibt Tage, da siegt das Phlegma über Frau R. Dann helfen sämtliche Überredungskünste nicht, sie aus dem Bett zu locken. Auch das muss von uns Pflegekräften respektiert werden.

Frau R. wählt ihre Kleidung selbst aus und entscheidet auch, welche Wäsche gewaschen werden muss. Auch wenn sie alles nur mit den Augen mitverfolgen kann, kennt sie sich in ihren Schränken so gut aus, dass sie uns Pflegenden Auskunft geben kann, wenn wir etwas suchen.

### Die Außenwelt erfahren

Zu erfahren, was um sie herum geschieht, ist Frau R. sehr wichtig. Beim Fernsehen informiert sie sich über politische und gesellschaftliche Themen, aber vor allem auch über Sport, da sie früher selber gern Tennis gespielt hat. Das Fernsehen ermöglicht ihr den Blick in die Welt hinter dem Gartenzaun der Wohngemeinschaft. Dabei geht es nicht nur um das Sammeln von Informationen, sondern auch um den Gesprächsstoff, den die Themen aus dem Fernsehen ihr bieten. Zur Außenwelt gehören auch die Mitbewohner der Wohngemeinschaft. Sie erkundigt sich immer nach deren Befinden und was diese gerade tun. Gerne sitzt sie im Garten beim Kaffeetrinken. Kürzlich meinte sie: „Ich sehe zwar nicht viel, wenn ich im Garten sitze, aber die Autos ‚erzählen' vom normalen Leben."

Steht nichts anderes auf dem Programm, nutzen wir das schöne Wetter und fahren mit Frau R. alleine oder zusammen mit anderen Bewohnern spazieren. Ausgestattet mit Ambubeutel, Ersatztrachealkanülen und Absauggerät genießen wir die Natur und unsere schöne Berglandschaft. Besondere Ausflüge werden zusätzlich unternommen. Ein Spaziergang zum Maibaumaufstellen oder zu einem nahe gelegenen Biergarten bringt Farbe ins Leben von Frau R. (➤ Abb. 4.4).

Sie genießt auch die Gesellschaft mit den anderen Bewohnern. Durch die gemeinsamen Aktivitäten werden die Freundschaften gepflegt. Freundschaften, in denen man sich auf unterschiedlichsten Kommunikationswegen begegnet. Manchmal kann man nur einen Blickkontakt zwischen zwei Menschen erkennen, aber man hat den Eindruck, sie verstehen sich auch ohne Worte.

### Sinn und Bedeutung geben

Erklärt man Frau R. vorher die Pflegemaßnahmen, die zwar unangenehm sind, aber

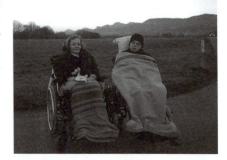

Abb. 4.4 Gemeinsam macht eine Spazierfahrt mehr Spaß. [O554]

zu ihrem Wohle durchgeführt werden müssen, ist Frau R. stets bereit kooperativ mitzuarbeiten. Frau R. hat ihre Krankheit akzeptiert. Dennoch gibt es auch Tage, wo sie sie nur schwer annehmen kann. Sie verarbeitet meist alles für sich alleine. Aber wenn sie ihre Gedanken mal an die Oberfläche kommen lässt und offen ausspricht, was sie bewegt, entwickeln sich Gespräche, die für uns beide wertvoll sind.

### Autonomie und Verantwortung leben

Oft sind wir Pflegekräfte es, die Patienten zu sehr bevormunden und sie so ihrer Selbstständigkeit berauben. Auch bei Frau R. ist die Gefahr groß und nicht selten lässt sie die Pflegekräfte bereits für sich entscheiden. Frau R. kann sich zwar klar zu ihren Bedürfnissen äußern, benötigt zur Umsetzung aber immer eine „fremde" ausführende Hand.

---
**Beispiel**

Hier ein kurzes Zwiegespräch, bei dem ich mich selber ertappt habe, wie ich die Autonomie von Frau R. untergraben habe:
- „Frau R., das T-Shirt hat einen Kaffeefleck. Möchten Sie ein neues anziehen?"
- „Nein, der Fleck stört mich nicht, ich wechsle es erst morgen."
- „Aber, wie schaut das denn aus? Ich gebe Ihnen gleich heute ein frisches T-Shirt."

Frau R. hat nicht widersprochen, und so habe ich ihr meinen Willen aufgezwungen.

---

So ergeben sich zahlreiche kleine Alltagssituationen, in denen man dazu neigt, Frau R. ihrer selbstständigen Entscheidungsmöglichkeiten zu berauben und ihr damit die Möglichkeit nimmt, Verantwortung zu leben.

## 4.3.5 Resümee

So manch einer wird jetzt vielleicht vermissen, dass Elemente der Basalen Stimulation, wie z. B. Waschungen, Einreibungen oder besondere Positionierungen, nicht thematisiert wurden. Diese fließen zwar auch in die tägliche Pflege von Frau R. ein, stehen hier aber nicht im Vordergrund. In der Begleitung von Frau R. besteht die Herausforderung vielmehr darin, die Patientin in ihrer Eigenverantwortung zu unterstützen, sodass sie Handlungen und Aktivitäten trotz ihrer schwindenden Fähigkeiten selbst ausführt.

Werden ihre individuellen Bedürfnisse in der täglichen Pflege respektiert und geachtet, kann Frau R. sich in der Betreuung sicher und wohl fühlen. Nur daraus kann sie Vertrauen in sich und die Pflegekräfte bekommen und ihre Selbstständigkeit in dem für sie möglichen Rahmen leben.

Fröhlich schreibt im Geleitwort dieses Buches: *„Die zentralen Ziele bedeuten einen grundlegenden Perspektivwechsel, man könnte auch von einem Paradigmenwechsel spre-*

chen, denn jetzt wird nicht mehr die pflegerische Tätigkeit, die Pflegekunst, im Vordergrund gesehen, sondern die Patientin, der Patient mit ihren individuellen, biografisch bedingten Bedürfnissen in der aktuellen Situation."

Im Gegensatz zu einer Intensivstation, wo das Überleben eines Patienten im Vordergrund steht, versucht die außerklinische Intensivpflege dem „überlebten Leben" eine neue Perspektive zu geben.

## 4.4 Schwerstmehrfachbehinderte Kinder im Intensivbereich
Heike Baumeister

### 4.4.1 Einleitung

Die pflegerische Betreuung von Patienten mit schwerer Behinderung stellt uns Pflegende im Akutkrankenhaus immer wieder vor neue Herausforderungen. Im Gegensatz zur Betreuung eines schwerkranken, aber durchschnittlich entwickelten Patienten treffen wir hier auf Menschen, die in den verschiedensten Bereichen ihres Menschseins, ihrer Entwicklung Beeinträchtigungen erleben, die auf den ersten Blick nicht immer klar sichtbar sind. Können wir z. B. bei einem gesunden 5-jährigen Kind davon ausgehen, dass es laufen kann, nicht mehr einnässt und in der Lage ist, sich verbal gut zu verständigen, ist bei einem gleichaltrigen Kind mit einer schweren Behinderung die Entwicklung solcher physischen und psychischen Normalitäten ungewiss. Die geistige und körperliche Entwicklung eines Menschen mit Behinderung ist demnach meist nicht mit seinem physiologischen Alter in Verbindung zu setzen. Hinzu kommt, dass die Bandbreite der menschlichen Behinderungen so breit gefächert ist, dass kaum Vergleiche zwischen den Patienten gezogen werden können, auch wenn sie gleichaltrig sind. Das Wissen darüber muss uns Pflegende weiter sensibilisieren für die individuellen Fähigkeiten und Beeinträchtigungen der Patienten, mit denen sie ihren Alltag gestalten.

Schwerstmehrfachbehinderte Menschen verbringen generell mehr Zeit in Krankenhäusern, als ein primär gesunder Mensch. Häufige Ursachen für die Betreuung im Intensivbereich sind z. B. schwere Pneumonien oder sonstige Ateminsuffizienzen bis hin zur Beatmungspflicht sowie gastrointestinale Probleme, z. B. Ileus oder Volvulus, beides evtl. durch eingeschränkte Bewegungsmöglichkeiten, Kontrakturen oder Muskelhypotonien hervorgerufen. Auch schwere Elektrolytentgleisungen durch Mangelernährungen und, gerade in der Pädiatrie, anhaltende extreme, nicht zu durchbrechende Unruhezustände mit folgenschwerer Ateminsuffizienz sind Ursachen für eine Versorgung im Intensivbereich.

Patienten mit Langzeitbeatmung, die zu Hause oder in Pflegeeinrichtungen leben, verbringen jeden Krankenhausaufenthalt auf der Intensivstation. Viele Patienten bleiben auch nach Erreichen des Erwachsenenalters Patienten in der Kinderklinik, in der sie oft schon von Geburt an betreut wurden. Hier kennt man den Patienten und laut Fröhlich „finden sich kaum Erwachsenenstationen, die sich qualifiziert der Pflege schwerstbehinderter, akut kranker Menschen widmen." (Fröhlich 2003, S. 120)

## 4.4.2 Problemstellung

Auf der Intensivstation finden die in der Einleitung genannten Aspekte häufig zu wenig Berücksichtigung. Schon der psychisch und körperlich durchschnittlich entwickelte Mensch wird im Intensivbereich stark auf seine akuten medizinisch-pflegerischen Probleme reduziert. Er begibt sich zunächst häufig in völlige Abhängigkeit der Ärzte und Pflegenden. Ist die Akutsituation dann überstanden und der Mensch körperlich wieder in der Lage, sich ein Stück weit selbst zu versorgen sowie seine Bedürfnisse und Ablehnungen verbal zu äußern, wird er zügig mehr und mehr wieder sich selber überlassen. Der schwerstmehrfachbehinderte Patient jedoch benötigt meist auch nach überstandener Akutsituation weiterhin ein großes Ausmaß an pflegerischer, individueller Unterstützung. Diese Unterstützung des Patienten bzw. das Zurückführen in seine autonome Welt wird häufig erschwert durch fehlende Hilfsmittel, z. B. Lagerungsmittel oder Spiel- und Anregungsmaterialien, unzureichende Kenntnisse über entwicklungsfördernde Konzepte, Personal- und Zeitmangel sowie eine mangelhafte bis fehlende Dokumentation der (senso)biografischen Anamnese. Gerade die Erhebung der Anamnese ist für einen Menschen mit schwerer körperlicher und/oder geistiger Beeinträchtigung elementar, um entsprechend seiner Fähigkeiten und Defiziten betreut und gepflegt werden zu können.

Wird in der Pflege heutzutage das Einbeziehen der Angehörigen in die Versorgung immer wichtiger, so ist das für die Betreuung von Menschen mit Behinderungen im Akutkrankenhaus schon fast eine Selbstverständlichkeit seitens der Pflegenden.

Die Zugangswege und Kommunikationsmöglichkeiten zu und mit Patienten mit schweren Beeinträchtigungen sind erschwert und oft nicht sofort erkennbar, so werden die Angehörigen zum „Sprachrohr" des Patienten eingesetzt. Vor allem bei Patienten, die in ihrer Familie leben und dort meist von der Mutter betreut werden, wird die Integration in die Pflege und Betreuung des Patienten erwartet. Das wiederum führt nicht selten zu einer Überforderung der Angehörigen. Eltern, die ihr Kind im Krankenhaus auf der Intensivstation wissen, sind emotional stark belastet und bangen um das Leben ihres Kindes. Darüber hinaus sind Eltern von Patienten mit schweren Behinderungen zusätzlich mit Ängsten und Sorgen aus vorangegangenen Krankenhausaufenthalten konfrontiert, d. h., die Situation „mobilisiert bei den Eltern fast immer Erinnerungen an frühere Krankenhausaufenthalte: an die Phasen um den Eintritt der Behinderung, vielleicht Erinnerungen an die Geburt und die sich daran anschließende Zeit äußerster Sorge, an Unfälle, kurz: an die Ereignisse, die den Beginn des behinderten Lebens maskieren." (Fröhlich 2003, S. 119).

Pflegende und Ärzte dürfen zudem nicht übersehen, dass eine Intensivstation ein Ort ist, der bei Patienten und Angehörigen automatisch Ängste und Unsicherheiten schürt. Es gibt wohl kaum eine Umgebung, die sich mehr vom gewohnten Lebensumfeld unterscheidet als eine Intensivstation mit all ihren beängstigenden Maschinen, Geräuschen und den vielen unbekannten Menschen, die situativ am Leben der Patienten teilnehmen. Gerade für den Menschen mit schwerer geistiger und körperlicher Behinderung ist es sicherlich noch schwieriger, sich in der Situation und Umgebung einer Intensivstation zu orientieren, einen Sinn darin zu finden und an diesem Ort Sicherheit zu erleben.

### 4.4.3 Haltung-Kompetenz-Technik

Das Zurückführen eines schwerst-mehrfach-behinderten Patienten in seine autonome Welt und somit die Unterstützung seines Gesundungsprozess, bedarf einer individuellen, kombinierten Betreuung aus pflegerischen und pädagogischen Angeboten. Der Blick auf Haltung, Kompetenzen und Techniken von Seiten der Pflege, bietet professionelle Möglichkeiten, eine ganzheitliche Betreuung planen und anbieten zu können.

Die Haltung gegenüber Patienten mit schweren körperlich und/oder geistigen Beeinträchtigungen kann innerhalb der Pflege sehr unterschiedlich sein. Häufig stehen Angst, Überforderung, gar Hemmungen oder Abneigungen im Vordergrund. In der Folge zieht sich die professionelle Pflege zurück, reduziert ihre Unterstützung auf medizinisch-pflegerische Tätigkeiten und überlässt die pflegerische Betreuung, wie o. g., gänzlich den Angehörigen. Oft fehlt aber auch Zeit und Möglichkeit, sich ausreichend mit dem Patienten in seiner Individualität und seinen Angehörigen auseinanderzusetzten um pflegerische Maßnahmen gut entwickeln und gestalten zu können.

Um eine befriedigende pflegerische Interaktion gestalten zu können, ist die pflegerische Haltung bedeutsam. „Patienten sind individuell und haben eine einzigartige Biographie", „Pflegende haben die Aufgabe, sich ganz mit dem Menschen auseinander zu setzen, dazu gehören auch deren Angehörige" (Fröhlich, Nydahl, 2008) sind Haltungswerte, die die Pflegeangebote in den unten beschriebenen pflegerischen Situationen beeinflusst haben. „Die Fähigkeit zur Informationssammlung mithilfe der biografischen Anamnese" „Die Fähigkeit zur differenzierten Beobachtung" „Die Fähigkeit, zentrale Ziele mit pflegerischen Aspekten zu verknüpfen" (ebd.).

Diese zitierten Kompetenzen haben die nachfolgenden pflegerischen Angebote geprägt. Wenn auch, wie schon vorher beschrieben, nicht immer ausreichend Zeit zur Verfügung war, mich mit den Angehörigen meiner zwei Patienten ausführlich auseinander zu setzen und in Ermangelung eines schriftlichen Anamnesebogen, konnte ich dennoch viele biografische Bezüge ermitteln. Sie gaben mir die Möglichkeit mich fachlich und persönlich, ohne Vorurteile und Interpretationen, auf den individuellen Patienten einstellen zu können. Die pflegerischen Handlungen zwischen den Patienten, mir als Pflegeperson und den betreuenden Eltern, entwickelten sich zu einem positiven, interaktivem Prozess.

Unter den Aspekten der entwickelten, patientenorientierten „Zentralen Zielen" kommen einige (Pflege-)Techniken im Nachfolgenden zum Einsatz. Auch wenn in Krankenhäuser das Angebot an pädagogischen Lern- und Wahrnehmungsmaterialien, z. B. Lagerungshilfsmitteln eingeschränkt ist, finden sich immer wieder gute Möglichkeiten pflegerischpädagogisch handeln zu können. Wichtig im Umgang mit meinen beiden Patienten waren die Gestaltung einer individuellen Kommunikation, unterstützende Positionierungsmöglichkeiten und die sinngebende Gestaltung oralen Erlebens.

### 4.4.4 Möglichkeiten und Zugangswege in der pflegerischen Praxis

Nachfolgend sollen zwei Beispiele aus der pflegerischen Praxis Möglichkeiten und Zugangswege aufzeigen, wie der Umgang mit schwerstmehrfachbhinderten Patienten im Pflegealltag gestaltet werden kann. Die Namen der Kinder wurden geändert.

### Vorstellung von Jonas

Jonas ist mittlerweile 3 Jahre alt. Er wurde in der 27. Schwangerschaftswoche mit einer inoperablen Zwerchfellhernie geboren. Der Ösophagus ist stark verkürzt, Magen und weitere gastrointestinale Organe liegen im Brustkorb, die Wirbel der Halswirbelsäule sind miteinander verknöchert. Die Lungenfunktion ist stark eingeschränkt, sodass Jonas über ein Tracheosstoma langzeitbeatmet wird. Ein oraler Nahrungsaufbau ist nicht möglich, da es durch die Fehllage des Magens in der Vergangenheit immer wieder zu Aspirationen und Beatmungsproblemen gekommen ist. So erfolgt die enterale Ernährung über eine Duodenalsonde. Gleichzeitig wird der Magen über eine Magenablaufsonde permanent entleert. Nach seiner Geburt lag Jonas ein Jahr auf unserer Intensivstation. In dieser Zeit kam es immer wieder zu schweren hypoxischen Krisen und als langfristige Konsequenz, zeigt sich jetzt ein schwerer hypoxischer Hirnschaden.

Jonas lebt als Einzelkind in seiner Familie. Die Mutter übernimmt die Pflege und auch der Vater ist in der Betreuung seines Sohnes sehr engagiert. Jonas ist ein regelmäßiger Patient unserer Station. Aktuell kommt er jetzt mit extremen, nicht zu unterbrechenden Unruhezuständen, die vor allem eine Verschlechterung der Beatmungssituation zur Folge haben. Die Eltern, die mit dieser Situation zu Hause überfordert waren, haben das Gefühl, dass Jonas starke Schmerzen hat, können diese aber nicht wirklich zuordnen.

### Aktuelle Situation

Jonas liegt alleine in einem Zweibettzimmer. Angeschlossen an seine Beatmungsmaschine benötigt er 40 % Sauerstoff. Die allgemeinen Beatmungsparameter mussten erhöht werden und dennoch ist seine Eigenatmung angestrengt und tachypnoeisch. Sechsmal am Tag wird er mit Sondennahrung und Tee mittels Nahrungspumpe über die Duodenalsonde ernährt. Gelegentlich trinkt er Tee aus einer Säuglingsflasche mit Sauger, der dann über die offene Magensonde direkt wieder abläuft. Zu Hause bieten ihm seine Eltern auch breiige Kost über einen Löffel an, doch zurzeit verweigert er das häufig. Jonas zeigt keinerlei Interesse mehr an seinen Spielmaterialien, die die Eltern von zu Hause mitgebracht haben. Einzig auf Musik oder Hörspielkassetten mit Kindergeschichten reagiert er mit Aufmerksamkeit und Entspannung. Jonas nimmt keinen Blickkontakt auf, er hat mittlerweile einen ständigen, schweren Nystagmus. Auf Stimmen und Geräusche reagiert er hingegen mit Aufmerksamkeit oder mit Unruhe.

In seiner Bewegung ist Jonas stark eingeschränkt. Den Kopf kann er kaum seitlich bewegen, Arme und Beine zeigen eine stetige Muskelhypertonie. Am liebsten liegt Jonas auf dem Rücken in Oberkörperhochlagerung mit Unterlagerung der Beine. Andere Lagerungen toleriert er nicht.

Die Unruhezustände setzen sich auch bei uns auf der Station fort. Sie beginnen ganz akut, meist ohne erkennbare Ursache aus der Ruhe heraus. Jonas beginnt dann lautlos zu weinen, seine Mimik ist extrem angespannt, zudem schwitzt er stark. Der Muskeltonus der Extremitäten nimmt zu, er strampelt mit den Beinen, streckt die Arme und bäumt den Oberkörper auf. Neben dem Sauerstoffbedarf steigen Herz- und Atemfrequenz an und auch die Körpertemperatur erhöht sich. Eine medizinische Ursache für diese Unruhe konnte nicht gefunden werden. Der Einsatz von Analgetika zeigt keine große Wirkung. Nur die Verabreichung von Sedativa hilft, diese Unruhe zu durchbrechen. Die Eltern stehen dieser Situation nach wie vor hilflos gegenüber und haben sich zurzeit aus der Pflege ganz zurückgezogen.

## Vorstellung von Tim

Tim ist 14 Jahre alt. Als ehemaliges Frühgeborenes der 28. Schwangerschaftswoche wurde er nach seiner Geburt einige Wochen intensivmedizinisch betreut. In dieser Zeit entwickelte Tim starke Hirnblutungen, die für seine schwere körperliche und geistige Behinderung verantwortlich sind. Tim verfügt über keine gewöhnliche Lautsprache, nur seine Mutter scheint mit ihm verbal kommunizieren zu können und kann seine Lautierungen einordnen. Auf Ansprache und Geräusche reagiert er zwar mit offenem Blick, aber für uns gibt es keine eindeutigen Reaktionen darauf. Er nimmt Blickkontakt auf und verfolgt auch gezielt mit seinen Augen. Auf Geräusche reagiert er ebenfalls mit Aufmerksamkeit, er dreht gezielt den Kopf in die Richtung des Geräusches und scheint sehen zu wollen, woher es kommt und was passiert. Unklar bleibt uns Pflegenden allerdings, inwieweit er die Geräusche einschätzen kann und vielleicht auch sinngebend versteht. Missfallen äußert er durch ein lautes Lautieren und angespannte Gesichtszüge.

Aufgrund schwerer Kontrakturen der Extremitäten und einer Skoliose kann Tim nur seinen Kopf und seine Finger eigenbewegen. Am liebsten liegt Tim auf dem Rücken in leichter Oberkörperhochlagerung mit unterlagerten Knien. Die Arme liegen angewinkelt neben ihm, so hat er die Möglichkeit, seinen Kopf hin- und herzudrehen und den Raum zu überblicken. Für eine begrenzte Zeit toleriert er auch seitliche Lagerungen.

Zu Hause wird Tim oral mit breiiger Kost ernährt, die seine Mutter kocht. Der Ernährungszustand ist gut, obwohl er recht dünn ist. Tim lebt als ältestes Kind in einer Familie mit 7 weiteren Kindern und wird primär von der Mutter versorgt. Er besucht eine Schule für körperlich und geistig behinderte Kinder. Die ganze Familie ist in seine Betreuung involviert und Tim bildet hier den familiären Mittelpunkt. Die Mutter besucht ihn regelmäßig auf unserer Station, übernimmt dann auch einen Teil der Pflege. Wir erleben sie als eine fröhliche, ausgeglichene Frau, die sich auf den ersten Blick nicht so große Sorgen zu machen scheint.

## Aktuelle Situation

Tim wird nach einer langwierigen Bauchoperation auf der Intensivstation aus dem OP übernommen. Er hatte einen Volvulus, der eine ausgedehnte Dünndarmresektion erforderte. Nach 12-stündiger Nachbeatmung ist er wieder spontanatmend und alle Vitalparameter sind im Normbereich. Über einen in der Vena subclavia liegenden 3-lumigen ZVK wird er parenteral ernährt und erhält eine regelmäßige analgetisch, antiemetische und antibiotische Therapie. Über die offene Magensonde läuft noch sehr viel galliges Magensekret ab und immer wieder überkommt ihn schwere Übelkeit bis hin zum Erbrechen. Tim schläft wenig, auch in der Nacht hat er lange Wachphasen, die nicht durch Unruhe gekennzeichnet sind. Tim liegt zu zweit in einem Zweibettzimmer. Seine Mutter hat ihm eigene Kleidung mitgebracht, Spielzeug o. Ä. ist nicht vorhanden. Er ist in einem guten Allgemeinzustand und hat intakte, druckunempfindliche Haut.

## Zentrale Ziele

### Beziehungen aufnehmen und Begegnungen gestalten sowie Sicherheit erleben und Vertrauen aufbauen

Für beide Patienten ist in ihrer aktuellen Situation die Aufnahme und Gestaltung von Beziehungen von großer Bedeutung. Für Tim scheint das zentrale Ziel „Sicherheit erleben und Vertrauen aufbauen" von noch größerer Bedeutung zu sein als für Jonas. Alle Dinge an ihm und um ihn herum werden höchst aufmerksam verfolgt und wahrgenommen. In den nachfolgenden Unterpunkten wird deutlich, wie unterschiedlich und individuell Begegnungen für den Einzelnen gestaltet werden müssen.

### Begrüßung, Kontaktaufnahme

Beide Patienten reagieren auf Geräusche in ihrem Umfeld: Tim verfolgt Geräusche mit seinen Augen und seinem Kopf, Jonas hingegen hält inne und lauscht. Eine verbale Ansprache ist in jedem Fall ein Teil einer Kontaktaufnahme für beide Patienten. Tim ist es wichtig, das wir parallel auch Blickkontakt zu ihm aufnehmen, damit er die Stimme lokalisieren und zuordnen kann. Als Begrüßungsgeste wähle ich dann noch eine deutliche Berührung der Hand, d. h. die Berührung eines Körperteils, das er noch selbstständig bewegen kann.

Für Jonas ist es aufgrund seines Nystagmus schwierig, Blickkontakt aufzunehmen. Trotzdem stelle ich mich so an sein Bett, dass er mich sehen kann, wenn ich ihn anspreche. Auch bei ihm wähle ich zur Begrüßung noch eine deutliche Berührung an der Hand und erhöhe so nochmals seine Aufmerksamkeit.

### Kommunikation

Tim verfolgt meine Arbeit mit ihm aufmerksam mit seinen Augen. Wenn ihm etwas nicht passt, legt er die Stirn in Falten und lautiert ungehalten. Deutliches Wohlgefallen kann ich nicht erkennen, lediglich eine zufriedene Entspanntheit. Ich verbalisiere Angebote und Unterstützung an ihn und er hört aufmerksam zu. Da ich unsicher bin, inwieweit er Sinnzusammenhänge versteht, unterstütze ich meine Worte weiterhin mit deutlichen somatischen Informationen. Es gelingt uns schnell, einen gemeinsamen Rhythmus zu entwickeln; sein eigener Atemrhythmus bietet uns hier die Grundlage.

Jonas hingegen scheint irgendwann Geräusche und Stimmen zu ignorieren, oft beunruhigen sie ihn. Also reduziere ich meine verbale Kommunikation und konzentriere mich verstärkt auf die somatische Kommunikation. Anfänglich war es schwierig, ihn zu erreichen, wenn er in seiner Unruhe gefangen war. Die ersten Versuche, ihn verbal zu beruhigen, ihn zu wiegen und zu schaukeln, verschlimmerten seine Situation häufig noch. Schnell wurde dann doch zu einer erneuten Gabe von Sedativa gegriffen.

Unter der Vorstellung, dass Jonas durch seine eingeschränkten Bewegungsmöglichkeiten seinen eigenen Körper nicht mehr fühlt, trete ich in Kommunikation mit ihm, indem ich ihn ganz fest halte. Beine und Arme drücke ich fest an seinen Körper und verharre so einige Minuten. Jonas lässt sich immer häufiger auf mich ein, beruhigt sich und verfolgt aufmerksam, um dann wieder zur Ruhe zu kommen. Entweder er schläft tief ein oder er liegt noch lange wach und entspannt da. Gelegentlich setze ich auch Gelmatten ein, die ich fest auf ihn lege. Auch dieses Angebot führt häufig zu einer Unterbrechung der Unruhe.

### Das eigene Leben spüren und den eigenen Rhythmus entwickeln

Sich selber zu spüren, einen gewohnten Rhythmus beizubehalten und bei neuen Angeboten gemeinsam einen eigenen Rhythmus zu entwickeln, ist für beide Patienten von Bedeutung. Elementare pflegerische Angebote, z. B. Positionieren und Ernähren, werden von Tim und Jonas auf sehr unterschiedliche Weise gefordert und umgesetzt.

### Bewegung und Positionieren

In ihrer Eigenbewegung sind, wie eingangs erwähnt, beide Patienten auf unterschiedliche Weise eingeschränkt. Ihre Lieblingspositionen im Bett ähneln sich sehr.

Jonas zu positionieren stellt uns vor Schwierigkeiten, da er eigentlich nur die Rückenlage toleriert. Auch Umlagerungen aus Handtüchern, Kissen und Zudecken lehnt er ab. Ihn in seiner Unruhe bewegen zu wollen, ist aussichtslos. Erst wenn er entspannt und seine Aufmerksamkeit sowohl auf mich als auch auf sich gerichtet ist, lässt er einen kleinen Positionswechsel auf die Seite zu. Die Bewegungen müssen eindeutig, fest und rhythmisch sein, d. h. kleine, fast vibratorisch wirkende Bewegungen lässt er zu und verfolgt das Geschehen gespannt. Den Rhythmus, den ich wähle, muss ich jedes Mal neu wählen, eine Anlehnung an seinen Atemrhythmus ist nicht möglich. Manchmal verstärke ich unseren Rhythmus noch durch ein begleitendes Summen, da Jonas auf Geräusche oft aufmerksam reagiert. Dennoch bleibt Jonas nicht lange in der Seitenlage liegen, schnell wird er wieder sehr unruhig und beruhigt sich nur in seiner Lieblingsposition.

Für Tim muss der Akt des Positionierens schnell gehen. Ein zu langsames Bewegen beunruhigt ihn; möglicherweise verursacht es ihm aufgrund seiner Kontrakturen sogar Schmerzen. Eine Bewegung oder einen Positionswechsel kündige ich verbal an. Auf Ansprache, die primär von der Seite erfolgt, auf die ich ihn drehen möchte, wendet er seinen Kopf sofort in meine Richtung. Eine weitere Orientierungshilfe gebe ich ihm, indem ich seine Hand auf der aktiven Seite deutlich umfasse. Mit viel Druck und einer fließenden, eindeutigen Bewegung drehe ich ihn in die Seitenlage. Zur Unterstützung seiner Position benötigt Tim dann noch einige Kissen und Decken. Spezielle Lagerungsmaterialien und/oder Hilfsmittel gibt es auf unserer Station nicht.

### Ernährung

Jonas wird auf unserer Station wie gewohnt über seine Duodenalsonde ernährt. Art und Menge der Kost entsprechen, genau wie die Anzahl der Mahlzeiten, den häuslichen Gewohnheiten. Wir bieten Jonas auch die Möglichkeit zur oralen Nahrungsaufnahme an. Die Nahrung fließt dann direkt über die Magensonde wieder ab. Zu Hause füttert die Mutter ihm Obstgläschen vom Plastiklöffel und Tee oder Saft aus einer Flasche mit Sauger. Das Angebot orientiert sich nun nicht an bestimmten Tageszeiten, sondern findet als zusätzliches Angebot statt, ohne dass Jonas uns eindeutige Signale wie Hunger oder ein primäres Saugbedürfnis mitteilt. Liegt er wach und aufmerksam im Bett oder auf dem Arm seiner Mutter, bieten wir ihm Nahrung an. Die Reaktionen sind stets unterschiedlich, mal nimmt er das Angebot an, oft lehnt er es aber auch ab, wird unruhig oder beginnt zu weinen, dreht den Kopf weg und schiebt den Sauger oder den Löffel mit der Zunge zur Seite. Da Jonas auf diese Art der Ernährung nicht angewiesen ist, kann er autonom entscheiden, ob er das Nahrungsangebot annimmt oder nicht. Für Jonas Mutter ist es generell sehr wichtig, ihn zu füttern. Zurzeit benötigt sie jedoch unsere Unterstützung und Ermutigung, um es ihm weiterhin anbieten zu können.

Tim hingegen ist es gewohnt, seine Mahlzeiten komplett oral zu sich zu nehmen. Zu Hause isst er mit seiner Familie am Tisch, zu den Tageszeiten, die die Familie für sich gewählt hat. Von der Mutter wissen wir, dass er mit Genuss isst und keine besonderen Vorlieben oder Abneigungen hat. Der einfache Akt des Essens scheint für ihn von vorrangiger Bedeutung zu sein. In seiner jetzigen Situation muss Tim jedoch eine Nahrungspause einhalten. Es ist für uns Pflegende schwierig zu deuten, ob er Hunger und Durst erleidet, vielleicht hemmt auch die anhaltende Übelkeit momentan noch sein Bedürfnis nach Essen und Trinken. Tim schmatzt sehr viel, knirscht mit den Zähnen und zeigt so, dass der Mund als solches für ihn von Bedeutung ist. Ich halte es für wichtig, ihn an dieser Stelle zu unterstützen, auch wenn er momentan nicht essen darf. Nach ärztlicher Rücksprache darf ich Tim aber nur anbieten, die Mundhöhle mittels eines Watteträgers mit Tee auszupinseln.

Zu Hause sitzt Tim zum Essen in seinem Rollstuhl. Die Mutter setzt sich dann davor und füttert ihn in dieser Position. Aufgrund seiner großen Bauchnaht ist eine Umlagerung in den Rollstuhl oder in eine ähnliche steil sitzende Position jetzt noch nicht möglich, wohl aber eine leichte Oberkörperhochlagerung. So setze ich mich auf die Bettkante, halte Blickkontakt mit ihm und verbalisiere mein Angebot. Der mit Tee benetzte Tupfer ist nicht triefend nass, sondern nur feucht. Ich führe ihn langsam von der Seite über die Lippen und warte auf seine Reaktion. Es dauert recht lange bis er reagiert, aber dann öffnet er den Mund und probiert. Ein tieferes Hineinfahren in die Mundhöhle toleriert er nicht, sofort beginnt er zu würgen und lautiert ungehalten und ablehnend. Die nächsten Male lege ich ihm den Tupfer zuerst in die rechte Hand. Er tastet ihn ab und schaut sich den Watteträger genau an. Dann führe ich seine Hand mit dem Watteträger vorsichtig an seinen Mund. Das Öffnen des Mundes erfolgt jetzt sofort und er beginnt begierig zu saugen. Dieses orale Angebot versuche ich so in den Tagesablauf zu integrieren, dass es mit seinen von zu Hause gewohnten Essenszeiten konform geht. Ist die Mutter zu diesen Zeiten zu Besuch, übernimmt sie das Angebot. Wenn Tim diese kleinen Teemengen mit der Zunge sorgfältig in seiner Mundhöhle verteilt, ist damit gleichzeitig die Mundpflege durchgeführt und somit ein tieferes Auswischen der Mundhöhle nicht mehr nötig.

### Sinn und Bedeutung geben

Bei beiden Patienten ist es schwierig, eindeutige Aussagen über ihre geistige Entwicklung und Intelligenz zu machen. Somit ist es ebenso schwierig zu erkennen:
- inwieweit sich beide in ihrer Situation und Umgebung orientieren können,
- ob sie in der Lage sind, Sinnzusammenhänge zu erkennen,
- wie sie sich gerade fühlen, ob sie Schmerzen oder einfach nur schlechte Stimmung haben,
- wie sie ihre aktuelle Situation bewältigen.

Jonas Mutter sieht in seinem Verhalten auf unserer Station keinen Unterschied zu seinem häuslichen Verhalten. Nun hat er in der Vergangenheit auch schon sehr viel Zeit bei uns verbracht, vielleicht ist ihm vieles, was er bei uns erlebt, einfach noch vertraut. Tims Mutter bemerkt hingegen, dass ihr Sohn bei uns weniger schläft als zu Hause und sehr aufmerksam alles um ihn herum verfolgt. Sie hat jedoch nicht den Eindruck, dass er mit seiner Situation überfordert oder sehr angestrengt und unglücklich ist.

Beide Patienten sind in der Lage, uns Pflegenden ihre Abneigungen, Vorlieben und Grenzen deutlich mitzuteilen. Auch ist es ihnen möglich, individuell mit uns zu kommunizieren. Beide verfügen über eindeutige, bevorzugte Wahrnehmungskanäle und können bis zu einem gewissen Grad auch Eigenbewegungen gezielt zur Kommunikation einsetzen, grundlegende Fähigkeiten, die wir Menschen brauchen, um unser Leben aktiv zu gestalten. Auch wenn wir auf die Frage, wie Tim und Jonas mit ihrer Situation geistig umgehen, keine eindeutigen Antworten bekommen können, versuchen wir Pflegenden in Zusammenarbeit mit den Angehörigen, Punkte zu markieren, die Orientierung geben und Bewältigungsprozesse hilfreich begleiten sollen. Die Eltern können den Teil der Pflege übernehmen, mit dem sie sich gut und sicher fühlen.

Private Dinge, die für Tim und Jonas zu Hause wichtig sind, dürfen mitgebracht werden. Dabei ist darauf zu achten, dass es sie nicht überfordert und der Unterschied zwischen Stationsaufenthalt und dem Zuhause deutlich erkennbar bleibt. Eine Anpassung an den gewohnten Tagesrhythmus wäre wünschenswert, ist aber häufig nicht konstant einzuhalten. Nicht zuletzt führt das konsequente Eingehen auf die individuellen Bedürfnisse der beiden Patienten zum Erleben von Sicherheit und unterstützt die Entwicklung einer Vertrauensbasis – beides ist für den Bewältigungsprozess unabdingbar. Jonas und Tim erleben beide in ihrer jetzigen Situation Einschränkungen im Bereich ihrer individuellen Förderung, sowohl geistig als auch körperlich. Durch eine wahrnehmungsfördernde Pflege haben wir aber dennoch die Möglichkeit, Lernprozesse auch ohne spezielle Hilfsmaterialien in Gang zu setzen. Über die Möglichkeit, auch angestellte Erzieherinnen aus dem Haus in die Betreuung einzubeziehen und andere therapeutische Berufsgruppen zu involvieren, wird zum jetzigen Zeitpunkt in der Akutversorgung noch nicht nachgedacht, dies sollte aber als Möglichkeit nicht aus den Augen verloren werden.

### 4.4.4 Resümee

Wie für jeden Menschen ist das Bewahren seiner Individualität, seiner Autonomie und Würde sowie das Bedürfnis nach Bewegung, Kommunikation und Wahrnehmung und somit der Anspruch auf eine gezielte, fördernde, ganzheitliche Pflege auch für den Menschen mit schwerer geistiger und/oder körperlicher Behinderung unabdingbar. Diese Menschen sind Zeit ihres Lebens auf die Unterstützung der Gesellschaft angewiesen und gerade in Krankenhäusern darf diese Unterstützung nicht aufhören. Oft müssen Pflegende und Ärzte ihre Haltung gegenüber diesen Menschen überdenken und neu definieren, denn wir müssen ihnen in ihrer Individualität gerecht werden können. Das Konzept der Basalen Stimulation bietet dazu alle Voraussetzungen und zeigt in der Praxis, dass eine pflegerische Förderung auch ohne gezielte Therapie mit dem Einsatz pflegerischer Kompetenzen und der Umsetzung pflegerischer Techniken stattfinden kann. Es bedarf weder einer bestimmten Zeit noch bestimmter Materialien und Räumlichkeiten zur Umsetzung des Konzepts.

## 4.5 „Ohne Familie geht's nicht"
Sabine Metzing

**Die Bedeutung von Angehörigen für Patientinnen und Patienten auf Intensivstationen**

Angehörige leisten einen existenziellen Beitrag zum Genesungsprozess von Patienten auf Intensivstationen und sollten als Teil des therapeutischen Teams verstanden werden. Dieses Kapitel will zu einer Diskussion von Besuchsregeln vor dem Hintergrund der Bedeutung von Angehörigen für Patienten als Aspekt einer familienorientierten (Intensiv-) Pflege einladen. Hierzu werden Ergebnisse einer Studie vorgestellt, die als Abschlussarbeit des Studiengangs Master of Science in Nursing am Institut für Pflegewissenschaft an der Universität Witten/Herdecke durchgeführt und von Dr. Wilfried Schnepp und Prof. Dr. David Aldridge betreut wurde.

### 4.5.1 Problemstellung

Aus der Literatur ist bekannt, dass Besuchsregeln auf Intensivstationen in den meisten Fällen institutionell vorgegeben und primär durch strenge Restriktionen gekennzeichnet sind. Ergebnisse einer Literaturstudie lassen darauf schließen, dass über 90 % der Intensivstationen im angloamerikanischen Raum offiziell ein restriktives Besuchsmodell praktizieren (Metzing u. Osarek 2000). Für Deutschland liegen keine vergleichbaren Daten vor, es wird jedoch davon ausgegangen, dass die Situation vergleichbar ist. Als weiteres Ergebnis der Literaturstudie wird festgehalten, dass sich innerhalb von Restriktionsmodellen neben großer Variabilität auch ein fehlender Konsens ausmachen lässt, was die These nahelegt, dass sich Besuchsregeln eher an institutionellen Variablen orientieren als an einer patientenorientierten Pflege (exemplarisch Kirchhoff et al. 1993; Simon et al. 1997). Die zentralen Argumente für Restriktionen bestehen in der „Vermeidung von nachteiligen Auswirkungen auf Patienten" und der „Gewährleistung von Ruhe und Erholung". Bisherige Studien weisen weder negative physiologische noch negative psychologische Auswirkungen von Besuch auf Patienten nach (Metzing u. Osarek 2000).

### 4.5.2 Relevanz und Hintergrund des Problems

Pflegende sind die Gatekeeper der Intensivstationen. Ihnen obliegt die Entscheidung über die Einhaltung der offiziellen Besuchsregeln, die auf der Basis von persönlicher Überzeugung und Einstellung sehr individuell gehandhabt wird (Kirchhoff et al. 1993; Halm u. Titler 1990), unabhängig davon, ob die offizielle Regelung restriktiv oder liberal gestaltet ist (Fairburn 1994; Henneman 1989; Kirchhoff u. a. 1993; Simpson u. a. 1996; Youngner et al. 1984). Simpson u. a. (1996) beschreiben Pflegende in diesem Zusammenhang als „die einzige signifikante Variable" bei der Entscheidung über Besuche und sie verweisen auf ein variables Set an Regeln, das an einem Tag durch unterschiedliche Pflegende aufgestellt werden kann. Im positiven Sinne können Intuition und Erfahrung als Basis für diese individuelle Entscheidungsfindung genannt werden, und so betrachtet ermöglicht ein solches System eine „nützliche Flexibilität", es birgt aber gleichzeitig die Gefahr willkürlicher und inkonsistenter Entscheidungen (Youngner et al. 1984). Bei Patienten und Angehörigen kann das erhebliche Verwirrung auslösen; in einem Pflegeteam mit unterschiedlichen Überzeugungen nicht selten eklatante Konflikte erzeugen.

### 4.5.3 Ziele der Studie

Unter Berücksichtigung dieser Aspekte wurde eine Studie durchgeführt, um Erkenntnisse zur Bedeutung von Besuch aus der Betroffenenperspektive zu gewinnen. Dabei stand folgende Forschungsfrage im Vordergrund:
**Welche Erfahrungen machen Patientinnen und Patienten während ihres Aufenthalts auf einer Intensivstation mit Besuchen und welche Bedeutung haben Besuche für sie?**

### 4.5.4 Methodischer Streifzug

Um den Rahmen dieses Beitrags nicht zu sprengen, sollen hier nur die wesentliche Aspekte des methodischen Vorgehens angesprochen werden. Das Erkenntnisinteresse der Studie bestand darin, die erlebte Wirklichkeit von Patienten zu rekonstruieren, um Einblicke in Erfahrungen und Bedeutungszuschreibungen zu erhalten. Die Kontextgebundenheit wie auch die Subjektivität von Erfahrungen führte zu einem qualitativen Forschungsansatz.

Besuch als soziale Interaktion verstanden, in dessen Prozess reziprok, d. h. im Nachhinein, Bedeutung entsteht, beinhaltet eine methodologische und methodische Anlehnung an die Grounded Theory. Es war jedoch nicht Ziel, eine Theorie zu entwickeln, sondern die Methode wurde in Strauss' Sinne als Stil verstanden, Daten qualitativ zu analysieren.

Die Daten setzen sich aus 12 Tiefeninterviews zusammen, die alle auf Tonband aufgezeichnet, transkribiert und anschließend analysiert wurden.

### 4.5.5 Ergebnisse

Dieser Bereich gliedert sich in zwei Teile. Hauptteil I widmet sich der Bedeutung von Angehörigen und stellt das zentrale Phänomen der Studie dar. Im zweiten Teil werden Grenzen von Besuch angesprochen. Hier wird sichtbar werden, dass Angehörige aufgrund ihrer Bedeutung von den Betroffenen nicht als Besucher betrachtet werden.

## Teil I: „Ohne Familie geht's nicht"

Die Entscheidung für eine qualitative Forschung liegt in dem Verständnis von Besuch als sozialer Interaktion. Besuch wird also verstanden als Prozess, in dem reziprok Bedeutung entsteht. In den Schilderungen der Betroffenen wird der abstrakte Begriff des Phänomens „Besuch" gefüllt durch „Besuche" als konkrete Ereignisse sowie durch „Besucherinnen" als real handelnde Personen. Dabei wird die lebensgeschichtlich erworbene Beziehung als entscheidendes Merkmal sichtbar. Ihre Bedeutung erweist sich einerseits als unabhängig vom Kontext der Gesamtsituation, andererseits beeinflussen bestimmte Merkmale, z. B. Handlungsweisen der übrigen Akteure im Feld, durchaus Stärke und Ausprägung dieser primären Bedeutung. Zusammenfassend lässt sich das zentrale Phänomen dieser Studie in folgender These formulieren:

Unter Bedingungen, in denen der Aufenthalt auf einer Intensivstation von den Betroffenen als existenzielle Krise oder Bedrohung erlebt wird, bekommen und übernehmen Angehörige eine existenziell bedeutsame Rolle, die den Betroffenen die Verbindung zur Welt ermöglicht und deren Überleben sichert.

### Das Erleben des Aufenthalts auf der Intensivstation als existenzielle Krise

Das Erleben des Aufenthalts auf der Intensivstation als existenzielle Krise kennzeichnet eine der drei Kategorien, die zum Verständnis der Bedeutung von Angehörigen beitragen. Die **ursächliche Bedingung für die Intensivbehandlung** stellt dabei den wichtigsten Faktor dar, da diese bei allen Interviewpartnerinnen mehr oder minder mit einer akuten Lebensbedrohung einherging. Dass die Gründe für die Aufnahme von allen unaufgefordert thematisiert wurden, lässt darauf schließen, wie wichtig der Kontext für das Verständnis der Rekonstruktion von Erfahrungen ist.

### Bedeutung der Zeichen in den folgenden Zitaten

(!) = stark betontes Wort
(:) = stark gedehntes Wort
(…) = gibt an, wenn das Zitat gekürzt wurde
(03) = Sprechpause mit Anzahl der Sekunden

Zwei Interviewpartnerinnen wurden durch akute Hirnblutungen aus ihrem Alltag herausgerissen. Eine der beiden erinnert sich, ihren Mann um Hilfe gerufen zu haben: „ ‚Du musst kommen, mir geht's nicht gut, ich glaub mein Kopf platzt', und da hat er gesagt: ‚Ruf den Notarzt an', und ich hab dann einfach nur gesagt: ‚Kann ich nicht', und hab aufgelegt. Und dann hat er super (!) reagiert (…) und dann (waren die) innerhalb von'n paar Minuten da, und da hab ich sofort Sauerstoff gekriegt und da schwamm mein Gehirn schon im Blut. Wäre ich fast erstickt (…). Ja absoluter Notfall. Fünf Minuten später wär' es zu spät gewesen."

Die **Wahrnehmung der Professionellen** stellt einen weiteren Faktor dieser Kategorie dar. Hier sind Variationen von „sehr fürsorglich" und „total lieb" bis hin zu „rigoros",

„unheimlich kalt" oder „abgestumpft unsensibel" sichtbar. Entscheidend sind jedoch Situationen, in denen Pflegende und Ärzte massiver Kritik ausgesetzt werden. Dazu zählen unpersönliches Auftreten, Unachtsamkeit, Mangel an Empathie und psychosozialen Fähigkeiten bis hin zu als Bestrafung wahrgenommenes Verhalten.

Psychosoziale Defizite bringt ein Interviewpartner mit Aphasie zum Ausdruck: „(Die) sprechen nicht mit dir, weil du ja nicht sprechen kannst. Du kannst aber jedes Wort, du kannst ja alles verstehen (!), ja? Aber du (:) kannst nicht antworten, also bist du für die im wahrsten Sinne des Wortes kein Gesprächspartner. Das heißt, du wirst abgehakt. Du bist degradiert als nicht vorhanden. Du bist gar nicht im Raum. Du wirst übergangen. Dich gibt's ja gar nicht mehr."

Die **Wahrnehmung der Intensivstation** nimmt den geringsten Einfluss auf das Erleben der Gesamtsituation. Die Interviewpartnerinnen schildern viele Variationen, aber ähnliche Beobachtungen erfahren zum Teil auch gegensätzliche Bewertungen. In Situationen jedoch, in denen Betroffene bewusstseinsbeeinträchtigt sind, kann die Intensivstation mit ihren fremden Charakteristika beängstigende bis bedrohliche Ausmaße annehmen. Ein Interviewpartner stellte z. B. einen Vergleich mit einem Gefängnis an.

Alles, was diese erste Kategorie kennzeichnet, steht in unmittelbarem Zusammenhang mit dem Kontext der aktuellen Situation.

## Vertraut-Sein

In der zweiten Hauptkategorie **Vertraut-Sein** wird nun eine Ebene beschrieben, die unabhängig vom aktuellen Kontext existiert und gerade deshalb von so großer Bedeutung ist.

Das Verständnis dafür, warum Angehörigen in diesem Kontext eine existenzielle Rolle zuteil wird, ist vor dem Hintergrund ihrer alltäglichen Rolle und der Bedeutung, die nahe stehende Menschen füreinander haben, zu sehen. Damit ist eine Ebene angesprochen, die unabhängig vom beschriebenen Kontext existiert und gerade aus diesem Grund in Erscheinung treten kann. Wenn Menschen aus ihrem Lebensalltag herausgerissen und durch überwältigende Ereignisse in ihrer Identität bedroht werden, suchen sie Halt und Unterstützung in Vertrautem, in dem, was sie kennen.

Eine Interviewpartnerin reagiert z. B. auf die Konfrontation mit einer lebensbedrohlichen Diagnose wie folgt: „Also das (!) war mir dann auch klar, dass ich da jetzt meinen Bruder brauch. Das war wichtig, ne. Dass der da unbedingt informiert werden musste noch mal. Und ich auch so das Gefühl gehabt hab, ich brauch den; ich brauch ihn irgendwie jetzt bei mir in der Nähe, ich brauch da jemanden, der mich lang kennt."

Sich zu kennen setzt gemeinsame Erfahrungen voraus, ein Wissen um den Anderen und erlaubt ein Verstehen, das nicht vieler Worte bedarf. Wer anders als jemand, der um die Identität eines Menschen, seine Wünsche und Werte weiß, wäre in der Lage, einen drohenden Identitätsverlust abzuwenden?

Ein Interviewpartner führt dazu aus: „Die Situation, das alles nicht mehr zu können, was dich (!) ausmacht, du (:), ja? Du bist überhaupt nicht mehr du. Ja? (…), das bist (!) du gar nicht mehr und jetzt is auch dieser Partner, der wär auch nicht da. Das andere is alles schon fremd, du bist dir selbst fremd geworden, weil so kennste dich gar nicht, ja? Und und dann, äh, dann ist das unwahrscheinlich (!) wichtig."

Bei einem Interviewpartner greifen sogar alte Strukturen von Vertrautheit. Hier ist es die Ehefrau, von der er seit 20 Jahren getrennt lebt, die „fast jede freie Minute" an seinem Bett verbringt und ihm durch ihre Fürsorge die Kraft zum Überleben gibt. Auf die Frage, ob Familie besonders dann wichtig war, als er nicht kommunizieren konnte, antwortet er: „Die war immer (!) wichtig, egal in welcher Situation. Die war immer (!) wichtig, ob ich jetzt sprechen konnte oder nicht, (…) da brauchte ich ja auch gar nicht zu sprechen", und er fasst unter Tränen zusammen: „Ohne meine Familie hätte ich's nicht geschafft, (03) das weiß ich, da bin ich hundertprozentig sicher, vor allen Dingen ohne meine Frau."

Im Kontrast dazu wird deutlich: **Professionelle haben eine andere Rolle.** Neben Kritik wird in den Interviews auch viel Lob zum Ausdruck gebracht. Dennoch werden in der Beziehung zu den Professionellen Grenzen sichtbar, die den Wert des Vertrauten hervorheben. Die Interviewpartner beschreiben diese Differenz jedoch als völlig selbstverständlich und ohne ein Bedürfnis, diese Grenzen abbauen zu wollen. Dass Distanz die Anerkennung der Professionellen nicht schmälert, dass Professionelle aber die Rolle von Angehörigen nicht ersetzen können (müssen), macht eine Interviewpartnerin deutlich, indem sie sagt: „Die waren wirklich echt rührend (…) aber (…), man sagt 'ner Schwester nicht, dass, äh, man Angst hat oder so, also der einen vielleicht aber ansonsten sagt man das nicht." Auf die Frage, was jemanden Nahestehendes von Pflegenden unterscheidet, antwortet sie: „Der weiß (:) von mir und das kann, kann 'ne Pflegekraft ja nie (:) wissen, die kennen mich ja nicht. Die kennen mich als Menschen, der da jetzt liegt, aber was ich für'n Mensch bin, das kann die ja gar nicht wissen." Und mit Verweis auf Privatsphäre ergänzt sie: „Die sollen da auch gar nicht so viel von mir wissen. Wenn ich da schon so liege. Also das reicht, wenn die sich wenigstens also pflegerisch um einen kümmern und das auch gut machen. Also, ich hab da nicht mehr erwartet, dass die mir zuhören, und ähm, ich glaub auch nich, dass das da jeder leisten kann."

## Sich kümmern

Mit dem Verweis auf das, was geleistet werden kann, soll zur dritten Hauptkategorie **Sich kümmern** übergeleitet werden. Auf die Bitte, sich die Zeit auf der Intensivstation ohne vertraute Menschen vorzustellen, antwortet eine Interviewpartnerin: „Ich stell' mir das ziemlich furchtbar vor", und wirft die Frage auf: „Wer sorgt (!) denn für den? Wer kümmert sich denn? Also es geht nicht nur ums reine Versorgen (:), sondern wer kümmert sich, wer ist für dich da und ja wer regelt auch was?"

Angehörige sind nicht nur aufgrund des Vertraut-Seins für die Betroffenen wichtig, sie erhalten ihre existenzielle Bedeutung ebenso durch ihr aktives Handeln, durch das, was sie tun: sie kümmern sich. Diese Kategorie setzt sich aus den zwei Subkategorien „emotionaler Beistand" und „praktischer Beistand" zusammen, die hier charakterisiert werden.

### Emotionaler Beistand

Emotionalen Beistand als solchen wahrzunehmen, ist eng an Vertraut-Sein geknüpft, was die Qualität dieser Erfahrung überhaupt erst möglich macht. Eigenschaften dieser Subkategorie beziehen sich im Wesentlichen auf Aspekte, die mit Nähe und Berührung assoziiert sind. Sie getrennt voneinander darzustellen, dient lediglich dem Zweck der Beschreibung; in der „Praxis" sind sie unmittelbar miteinander verbunden und geschehen zeitgleich.

In den Interviews wurde immer wieder betont, wie viel Sicherheit, Schutz und Kraft das einfache „da sein" einer vertrauten Person bewirkt. Dabei besteht keinerlei Erwartung an Aktivität, sondern lediglich der Wunsch, dass jemand da ist. Eine Interviewpartnerin: „Wenn man da ganz alleine ist, dann gibt man vielleicht auf, (…) ich denk auch, dass man einfach jemanden braucht, der da sitzt und da ist. Weil man sonst glaub ich auch gar nicht so den Sinn sieht, dass man's wirklich schafft. Und auch wieder will."

Eine andere Interviewpartnerin, die keinen Besuch haben durfte und das Gefühl hatte, alleine auf dieser Welt zu sein, hält Beistand für „das Allerwichtigste" und differenziert dabei sehr wohl die „Zuständigkeitsbereiche": „Obwohl die einem ja in gesundheitlicher Hinsicht nicht helfen können, aber das ist doch gar nicht das Entscheidende. Das Entscheidende ist, dass jemand da ist, dass man sich nicht so allein fühlt, und das allein macht ja Mut."

Berührung, eine weitere Eigenschaft emotionalen Beistands, wird für Zeiten von Leid, Schmerz und Trauer beschrieben, für Momente von Hoffnung und Freude und ebenso für Augenblicke, in denen das Reden aus unterschiedlichen Gründen nicht möglich oder gewollt ist. Körperliche Nähe vermittelt Wärme und Geborgenheit und ermöglicht Kommunikation jenseits des Wortes. Eine Interviewpartnerin, die beim Diagnosestellen viel Berührung durch eine Freundin erfährt, erinnert diese Nähe als Möglichkeit, sich „anklammern" und damit die „Heftigkeit der Diagnose" überhaupt aushalten zu können. Wort- und Sprachlosigkeit beschreibt ein Interviewpartner nach seinem Suizidversuch. Die Nähe, die er trotz oder gerade auch wegen all der Umstände durch seine Mutter erfährt, erinnert er wie folgt: „Sie hat mich berührt, mir das Gesicht, die Hand so gestreichelt und das war, ja das war eigentlich schöner sag ich mal als das Reden. Weil äh für das, was ich da so in dem Augenblick empfunden hab, gibt's auch keine Worte so für. Eine Begründung dafür zu liefern, das hätte ich irgendwie gar nicht gepackt. Einfach nur da liegen und zu fühlen, meine Mutter ist da, die streichelt mich; über diese Schiene kommt halt mehr als über Worte. Das war – ja eigentlich sehr schön. Sehr warm. Die friedlicheren Augenblicke."

**Anteil zu nehmen** stellt die dritte Eigenschaft von „emotionalem Beistand" dar. Dabei spielt Zeit – ein Gut, das Professionelle aufgrund ihrer Arbeitsbelastung selten für „Persönliches" erübrigen können – eine wesentliche Rolle. Anteil zu haben und zu nehmen setzt häufig eine vertraute Bindung zwischen Menschen voraus. In der Anteilnahme geben Angehörige den Betroffenen die Möglichkeit, zu erzählen, was sie beschäftigt und was sie erlebt haben. Für einen Interviewpartner bedeutet das die einzige Möglichkeit,

Gespräche zu führen und er betont: „Wenn ich da keinen Besuch gehabt hätte, dann hätte ich glaube ich das Gefühl gehabt, nicht mehr auf dieser Welt zu sein. Also natürlich im Hinblick warum ich da war, aber es hatte auch den Grund, dass ich das Gefühl hatte, dass man auf Intensivstation mit der Situation überhaupt nicht umgehen konnte. Und der Besuch war dann wirklich das Einzige, was mich ja auf dieser Welt willkommen geheißen hat. (lacht) Das war nicht die Intensivstation."

Während Anteilnahme primär durch die akute Situation und das Erleben der Betroffenen gekennzeichnet ist, vermittelt ein **Teilhaben-lassen am Alltag** eine Idee nach draußen, eine Erinnerung an Normalität und die Sicherheit, nicht vergessen oder isoliert zu werden. Ein Interviewpartner fasst das zusammen, indem er beschreibt, dass seine Ehefrau den Alltag mit auf die Intensivstation brachte, was in ihm die Beruhigung ausgelöst hat: „Dass man nicht so ganz herausgefallen ist aus dem Kreise seiner Lebensgewohnheiten."

### Praktischer Beistand

Praktischer Beistand, die zweite Subkategorie des „Sich-Kümmerns" setzt sich aus Eigenschaften zusammen, wie Angehörige aktiv handeln. Für viele erfolgte die Aufnahme auf die Intensivstation unverhofft und ungeplant, was stets organisatorische Notwendigkeiten nach sich zieht.

Die Eigenschaften regeln und organisieren kann hier bedeuten, dass sich jemand um die Wohnung kümmert, Kleidung und persönliche Sachen mitbringt, Vorbefunde organisiert und Angehörige und/oder den Arbeitgeber informiert. Die Eigenschaft sich beraten bezieht sich sowohl auf Beratungen mit den Betroffenen selbst als auch mit Professionellen und untereinander. Wenn Betroffene sich nicht mehr aktiv an Prozessen der Entscheidungsfindung beteiligen können, übernehmen Angehörige diese Rolle und treffen z. B. Therapieentscheidungen.

Der Aspekt des Aufpassens beinhaltet Umsicht und die Übernahme von Tätigkeiten, die das Wohlbefinden positiv beeinflussen und Sicherheit gewährleisten. In einem Fall vermitteln Angehörige durch ihr Aufpassen die Sicherheit, dass das Infusionsprogramm richtig läuft und der Interviewpartner in dem Wissen, dass hier bereits Fehler aufgetreten sind, von der Verantwortung befreit ist, selbst darauf achten zu müssen.

Der Aspekt des Schützens wird von den Betroffenen besonders mit Situationen in Verbindung gebracht, in denen sie sich der Institution ausgeliefert fühlen. Hier stellen sich Angehörige vor die Betroffenen und handeln anwaltschaftlich. Es gilt, Interessen der Betroffenen zu vertreten, sowie deren Individualität und Identität zu erhalten. Durchsetzungsvermögen, die Bereitschaft und die Fähigkeit, sich auf ein Kräftemessen mit Professionellen einzulassen und zu kämpfen, werden dabei als wesentliche Voraussetzungen benannt. Ein Interviewpartner charakterisiert seine Frau als „dominierende Persönlichkeit", die auch „die Tür eingetreten" hätte, wenn man ihr den Zutritt zu ihm verwehren würde. In diesem Zusammenhang erinnert er sich an eine Situation, in der seine Frau sich geweigert hat, die Intensivstation zu verlassen, was in ihm ein starkes Gefühl von Sicherheit ausgelöst habe: „Da wusste ich: ‚Die ist jetzt da (!), jetzt is in Ordnung, jetzt läuft das.' Also wenn dir so was widerfährt und du hast keinen, auf den du dich verlassen kannst, dann bisste (!) verlassen. Weil dann kommste in so'ne Maschinerie rein. Du wirst verwaltet (!), ne?" So aber erwachsen Dankbarkeit und Entspannung aus dem Vertrauen in die Ehefrau: „Dann lehnste dich schon etwas entspannter zurück, weil einer (!) passt auf dich auf. ‚Gott sei Dank is einer da, der dich kennt (!). Der boxt dich hier raus.' Ne wirklich. Da kannste nur dankbar sein, wenne so einen hast."

Die vierte Eigenschaft ist durch den Begriff pflegen gekennzeichnet. Angehörige beteiligen sich auch aktiv an pflegerischen Tätigkeiten. Ein Interviewpartner sagt während des Gesprächs zu seiner Frau: „Ihr ward ja nicht nur Besucher, so war's ja nicht, sondern die haben ja richtig mitgeholfen", und beendet die Schilderung einer Situation, in der er sich Pflegenden gegenüber ausgesprochen lobend äußert mit den Worten, „aber wie gesagt, das Intensivste, intensivste (!) Pflege hatte ich durch meine Familie."

### Teil II: Grenzen von Besuch

Ohne diesen Ergebnisteil tiefer zu beleuchten, sollen daraus zwei zentrale Aspekte angesprochen werden: **Angehörige sind kein Besuch** und im Kontrast dazu werden Grenzen von Besuch thematisiert.

Die existenzielle Bedeutung der Angehörigen, die im ersten Ergebnisteil herausgearbeitet wurde, das damit verbundene Gefühl von Zugehörigkeit sowie die Selbstverständlichkeit, mit der die Betroffenen die Anwesenheit und das Handeln ihrer Angehörigen beschreiben, machen deutlich, dass die vertrautesten Personen nicht als Besucher wahrgenommen werden. Ein Interviewpartner stellt fest, dass Angehörige keine Besucher sind, indem er formuliert: „Wenn einer nur fünf Tage da ist, der muss nicht Besuch haben. Das reicht, wenn die Frau oder die Kinder da sind."

In allen Interviews wird deutlich, dass Grenzen in Bezug auf Besuch und Besuchende gesetzt werden. Offene Türen ohne Einflussmöglichkeit will niemand. Einschränkung von Besuchern steht dabei immer im Zusammenhang mit sozialen Rollen und Vertrautheit zwischen Menschen. Je schlechter es den Betroffenen geht, je mehr sie sich mit sich selbst und ihrer Erkrankung auseinandersetzen, je ungeschützter und ausgelieferter sie sich fühlen, desto eingegrenzter wird der Kreis derer, die willkommen sind und gebraucht werden. Das äußert sich in Unbehagen über anwesenden Besuch bis hin zu Entscheidungen, niemandem Zutritt gewähren zu wollen.

### 4.5.6 Diskussion

#### Die existenzielle Bedeutung der Angehörigen

Ausgehend von der Überzeugung, dass sich soziale Beziehungen von Menschen nicht auflösen, weil ein Mensch krank wird (Marsden 1992), dass das Leben eines Menschen vor der Aufnahme auf eine Intensivstation in ein soziales System eingebettet war und dieses System die Persönlichkeit eines Menschen prägt, und dass ein Mensch mit der Aufnahme auf eine Intensivstation demnach nicht seine Identität verliert, stellt das zentrale Phänomen dieser Arbeit, dass vertraute Angehörige im Erleben einer Krise eine existenzielle Bedeutung für die Betroffenen haben, keine große Überraschung dar. Die Intention dieser Arbeit bestand jedoch weniger darin, zu überraschen als zu vertiefen und zu verstehen.

Das „Erleben des Aufenthalts auf der Intensivstation als existenzielle Krise" kennzeichnet die erste Kategorie, die zu einem Verständnis der Bedeutung von Angehörigen beitragen soll. Innerhalb dieser Kategorie stellt die ursächliche Bedingung für die Notwendigkeit der Intensivbehandlung den wichtigsten Faktor für dieses Erleben dar. Mit einer Ausnahme nehmen alle Betroffenen die Behandlungsursache als akute Bedrohung ihres Lebens wahr und berichten davon, sich ausgeliefert und überwältigt zu fühlen. Morse bestätigt in ihrer Theorie, in der sie die Reaktionen von Patienten auf die Bedrohung der Integrität des Selbst erarbeitete, dass Menschen in der Phase, die zeitlich dem Aufenthalt auf der Intensivstation entspricht, von den Ereignissen überwältigt werden und benennt diese Zeit als Phase der Zerschlagung („disruption"), in der die Betroffenen eine Auszeit nehmen (Morse 1997). Sie betont, dass es die Hauptaufgabe von kritisch erkrankten Menschen ist, „am Leben festzuhalten" (ebda.). Angehörige stellen das Selbstverständliche, das Zugehörige dar und spielen im Erleben der Betroffenen eine zentrale Rolle für deren Überleben. McClowry (1992) verweist darauf, dass Familien Krisen nicht alleine bewältigen können und sich einer Vielzahl von Institutionen anvertrauen müssen, um die Bedürfnisse ihrer Mitglieder zu managen. Auf einer Intensivstation sind Patienten zweifelsohne auf die fachliche Expertise der Professionellen angewiesen. Dennoch wird den Angehörigen von den Betroffenen ein größerer Beitrag im Sinne einer Förderung des Gesundheitszustands zugesprochen als den Pflegenden (Compton 1991; Eagleton u. Goldman 1997; Morse u. O'Brien 1995).

Ein Verwaltungsleiter begründet seine Entscheidung, die Intensivstation für Angehörige zu öffnen damit, dass er keine zufriedenstellende Antwort auf die Frage finden konnte, warum es einer Familie nur begrenzt erlaubt ist, bei ihrem kritisch erkrankten Mitglied zu sein, in einer Zeit, die eines der leidvollsten Ereignisse im Leben dieser Familie darstellt (Tribbett, M. in Daniels 1996). In dieser Aussage werden einem Bewusstsein und einer Haltung Ausdruck verliehen, die es in der Pflege von kritisch erkrankten Menschen zu vertiefen gilt. Es muss nicht Aufgabe von Pflegenden sein, Patienten die Familie zu ersetzen. Die Ergebnisse dieser Studie zeigen deutlich, dass Professionelle eine andere Rolle haben und das Vertraute nicht ersetzen können. Darin ist auch eine **entlastende Komponente für Pflegende** enthalten, die als weiteres Ergebnis dieser Arbeit betrachtet werden kann und eine wertvolle Ressource für jede Pflegeplanung darstellt. Unter dem Anspruch einer „ganzheitlich" orientierten Pflege verstehen Pflegende es häufig als Teil ihres Verantwortungsbereichs, emotionalen Beistand zu spenden und mit der Übernahme der Pflege eines Menschen quasi all seinen Bedürfnissen begegnen können zu müssen. Abgesehen davon, dass Patienten diesen Anspruch gar nicht erheben, können Pflegende unabhängig von ihrer anderen Rolle diesem Anspruch unter Berücksichtigung ihrer umfangreichen

Arbeit niemals gerecht werden, und nicht selten resultieren daraus durch Selbstüberforderung Unzufriedenheit und Frustration mit der eigenen Tätigkeit. Aber Pflegende können neben den offensichtlichen physischen Bedürfnissen, die in direktem Bezug zum Grund der Aufnahme auf eine Intensivstation stehen, auch die nicht immer sichtbaren aber essenziellen Bedürfnisse von Patienten erkennen, ernst nehmen, die Stärken einer Familie nutzen und Familie als Bestandteil des therapeutischen Prozesses in die Pflege integrieren.

## Grenzen von Besuch

So selbstverständlich die Betroffenen die Anwesenheit ihrer vertrauten Menschen betrachten, so selbstverständlich ziehen sie Grenzen um das Intensivbett. Auch dieser Aspekt ist vor dem Hintergrund der Gesamtsituation, die durch Veränderung gewohnter Rollen, Schutzlosigkeit, Intimität und Mangel an Privatsphäre gekennzeichnet ist, nur allzu nachvollziehbar.

Auf einer Intensivstation gepflegt zu werden setzt nicht selten eine akute Lebensbedrohung, in jedem Fall eine schwere Erkrankung voraus und nimmt Betroffenen ihre gewohnte und vertraute Rolle, was in der Äußerung „da hat dann jede Normalität aufgehört" deutlich wird. In den Interviews wird sichtbar, dass es in dieser Phase zu einem Rückzug in Vertrautes kommt, in das, was Schutz bietet und erlaubt, sich so zu geben und zu zeigen, wie man ist: schutzlos, ängstlich und sehr privat. Erschwerend kommt hinzu, dass sich Intensivstationen durch einen Mangel an Privatsphäre auszeichnen. Abgesehen davon, dass die Intensivstation gleichzeitig „Wohnzimmer (…) Schlafzimmer (…) Toilette (…) Bad (…) Flur (…) Küche, alles (!)" für die Betroffenen darstellt, teilen sich mehrere Patienten häufig einen Raum, wobei eine Trennung nach Geschlecht nicht immer vorgenommen wird und lediglich (wenn überhaupt) Stellwände oder Vorhänge den direkten Sichtkontakt verhindern. Zusätzlich erfordert die Intensivtherapie im wahrsten Sinne des Wortes einen permanenten Zugriff der Professionellen auf die Betroffenen und berührt die intimsten Bereiche eines Menschen. Mit der Erkrankung und Therapie ist zudem häufig ein Erscheinungsbild verbunden, das durch wenig bis gar nicht vorhandene Kleidung, sowie durch Kabel und Schläuche, die z. B. Körperflüssigkeiten unterschiedlichster Art transportieren, als auch durch zum Teil offensichtliche und von den Betroffenen als entstellend erlebte Operationsnarben charakterisiert ist.

Die von den Interviewpartnerinnen benannten Besuchsgrenzen lassen sich im Kontext der jeweiligen Situation immer vor dem Hintergrund der Beziehung erklären, in der sie in ihrem „normalen Leben" zu der anderen Person stehen. Alltägliche soziale Rollen werden durch den Kontext, in dem sie praktiziert werden, definiert und erfahren darin ihre Stabilität. Die Begegnung zweier Menschen außerhalb dieses Kontextes zieht eine Asymmetrie nach sich, die als unpassend und unerwünscht erlebt wird. Je „öffentlicher" der Kontext einer Beziehung definiert ist, desto unangemessener erscheint das Aufeinandertreffen mit einer diesen Kontext repräsentierenden Person in einer derart intimen Situation, wie sie auf einer Intensivstation anzutreffen ist. Besonders Menschen, zu denen im

Alltag eine rein berufliche Beziehung besteht, noch dazu, wenn diese durch hierarchische Unterschiede gekennzeichnet ist, sind auf einer Intensivstation unerwünscht. Es bedarf wohl keiner Theorie, um zu verstehen und nachzuvollziehen, dass ein Mensch in einer Situation, in der er sich ausgeliefert, hilflos und überwältigt fühlt, ein Bedürfnis entwickelt, sich schützen und, wie eine Interviewpartnerin es formuliert, vor fremden Blicken „verstecken" zu wollen.

Darüber hinaus stellt das Bedürfnis nach Ruhe und Erholung eine weitere Grenze von Besuch dar, und auch hier wird eine Trennung zwischen vertrauten und fremden Menschen vorgenommen. Sofern die Betroffenen es als notwendig erachten, in der Besuchssituation eine bestimmte Rolle aufrechtzuerhalten, Konversation betreiben und ein erhöhtes Maß an Aufmerksamkeit und Konzentration aufbringen zu müssen, werden Besuche als anstrengend und erschöpfend erlebt. Im Kontrast dazu bestätigen die Interviewpartner, sich in der Begegnung mit Angehörigen fallen lassen zu können und sich voller Vertrauen so zu geben, wie es ihrer Bedürfnislage entspricht.

Marsden (1992) wirft die Frage auf, ob familienorientierte Intensivpflege eine Option (Vorrecht) oder Obligation (Verbindlichkeit) darstellt.

Aus der Perspektive der Interviewpartner möchte ich diese rhetorische Frage mit der Hoffnung beantworten, die Milton sinngemäß wie folgt formuliert hat:

*„Vielleicht werden Pflegende eines Tages erkennen, dass Familien und Freunde keine Besucher sind, sondern Menschen, die sehr wichtig für die Genesung von Patienten sind. Dann werden wir keine Besuchsrichtlinien mehr brauchen, aber mehr Wissen zur Förderung der Gesundheit von Familiensystemen."* (Milton, D. in Prins 1989).

### 4.5.7 Angehörige jederzeit willkommen
Peter Nydahl

Die Beiträge zeigen, dass es innerhalb der Pflege eine Entwicklung gegeben hat, die aber noch nicht abgeschlossen ist. Patienten werden nicht mehr nur aufgrund ihrer Organdefizite als Empfänger der Pflege wahrgenommen, sondern als eigenständige Persönlichkeiten mit einem psychosozialen Hintergrund in die Pflege integriert. Ein wichtiges Element des psychosozialen Hintergrunds sind die Angehörigen des Patienten. Sie sind sowohl Mitbetroffene als auch mögliche Co-Therapeuten, letztendlich gehören sie einfach mit zu dem Patienten dazu.

#### Die Rechte eines Intensivpatienten

Als logische Konsequenz dieser Entwicklung und auch als politisches Zeichen hat die Stiftung Pflege (www.stiftung-pflege.de) eine Charta mit den Rechten eines Intensivpatienten herausgegeben. Diese Charta wurde bereits in einigen Fachzeitschriften veröffentlicht. Wir unterstützen diese Rechte.

**Intensivpatienten haben das Recht:**
- über ihre Situation aufgeklärt und in Entscheidungen einbezogen zu werden; falls sie dazu nicht in der Lage sind, hat ein Mensch ihres Vertrauens das Recht, alle Informationen über ihre gesundheitliche Situation zu erhalten,
- für sie wichtige Menschen in der Nähe zu haben und ihre Unterstützung so oft wie nötig in Anspruch zu nehmen,
- dass die professionellen Betreuer (Ärzte und Pflegepersonal) ihren Angehörigen mit Respekt begegnen, sie als therapeutisch wichtig ansehen und mit ihnen eine gute Besuchsregelung vereinbaren.

## Qualitätszertifikat für eine „angehörigenfreundliche Intensivstation"

Seit dem Jahr 2007 gibt die Stiftung Pflege ein Qualitätszertifikat für eine „angehörigenfreundliche Intensivstation" heraus. Jede bundesdeutsche Intensivstation kann sich bei der Stiftung Pflege um dieses Zertifikat bewerben und sofern bestimmte Kriterien erfüllt sind, wird das Zertifikat ausgestellt, die Station auf der Homepage der Stiftung genannt sowie der Station eine reale Plakette ausgehändigt, die publikumswirksam am Eingangsbereich befestigt werden kann. Die Kriterien, die dafür erfüllt werden müssen, sind die öffentliche Anerkennung des Rechts des Intensivpatienten auf Anwesenheit von Angehörigen, die nachweisliche Information der Angehörigen über eine individuelle Besuchsregelung sowie die Befürwortung durch Geschäftsführung und Patientenfürsprecher.

Diese Zertifizierung kostet übrigens ein geringes Entgelt und hat 3 Jahre Gültigkeit. Weitere Informationen sowie die Bewerbungsunterlagen finden Sie auf www.stiftungpflege.de, Projekte.

Wir empfehlen jeder Pflegekraft, sich mit diesem Thema auseinanderzusetzen.

## 4.6 Kinder als Besucher auf einer Erwachsenen-Intensivstation – eine Literaturstudie
Irmela Gnass

### 4.6.1 Einleitung

Patienten, die aufgrund einer plötzlichen Erkrankung oder eines Unfalls auf einer Erwachsenen-Intensivstation aufgenommen werden, haben Familienangehörige, die sich schockgleich in einer Krisensituation befinden. Zu diesen Familien gehören in nicht seltenen Fällen Kinder im Alter von 0 bis 18 Jahren. Der Erkenntnis folgend, dass Kinder die Veränderungen in der Familie wahrnehmen und je nach Alter auch verstehen und begreifen wollen, ist es wichtig, Kinder in der Bewältigung dieser Situation zu unterstützen. Ein besonderer Aspekt ist hier die Beziehung, die das Kind zum Schwerstkranken hat (Lewandowski 1992). Erwachsene Angehörige haben die Möglichkeit, sich während ihres Besuches Informationen zum Gesundheitszustand und zur Prognose des Schwerstkranken zu holen. Dieser Zugang ist Kindern in Deutschland durch uneinheitliche Handhabung von Besuchsregelungen verwehrt. Das Angehörige für den Schwerstkranken auf der Intensivstation eine essenzielle Bedeutung haben, konnte durch eine im Jahre 2004 von Metzing durchgeführte Untersuchung aufgezeigt werden. So stellen Angehörige für den Patienten Sicherheit und Vertrauen dar und bauen eine Brücke zur Normalität (Alltag). Diese Erkenntnis kann wohl auch für Kinder als Angehörige angenommen werden. Im Folgenden werden Aspekte dargestellt, wie Kinder als Angehörige begleitet, unterstützt und ihnen die Nähe zum erkrankten Angehörigen ermöglicht werden kann.

## 4.6.2 Problemdarstellung

Die derzeitigen Besuchsregelungen für Kinder auf Erwachsenen-Intensivstationen sind national und international uneinheitlich. Beschränkungen werden – sowohl von Pflegenden als auch von Familienangehörigen – meist mit Sorgen und Ängsten um das physische und psychische Wohl von Kindern begründet (Titler et al. 1999, Clarke 2000, Soury-Lavergne et al. 2011, Ciufo et al. 2011). Diese beziehen sich unter anderem auf die Gefahr einer wechselseitigen Infektion. Zudem werden die Belastung des Kindes durch das medizinisch-technische Umfeld, das möglicherweise entstellte Äußere des Patienten sowie die ggf. erschwerte verbale Kommunikation mit ihm als Gründe angeführt. Diese Argumente können unter heutigem Kenntnisstand über Kinder in Krisensituationen anders diskutiert werden. Kinder sind fester Bestandteil einer Familie und können von Veränderungen infolge der kritischen Erkrankung eines erwachsenen Familienangehörigen nicht ferngehalten werden (Lewandowski 1992, Witthon & Pittiglio 2011). Kinder äußern während der Krisensituation einen deutlich empfundenen Mangel an Kommunikation mit den erwachsenen gesunden Familienangehörigen. (Die erwachsenen Familienangehörigen, die das Kind in der Krise begleiten, werden im Folgenden auch Bezugspersonen genannt. Dies gilt für die weiblichen als auch männliche Bezugspersonen.)

Die Bezugspersonen sind von dem plötzlichen Ereignis selbst so eingenommen, dass sie die Bedürfnisse der Kinder mitunter kaum wahrnehmen (Titler 1991, Clarke 2000). Somit ist die Kommunikation zwischen Kind und Bezugsperson erschwert und nicht selten bleibt das Kind mit seinen Bedürfnissen und Gefühlen allein zurück. Es wird vermutet, dass diese Kinder in ihrer Einsamkeit und aufgrund ihres eingeschränkten Zugangs zur Realität eigene Phantasien auf der Basis der vorhandenen Informationen entwickeln (Johnson 1994, Lewandowski 1992). Diese Phantasien könnten bei weitem schlimmer sein als die ohnehin schon schreckliche Realität und ggf. wenig zur adäquaten Verarbeitung der Krisensituation beitragen (Baker 1988). Nicholson (1993) konnte aufzeigen, dass ein begleiteter Besuch für Kinder hilfreich zur Verarbeitung war, da sie ihren Bezug zur Krisensituation erkennen konnten. Pierce (1998) beschreibt, nach gezielter Einbeziehung von Kindern positive Auswirkungen für den schwerstkranken Angehörigen und die begleitenden Pflegenden.

### 4.6.3 Fragestellung und methodisches Vorgehen

#### Fragen

- Was bedeutet es für Kinder, Bezugspersonen, Pflegende und Patienten, wenn Kinder zu Besuch auf eine Erwachsenen-Intensivstation kommen? Welche Erkenntnisse zur kindlichen Entwicklungen werden von den Autoren angeführt?
- Welche Rollen werden für die Bezugspersonen beschrieben?
- Welche Pflegeinterventionen werden für die Durchführung des Besuches von Kindern auf einer Erwachsenen-Intensivstation beschrieben?

#### Methodik

Die Suche erfolgte in den Datenbanken Cinahl, Carelit, Medline. Zum Thema veröffentlichte Artikel wurden zusammengetragen und unter den vorangestellten Fragen betrachtet und analysiert. Die Recherche erstreckte sich über den Zeitraum von 1995–2011. Neben deutsch- und englischsprachigen Studien wurden auch Diskussionen und Projektberichte aufgenommen, sofern in ihnen Pflegeinterventionen für die Integration von Kindern (bis 18 Jahre) als Besucher auf einer Erwachsenen-Intensivstation beschrieben sind.

### 4.6.4 Ergebnisse

#### Das Kind

Das Ereignis einer stationären Einweisung eines erwachsenen Familienangehörigen auf einer Intensivstation führt in einer Familie immer zu Veränderungen, von denen auch die dazugehörigen Kinder betroffen sind.

Reaktionen von Kindern bei kritischer Erkrankung eines Familienangehörigen sind laut Lewandowski (1992) beeinflusst durch:
- Entwicklungsstufen der Kinder
- Beziehung des Kindes zum Patienten
- Wahrnehmung und Verständnis von Krankheit und Verletzung
- Zahl und Art anderer gegenwärtiger Stresserfahrungen
- verfügbare situationsbezogene Unterstützung

Sie weist ausdrücklich darauf hin, dass diese Reaktionen von Kindern immer im Kontext der Familie betrachtet werden müssen. Um eine umfangreiche Einschätzung der Situation und auch der Reaktion von Kindern zu erhalten, bedarf es seitens der Pflegenden eines engen Austauschs mit der Bezugsperson, sodass die kindliche Entwicklung und Biografie Berücksichtigung finden kann (Agård & Lomborg 2011).

## Die Bezugsperson

Welche Auswirkungen die intensivstationäre Aufnahme eines Erwachsenen auf die Familieneinheit und deren Familienangehörigen hat, untersuchten Titler et al. (1991) in einer Studie, in der Patienten, Ehegatten, Kinder und Pflegende befragt und deren Äußerungen hinsichtlich Übereinstimmungen analysiert wurden.

Sechs Hauptthemen konnten aus den Interviews kategorisiert werden. Die Bezugspersonen empfanden die Zeit als *„sehr traumatisch"*, *„entmutigend"*, *„beängstigend"*, *„verwirrend"*, *„wie die Hölle"* und *„vernichtend"* (Titler et al. 1991) ( > Abb. 4.5). Darüber hinaus fühlten sie sich unfähig, über ihre Gefühle zu reden. Auch glaubten sie, Kinder wären von den Geschehnissen nicht betroffen und könnten diese nicht verstehen. Die

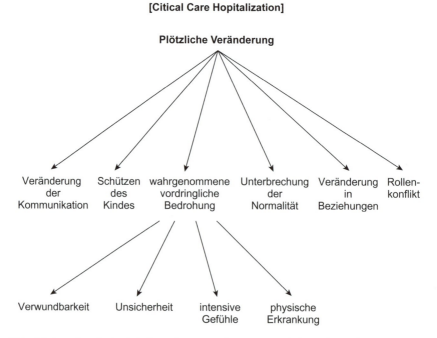

**Abb. 4.5** Intensivstationäre Aufnahme: Themen aus den Interviews. (Titler et al., 1991)

## 4.6 Kinder als Besucher auf einer Erwachsenen-Intensivstation

Familienangehörigen waren unsicher, wie sie über die Ereignisse mit dem Kind kommunizieren sollten, und neigten dazu, die Kinder vor intensiv-emotionalen Erfahrungen schützen zu wollen.

Kinder spüren diesen Mangel an Kommunikation und beschreiben intensive Gefühle von Verwundbarkeit und Unsicherheit. Aber auch den Verlust der Familieneinheit und häuslicher Rituale. Darüber hinaus zeigen Kinder in Stresssituationen somatische Beschwerden, z. B. Bauchschmerzen.

Die Bezugspersonen reagieren auf die plötzlich veränderte Situation, indem sie sich Informationen über das Befinden des erkrankten Familienangehörigen und die Prognose der Erkrankung einholen. Meistens nutzen sie dafür den Besuch auf der Erwachsenen-Intensivstation, auf der Pflegende erste Ansprechpartner für diese Informationssammlung sind (Baker 1988, Clarke 1999). Dort haben sie auch die Gelegenheit, sich selbst ein Bild vom Befinden des erkrankten Angehörigen zu machen. Dieser Zugang ist Kindern in Deutschland durch uneinheitliche Handhabung von Besuchsregelungen verwehrt (Juchems 2008).

Die derzeitige Praxis zeigt allerdings, dass unabhängig von den offiziellen Besuchregeln Pflegende diese Regel umgehen oder ändern und an die individuelle Situation des Patienten anpassen, um Kindern den Besuch zu ermöglichen (Clarke 2000). Dies lässt die Vermutung zu, dass es vom diensthabenden Pflegepersonal abhängig ist, ob Kindern der Zugang in den Intensivbereich gewährt wird und dass die befürchteten Gefahren als handhabbar angesehen werden bzw. als Gefahren, die in der Familie bewältigt werden können. Bereits 1994 beschrieb Johnson, dass einige Familienmitglieder es für richtig erachteten, Kinder auf die Erwachsenen-Intensivstation mitzunehmen. Von zentraler Bedeutung war hier die Beziehung, die ein Kind zum Angehörigen hat. Die Familienmitglieder sahen sich eher als die Pflegenden in der Lage einzuschätzen, ob das Kind die Krisensituation verstehen wird und verarbeiten kann. Johnson (1994), Lewandowski (1994), Johnstone (1994) und Cutler et al. (1999) folgerten, dass die letzte Entscheidung, ob ein Kind zu Besuch auf die Intensivstation kommen sollte, in der Verantwortung der Bezugspersonen liegen sollte.

### Der Schwerstkranke

Es gibt nur vereinzelt Studien, in denen Schwerstkranke auf einer Erwachsenen-Intensivstation befragt werden, ob sie sich den Besuch von Kindern wünschen. Im Ergebnis haben sie gezeigt, dass Schwerstkranke die Kinder vor allem vor intensiv-emotionalen Gefühlen und den eigenen ungewohnten Anblick zu schützen versuchen. Somit wird der Besuch auch seitens der Schwersterkrankten als nicht angemessen betrachtet.
- Wie können Pflegende Schwerstkranke in dieser Situation unterstützen?
- Welche Bedeutung ist dem Kontakt (Besuch) zwischen einem Schwerstkranken und seinem Kind beizumessen?

Aus der hier vorgestellten Literaturstudie gehen keine Antworten auf diese Fragen hervor. Die Beantwortung erfolgt daher auf anderem Wege, d. h. auf der Grundlage des Konzepts der Basalen Stimulation und den darin beschriebenen zentralen Zielen.

Der Schwerstkranke kann durch den Kontakt zum Kind den Sinn und die Bedeutung des eigenen Lebens spüren. Der direkte Kontakt zum Kind ist für den Schwerstkranken aus neurowissenschaftlicher Sicht ein Stimulus, der den Bezug zu früheren Erfahrungen wiederherstellt oder die Neugestaltung seiner „inneren Welt" unterstützt (Pickenhain 2000).

Durch die Einbeziehung des Schwerstkranken in die Entscheidungsfindung, ob das Kind zu Besuch kommen soll oder nicht, kann er Autonomie und Verantwortung erleben. Durch gezielte Unterstützung von Angehörigen und Pflegenden erfährt der Patient Sicherheit und kann Vertrauen aufbauen, insbesondere um den Kontakt zum Kind aufzunehmen.

Das gesundheitliche Befinden des Patienten stellt eine unsichere bis schwierige Komponente dar. Es gilt, während eines Besuchs die „kleinsten Anzeichen" des gesundheitlichen Befindens seitens des Schwerstkranken zu erkennen und zu unterstützen, um ihn auf seinem Weg der Genesung zu begleiten (Agård & Lomberg 2011).

─────────── **Beispiel** ───────────

Eine 32-jährige Frau erlitt kurz vor dem Entbindungstermin eine schwere Lungenembolie, die eine direkte Kaiserschnittentbindung erforderte. Im weiteren Behandlungsverlauf kam es unter der Beatmungstherapie zu zerebralen Einblutungen. Ihre 5-jährige Tochter und das Neugeborene wurden vom Ehemann zu Hause versorgt. In der Zeit ihres mehrere Wochen andauernden Aufenthaltes auf der Intensivstation fand zwischen Pflegenden, Medizinern und dem Ehemann regelmäßig ein Austausch über das Befinden der Frau, aber auch über die Entwicklungen und Veränderungen der Kinder statt. Thematisiert wurden u. a. die Reaktionen, die das 5-jährige Mädchen, das das akute Geschehen miterlebt hatte, auf das Fernbleiben der Mutter zeigte. Darüber hinaus wurde über die Möglichkeit gesprochen, der jungen Mutter den Kontakt zu ihrer Tochter und dem neugeborenen Sohn zu ermöglichen, denn unter fortschreitender Genesung vermisste die Schwerstkranke ihre Kinder sehr.

Um ihr die Bindung und Nähe zur Familie (insbesondere zu ihren Kindern) zu ermöglichen, wurde zunächst gemeinsam der beste Zeitpunkt für den Besuch der 5-jährigen Tochter festgelegt. Der Vater wurde informiert, wie er das Kind auf das Umfeld Intensivstation vorbereiten kann. Darüber hinaus wurde die Tochter entsprechend der für die Station gültigen hygienischen Richtlinien (Kittel/Mundschutz/Händedesinfektion) auf den anstehenden Besuch ihrer Mutter vorbereitet. Beim ersten Besuch war sie noch sehr unsicher und aufgrund der fremden Umgebung auch etwas ängstlich. Die begleitenden Personen erklärten ihr alles mit einfachen Worten, z. B. dass die medizinischen Geräte der Mutter helfen würden, wieder gesund zu werden. Die vom Vater begleiteten Besuche wurden in regelmäßigen Abständen beibehalten. Das Mädchen gewöhnte sich mehr und mehr an die fremde Umgebung und verbrachte immer mehr Zeit mit ihrer Mutter, schminkte sie oder kämmte ihr die Haare. Trotz einer zusätzlichen MRSA-Kontamination im späteren Verlauf konnte das Mädchen unter Einhaltung der auch für erwachsene Besucher geltenden hygienischen Maßnahmen ihre Mutter weiterhin besuchen. Die Besuche wirkten sich positiv auf das Befinden der Frau aus. Sie freute sich darauf und entwickelte zunehmend Interesse am Tagesablauf ihrer Familie.

Im nächsten Schritt setzte sich das gesamte an der Versorgung beteiligte therapeutische Team zusammen, um den Besuch des Neugeborenen zu planen. Aufgrund der MRSA-Kontamination wurde von einem Kontakt des Kindes mit der Mutter im Patientenzimmer abgesehen. Um den Kontakt zum Kind in einem angrenzenden Raum aufnehmen zu können, entwickelte die Mutter eine hohe Motivation, sich mit einem Unterarmgehwagen fortzubewegen. Sie erhielt hygienische Schutzkleidung (Kittel/Mundschutz) und eine chirurgische Händedesinfektion und konnte so den ersten bewussten körperlichen Kontakt zu ihrem Kind aufnehmen.

Die hier erlebte Übernahme der Verantwortung und Sorge um die Kinder entwickelte bei allen Beteiligten (Familie und therapeutisches Team) einen veränderten Blickwinkel auf die Integration von Kindern auf Erwachsenen-Intensivstation aus.

## Die Pflegenden

Wie können Pflegende für Kinder den Besuch auf einer Erwachsenen-Intensivstation ermöglichen?

Pflegende haben eine Schlüsselposition inne, die es ihnen erlaubt, Bezugspersonen und evtl. auch die Patienten auf die Bedürfnisse von Kindern in dieser Krisensituation aufmerksam zu machen. Zudem können Pflegende Bezugspersonen durch ausführliche Information und Beratung gezielt unterstützen. Die Unterstützung der Kinder sollte aber in erster Linie durch die Bezugsperson erfolgen. Pflegende geben hier eine Hilfestellung zur Einschätzung der Reaktion der Kinder auf die Krisensituation (Craft et al. 1993, Agård & Lomberg 2011). Der Zeitraum, in dem Pflegende Kontakt zum Kind haben, ist eng begrenzt, sodass die Reaktionen des Kindes ausschließlich im Kontext der Familie betrachtet werden dürfen. Dazu erfolgt in enger Kommunikation mit der Bezugsperson ein Austausch über die Gefühle und Reaktionen des Kindes. Diese können im Rahmen des Besuches anders als vorhergesehen sein bzw. das Kind könnte Verhaltensweisen zeigen, die nicht im Zusammenhang mit der Krisensituation oder dem Besuch des Schwerstkranken stehen (Lewandowski 1992).

Die Beratung und Schulung der Bezugsperson stellen indirekte Pflegeinterventionen für das Kind dar. Wichtig ist, dass die Bezugsperson die Krisensituation gemeinsam mit dem Kind bewältigen möchte. So können Vorbereitung und Begleitung von Kindern seitens der Bezugsperson als Grundlage eines systematisch geplanten und begleiteten Besuches angesehen werden (Lewandowski 1992, Pierce 1998, Clarke 1999, Knutsson & Bergbom, 2007).

## 4.6.5 Pflegeinterventionen

Wie der Besuch eines Kindes auf einer Erwachsenen-Intensivstation durchzuführen ist, sollte laut Johnson (1994) in einer hausinternen Richtlinie ausgewiesen sein, die von einer multidisziplinären Arbeitsgruppe mit Entscheidungsgewalt entwickelt wurde und die die *Rolle der Pflegenden* und folgende Inhalte festlegt:

- Prozedur, wie der Kinderbesuch arrangiert wird
- Individuelle Besuchszeiten für den Kinderbesuch
- Prozedur zur Erfassung ansteckender Krankheiten
- Name der Person, die das Kind vorbereitet und begleitet
- Ziele des Kinderbesuchs, inklusive Minderung der kindlichen Sorge und Steigerung der Freude des Patienten

Das am häufigsten angeführte Argument für die Restriktion von Kindern ist ein wechselseitiges Infektionsrisiko, dem Patient und Kind ausgesetzt seien. In der von Biley et al. (1993) durchgeführten Studie in England schlussfolgerten die Autoren, dass Kinder als Besucher auf einer Intensivstation nicht empfänglicher für Infektionen seien als Erwachsene. Auch wenn das Immunsystem nicht vor dem 6. bzw. 7. Lebensjahr ausgereift ist, bestehe im Alter von 6–9 Monaten bereits ein immunologischer Schutz. Somit sollte eine aus diesem Grund erfolgte Besuchsrestriktion von Kindern ihrer Meinung nach nur mit Vorsicht ausgesprochen werden.

Es liegen keine Studien vor, die die Infektionsgefahr für Kind und Patient beim Besuch auf einer Erwachsenen-Intensivstation untersucht haben. So wird in diesem Zusammenhang auf Studien aus der Pädiatrie verwiesen, die der Frage nachgingen, ob die bakterielle Infektionsrate ansteigt, wenn Kinder ihre Geschwister auf einer Neugeborenen-Intensivstation besuchen. Cullen et al. (1999) fanden bei Durchsicht dieser Studien heraus, dass keine Erhöhung bakterieller Infektionen stattgefunden hat, auch nicht bei Kindern, die jünger als 9 Monate waren. Dabei wurde beim Besuch immer auf die Einhaltung der – sowohl für Erwachsene als auch für Kinder – geltenden hygienischen Verhaltensregeln hingewiesen.

Johnson (1994) erwähnte, dass in einigen amerikanischen Krankenhäusern eine Einschätzung der Kinderkrankheiten durch Pflegende auf der Erwachsenen-Intensivstation erfolgt. Er empfiehlt Pflegenden aus pädiatrischen Abteilungen, für die Kollegen einer Erwachsenen-Intensivstation eine Schulung zur Einschätzung der Symptome von Kinderkrankheiten durchzuführen, damit sie in diesem Bereich mehr Sicherheit bekommen. Folgende Fragen könnten einer Bezugsperson für Kinder unter 12 Jahren zur Einschätzung von Kinderkrankheiten gestellt werden:

- Sind in letzter Zeit mehrere Kinder in seiner/ihrer Klasse krank gewesen? Welche Erkrankung hatten sie?
- Haben Sie von Kindern in Ihrer Nachbarschaft gehört, die kürzlich Windpocken oder Masern hatten? Hat sie/er mit jemandem von ihnen gespielt?
- Hatte sie/er in den letzten zwei Tagen Schnupfen oder Fieber? Wodurch kam das?

Im Weiteren werden einige Auszüge zu den entwicklungsspezifischen Aspekten von Kindern vorgestellt, die bei der Begleitung Berücksichtigung finden sollten. Aussagen zu den

## 4.6 Kinder als Besucher auf einer Erwachsenen-Intensivstation

Zeiträumen, ab wann Kinder auf den Besuch vorbereitet werden, zeigen eine Spannbreite von Minuten bis zu Tagen auf. Grundsätzlich gilt aber: Je älter das Kind ist, desto frühzeitiger sollte es in die Planung einbezogen werden.

### Säugling

Um die Reaktionen verstehen zu können, die bei einem Säugling in der Phase einer Trennung von einem Familienangehörigen zu beobachten sind, müssen diese immer vor dem Hintergrund der engen Bindung des Säuglings zur Bezugsperson und/oder dem Schwerstkranken gesehen werden. Dies sollte der Bezugsperson verdeutlicht werden, insbesondere weil Säuglinge auf emotionale Veränderungen und nonverbaler Kommunikation in der Familie reagieren.

Lewandowski (1992) und Johnson (1994) beschreiben, dass neben der Aufrechterhaltung der häuslichen Routine Bezugspersonen auch zu einem regelmäßigen Besuch mit dem Säugling ermutigt werden sollten. Der direkte Körperkontakt könne bewirken, dass der Schwerstkranke die Beziehung zum Säugling wieder aufnimmt. Begleitend können Kassetten mit der Stimme des erkrankten Angehörigen oder des Säuglings aufgenommen und gegenseitig abgespielt werden. Fotos oder Videos sind ein denkbares Mitbringsel für den Schwerstkranken, um die Nähe zum Säugling aufrechtzuerhalten.

Darüber hinaus kann dem Schwerstkranken ein Angebot über den Geruchsinn mittels Kleidung des Säuglings gemacht werden. Auch der Säugling könnte über Dinge, in denen noch der Duft des erkrankten Angehörigen ist, Beruhigung und Geborgenheit erfahren (z. B. Schlafanzug).

### Kleinkind

Ein Ziel des Besuches von Kleinkindern auf der Erwachsenen-Intensivstation ist es, Missverständnisse mit einfachen kurzen Wörtern zu erklären und zu versichern, dass sie die Krankheit des Schwerstkranken nicht verursacht haben. Auch wenn die Bezugspersonen glauben mögen, das Kleinkind könnte derartige Gefühle nicht haben, weist Pierce (1998) auf die Wichtigkeit hin, dem Kind immer wieder zu beteuern, dass es keine Schuld trage. Je mehr Routine und Rituale auch bei Kleinkindern beibehalten werden können, desto mehr Wohlbefinden und Sicherheit wird das Kleinkind empfinden.

### Vorschul- und Schulkind

Um Kinder dieser Altersgruppe auf den Besuch einer Erwachsenen-Intensivstation vorzubereiten, sollten sie zuvor an die medizinische Ausstattung herangeführt werden, z. B. durch Modelle von medizinisch-technischen Geräten oder durch Gegenstände wie Spritzen, die das Kind mit nach Hause nehmen kann. Da gesprochene Worte für Kinder häufig zu abstrakt sind, kann der Einsatz solcher „Hilfsmittel" (> Tab. 4.1) für ihr Verstehen unterstützend sein. Neben Erklärungen zu den Gerätefunktionen ist es wichtig, das Kind über den Zustand des Patienten und das Umfeld der Erwachsenen-Intensivstation aufzuklären, also dem Kind mitzuteilen, was es *auf einer Intensivstation riechen, hören und sehen wird* (Clarke 1999). Darüber hinaus muss das Kind im Voraus über die evtl. schwierige oder gar fehlende Kommunikation mit dem Schwerstkranken aufgeklärt werden. Allgemein gilt es, konkret auf die vom Kind gestellten Fragen einzugehen bzw. jedes an uns gerichtete „Warum" und „Wie" mit einfachen verständlichen Worten zu beantworten.

Folgende Aspekte sind seitens der Pflegenden für die Unterstützung des Kindes und das Verständnis der Bezugsperson zu vermitteln:

- Dem Kind vermitteln, dass immer jemand da ist, der sich um seinen kranken Angehörigen kümmert
- Helfen, die Gefühle und Missverständnisse von Vorschulkindern in Bezug auf die Situation wahrzunehmen
- Kinder sind, obwohl sie spielen und lachen, von der Situation betroffen, das Spielen und Lachen hilft ihnen, die schwierige Situation zu meistern
- Kinder könnten in dieser Situation mit sachlicher und gefühlskalter Art reagieren
- Bezugspersonen ermutigen, mit dem Kind in einfachen Worten über den Schwerstkranken zu sprechen
- Das Kind in seinen Ideen zur Bewältigung der Situation und der Kontaktaufnahme zum Schwerstkranken ermutigen

**Tab. 4.1** Hilfsmittel.

| Autoren | Hilfsmittel | | |
|---|---|---|---|
| | Säuglinge, Kleinkinder, Vorschulkinder | Schulkinder | Jugendlichen |
| Clarke 1999 | Siehe Baker et al. 1988, + Rollenspiel | Modelle von medizin-technischen Geräten, Bilder, einfache Diagramme | |
| Pierce 1998 | Gemalte Bilder, Kassettenaufnahmen*, Fotografien von FA* oder Haustieren, Malbuch, Modelle von medizin, technischen Geräten, Körpermodelle | | |
| Johnson 1994 | Gemalte Bilder, favorisiertes Spielzeug, Malbuch, Puppen | Bücher, Bilder malen lassen, Diashow, Video, Modelle von medizin-technischen Geräten | |
| Nicholson 1993 | Modelle und Bilder von technischen Geräten, einfache Diagramme | | |
| Lewandowski 1992 | Kassetten*, gemalte Bilder, Fotografien*, Videoaufnahmen | | |
| Baker 1988 | Fotografien, Spiele, die mit Imitation arbeiten, gemalte Bilder, Marionetten, Puppen, Telefonat, Kassettenaufnahmen | Bilder von Körperteilen malen lassen | |

- Unterstützung leisten bei der Findung von Erklärungen, die ihrer kulturellen und religiösen Anschauung entsprechen

Bezugspersonen, die mit Schulkindern über die Situation reden, erhalten dadurch wichtige Hinweise über das kindliche Verständnis zur Situation (Pierce 1998).

Schulkinder sollten einen gleichen Wissenstand zur Situation empfinden, um dadurch ihre Aktivitäten und Gefühle als Bestandteil des Ganzen zu erfahren. Das Gefühl der Dazugehörigkeit spielt für Schulkinder eine große Rolle (Lewandowski 1992).

## Jugendliche

Jugendliche sollten neben Informationen über die technische Ausstattung einer Erwachsenen-Intensivstation auch Erklärungen zur Erkrankung, Prognose sowie zur medizinischen und pflegerischen Therapie erhalten. Der Wissensstand von Jugendlichen ist in der Vorbereitung unbedingt zu berücksichtigen, wobei das Erfragen des Wissens mit entsprechendem Feingefühl erfolgen muss, da sie sich beschämt fühlen könnten, wenn sie den Eindruck haben, für „dumm" gehalten zu werden (Pierce 1994). Aus demselben Grund neigen sie auch dazu, Erklärungen über die Situation zu bejahen, auch wenn sie scheinbar nicht verstanden wurden.

Die Vermittlung der Informationen sollte offen und ehrlich erfolgen. Jugendliche hören das gesagte Wort, interpretieren aber auch die Körpersprache. Bezugspersonen sollten Jugendlichen trotz bestehender Probleme das Gefühl vermitteln, respektiert und akzeptiert zu sein. Die Bezugsperson sollte dem Jugendlichen in einem angemessenen Rahmen, d. h., ohne ihn damit zu überfordern, Verantwortung übertragen. Das Gefühl, bestehende Probleme gemeinsam bearbeiten zu können, fördert die jugendliche Entwicklung zu mehr Selbstständigkeit und Unabhängigkeit und bildet zudem eine Grundlage zum Erlernen von Bewältigungsstrategien (Pierce 1998, Clarke 1999).

## Hilfsmittel

Im Kontext der beschriebenen Vorbereitung eines Kindes auf den Besuch einer Erwachsenen-Intensivstation ist bereits von „Hilfsmitteln" die Rede gewesen. Sie kommen bei den Autoren in unterschiedlicher Weise zum Einsatz. Eine Rolle spielt hier auch die Altersstufe. In Ergänzung zu den für Kinder oftmals recht abstrakten verbalen Erklärungen dienen sie als eine Art Visualisierung oder sie helfen Kindern, das Erlebte zu verarbeiten, indem sie mit Puppen die Situation nachspielen. Manche Hilfsmittel sind aber auch zur Begleitung einer akuten Krisensituation geeignet, wenn das Kind den Patienten nicht besucht. Geeignete Hilfsmittel des gegenseitigen Kontaktes können hier Bilder, aufgenommene Kassetten oder Videos sowie Telefonate sein (Johnson 1994, Pierce 1998, Clarke 1999).

## 4.6.6 Resümee

Kinder sollten in die Entscheidungsfindung, ob sie ihren nächsten Angehörigen auf der Intensivstation besuchen möchten, einbezogen werden. Dabei gilt es, ihre Reaktionen und Gefühle in sehr feinfühliger Weise wahrzunehmen und so Zeichen von Ablehnung bzw. von Zustimmung aufzuspüren. Keineswegs sollte ein Besuch erzwungen werden. Es gilt sowohl für den Schwerstkranken als auch für das Kind, dass alle hier aufgeführten Pflegeinterventionen für die Bewältigung der Krisensituation von großer Bedeutung sind, auch wenn das Kind sich gegen einen Besuch entscheidet.

Kinder sind Zukunft, sie verkörpern die Freude darauf und haben für den Schwerstkranken ein motivierendes Element, die Genesung voranzubringen. Dies zeigt sich in verbalen Äußerungen wie: „Das Kind braucht mich noch", „Ich möchte doch die Einschulung noch erleben", aber auch in nonverbalen Äußerungen, z. B. einer veränderten Mimik (entspannter Gesichtsausdruck) oder einsetzenden Spontanatmung. Rückmeldungen von genesenden Schwerstkranken, die Besuch von Kindern erfahren haben, sagen zudem aus, dass die Kinder in der Lage waren, die Krisensituation zu bewältigen und an ihr gereift seien. Es sei ihnen auch möglich gewesen, ein Zusammengehörigkeitgefühl und die Begleitung in der Familie zu erleben. Zudem hätten sie Bewältigungsstrategien und mitunter auch ein vermehrtes Verantwortungsbewusstsein ausgebildet.

Die Fortschritte, die bei Schwerstkranken durch die Integration von Kindern auf Erwachsenen-Intensivstationen erreicht werden können, sowie die durch die Begleitung auch im Leben des Kindes, der Familie und im Pflegeteam geäußerten positiven Auswirkungen, zeigen, wie wichtig solch eine Integration und ihre praktische Umsetzung ist.

Frei nach dem Motto: „Der Weg ist das Ziel" ist jeder Anfang zur Umsetzung der Pflegeinterventionen ein Schritt in eine gemeinsame Zukunft.

## 4.7 Ist Basale Stimulation nachweisbar?

*„Forschung in der Pflege ist kein Selbstzweck, sondern sie ist der Praxis verpflichtet. Sie ist eine Handlungswissenschaft, denn ohne die Pflege in der Praxis gäbe es keine Pflegeforschung. Um Veränderungen in der Pflege durchsetzen zu können, ist es erforderlich, deutlich aufzeigen zu können, dass mittels bestimmter Konzepte eine qualitative Veränderung des Zustands eines Menschen erreicht werden kann. Ein neues Konzept macht es erforderlich, dass es unter genauer Beobachtung in die Pflegepraxis integriert werden muss, damit die Auswirkungen differenziert zugeordnet werden können."* (Bienstein 1998)

**Wie kann diesem Anspruch genüge geleistet werden?**

Die Basale Stimulation in der Pflege ist ein umfassendes, pädagogisches Förderkonzept. Anhand der von Werner (2001) differenzierten Darstellung wird ersichtlich, dass das Förderkonzept eine hohe Komplexität durch eine Vielzahl sich gegenseitig beeinflussender Faktoren beinhaltet, die einen Effektivitätsnachweis von Ursache und Wirkung erschweren (Leyendecker 1999). Das Konzept wurde von Werner mittels eines analytischen Verfahrens als ein pflegewissenschaftliches Modell mittlerer Reichweite (Werner 2001) erkannt.

Anhand der von Werner (2001) differenzierten Darstellung wird ersichtlich, dass das Förderkonzept eine hohe Komplexität durch eine Vielzahl (u. a. psychologischer, heilpädagogischer, soziologischer, pflegerischer) sich gegenseitig beeinflussender Faktoren aufweist, die einen Effektivitätsnachweis von Ursache und Wirkung erschweren (Leyendecker 1999). Basale Stimulation ist also anhand logisch aufeinander aufbauender theoretischer Konzepte beweisbar, konkrete „Beweise" für die Wirksamkeit können bislang nur in einzelnen Aspekten vorgelegt werden. Als Ausgangspunkt für die Beantwortung konkreter Fragestellungen – wie basal stimulierende Pflege wirkt – kann die reale Pflegesituation selbst verwendet werden. Hier werden mittels wissenschaftlicher qualitativer Methoden, wie Interviews und/oder Beobachtung der Betroffenen (Patienten, Angehörige, therapeutisches Team), neue Erkenntnisse gewonnen, die eine Erklärungswahrscheinlichkeit für sinnvolle Handlungsstrategien darstellen. Für das Konzept Basale Stimulation in der Pflege liegen nur wenige wissenschaftliche Untersuchungen vor, die sich auf einzelne „Techniken" beziehen, aber das Gesamtkonzept unberücksichtigt lassen

Im Konzept der Basalen Stimulation in der Pflege sind bisher einzelne Aspekte und Angebote in präwissenschaftlicher Verfahrensweise untersucht worden. Dies sind:

- Interaktionsbasiertes Pflegehandeln (Zündel 2010)
- Initialberührung: Bienstein belegte die positive Wirkung auf den Genesungsverlauf durch strukturierte Kontaktaufnahmen und -beendigungen (Bienstein 1997)
- Berühren in Pflegesituationen (Helmbold 2007) und basales Berühren (Schürenberg 2004)
- Atemstimulierende Einreibung (Lehmann, Lengauer, Schürenberg, Taubenberger in: Bienstein 1997)
- Schlafförderung durch atemstimulierende Einreibung bei älteren Menschen (Schiff 2006)
- Atemstimulierende Einreibung: eine pflegerische Interventionsstudie zur Schmerzreduktion bei mehrfach erkrankten älteren Menschen (Kopke 2010)
- Unterschiedliche Wirkung der verschiedenen Ganzkörperwaschungen auf den Kreislauf (Wierse u. Becker, Straub, Kels: in Bienstein 1997)
- Entspannen mit Basaler Stimulation (Küpfer 2007)
- Diagnose Wachkoma (Bader 2005) und Erwachsen im Wachkoma (Tolle 2005)
- Verkürzte Verweildauer von Intensivpatienten (Lauxtermann 2002)
- An Grenzen geraten: Wie erfahren Intensivpflegende die Umsetzung der Basalen Stimulation? (Haut 2005)

Folgende Untersuchungsergebnisse sind im Zusammenhang mit dem Förderkonzept interessant:

- Zusammenhang zwischen Bewegungsfrequenz und Lagerungsmaterial (Knobel 1996, Neander 1996)
- Wahrnehmung narkotisierter Patienten (Schwender et al. 1995, Wiebalk 1995)
- Subjektive Wirklichkeit im Erleben von Koma-, Wachkoma- oder sedierten Patienten (Hannich 1996, Zieger 1996, Linstedt 1998)
- Erhöhter Stoffwechsel im Gehirn bei Wachkomapatienten bei bedeutsamen Anregungen (Klein 2000)
- Musik bei der Aktivierung komatöser Menschen (Gustorff 1991)
- Leiblichkeit in der Pflege von Menschen mit Demenz (Weidert 2007)

Ein weiterer Gedanke bei der Frage nach der Beweisbarkeit ist die der Unsicherheit und Verantwortung, die bestmöglichen Interventionen für den Patienten auszuwählen. Es ist nachvollziehbar, dass sich Menschen, die erstmalig mit dem Konzept konfrontiert werden, erkundigen, welche Studien bisher zu dem Thema veröffentlicht wurden. Hier gilt es, alle Informationen zu prüfen und abzuwägen, um dann orientiert an den Bedarfen des Patienten zu handeln.

## 4.8 Basale Stimulation im Team umsetzen

Die Erfahrungen der letzten Jahre und vor allem die Aufgliederung des Konzepts in Haltung, Kompetenz und Technik machte die Überarbeitung dieses Kapitels notwendig. Gleichzeitig ist es für einzelne Pflegende auch nach 20 Jahren Implementierungsarbeit noch immer eine Herausforderung, das Konzept in ihrem Alltag umzusetzen. Daher sind aktuelle Empfehlungen zur Implementierung notwendig geworden.

Vorab sei gesagt, dass wir im deutschsprachigen Raum kein einziges Team kennen, in dem alle routiniert basal stimulierend pflegen. Wir kennen durchaus Teams, in denen das Konzept bekannt ist, in denen viele KollegInnen aktiv basal stimulierende Pflege umsetzen, aber eine Art „Hundertprozentdurchsetzung" ist nicht bekannt – und auch nicht sinnvoll, denn wir denken, dass ein Team dann gut ist, wenn seine Mitglieder über eine Vielzahl von Kompetenzen verfügen (skill-mix) und auch andere Konzepte wie Kinästhetik, Bobath oder Validation u. a. beherrschen.

Weiter sei gesagt, dass es kein Patentrezept zur Implementierung gibt. Jedes Team ist anders, die Rahmenbedingungen und auch die Biografien der Teams sind anders. Wir versuchen dennoch, einen möglichen und erfolgversprechenden Weg aufzuzeigen.

### 4.8.1 Praxisbegleitungen

Im Rahmen von Praxisbegleitungen zur Basalen Stimulation empfiehlt sich eine *kollegiale Beratung* nach Tietze (2003), die von verschiedenen KursleiterInnen und PraxisbegleiterInnen angeboten wird (www.basale-stimulation.de). Bei der kollegialen Beratung handelt es sich um eine Form des gruppenorientierten Problem- und Reflexionsverfahrens. Eine weitere Möglichkeit der Reflexion und Implementierung ist die Analyse der Schwierigkeiten nach Haltung, Kompetenz und Technik.

Wenn Pflegende scheinbar gar nicht wissen, warum sie etwas tun oder lassen sollen, ihre Berührungsform eher technisch-sachlich wirkt oder sie einfach Schwierigkeiten zeigen, mit zu machen, dann weist dies auf Herausforderungen in der *Haltung* hin. Hier sollte dann grundlegend das Menschenbild, Pflegeverständnis oder auch die Zusammenarbeit reflektiert werden. Geeignete Methoden zur Veränderung der Haltung sind die Reflexion mithilfe von Wissen (Darstellung der Erlebniswelt der Patienten durch Fachartikel, Interviews mit ehem. Patienten, Videos, z. B. Schmetterling und Taucherglocke) oder auch Selbsterfahrungen (sich für 30 Minuten unbeweglich ins Bett legen u. a.).

Wenn Pflegende scheinbar eher am Patienten statt mit ihm oder ihr zu arbeiten, sie ideenlos wirken oder Patienten nur oberflächlich beobachten, dann können die Ursachen in der *Kompetenz* liegen. Kompetenzen können durch systematische Lernangebote vertieft und erlernt werden. Hier sollte ein entsprechend langfristig angelegter Lerninhalt mit den Pflegenden abgesprochen und umgesetzt werden, z. B. eine wiederholte Beobachtungsphase mit anschließender Reflexion zur Verbesserung der Beobachtungskompetenz oder ein biografisches Gespräch mit den Angehörigen, um etwas über die Lebenswelt und damit die biografische Anamnese eines Patienten erfahren zu können.

Wenn Pflegende hingegen handlings-Schwierigkeiten zeigen, können Techniken geübt werden. Diese Techniken können ggf. vorher praktisch demonstriert oder evtl. auch per Video gezeigt werden und dann „nachgemacht" werden. Pflege ist ein Beruf, in dem Fertigkeiten durch Nachahmung vermittelt werden, daher sollte dies nicht allzu schwer fallen. Sollten dennoch Fragen auftreten, die nicht geklärt werden können, so lassen sich auf der basalen website Fachleute aus der Nähe finden, die diese Fragen sicherlich beantworten können.

### 4.8.2 Implementierung im Team

Wenn es sich um die Implementierung in einem gesamten Team handelt, muss mit Schwierigkeiten gerechnet werden. Hierzu eignen sich die Empfehlungen des englischen Instituts für Gesundheit und klinische Excellenz (NICE: National Institute for Health and Clinical Excellence), das nicht nur zahlreiche qualitativ hochwertige Leitlinien anbietet, sondern darüber hinaus auch Programme, um die Leitlinien im Alltag umzusetzen. Ein zentraler Baustein dieses Programms ist die pdf Datei „Howtochangepractice1.pdf" aus dem Jahr 2007, die evidenzbasierte Empfehlungen zur Praxisimplementierung gibt (NICE 2007).

## Barrieren verstehen

Um eine erfolgreiche Implementierungsstrategie planen zu können, muss man vorher wissen, mit welchen Schwierigkeiten zu rechnen sind. Hier kommen fünf verschiedene Typen von Barrieren in Frage:
- Bewusstheit und Wissen
- Motivation
- Annahmen und Überzeugungen
- Fachkönnen
- Praktische Umstände

**Bewusstsein und Wissen:** Es ist durchaus möglich, dass Pflegende nicht über das Konzept der Basalen Stimulation informiert sind oder über falsche Vorannahmen verfügen, beispielsweise denken, Basale Stimulation wäre „Kuschelpflege" oder etwas anderes.

**Motivation** ist ein fundamentaler Motor für alles, was getan wird. Externe Motivation kann durch finanzielle oder personelle Vorteile bewirkt werden, die durch eine Implementierung möglich werden. Die interne Motivation kann von persönlichen Zielen, Wertvorstellungen und dem Willen zur Veränderungen gesteuert werden und einen erheblichen Einfluss auf den Erfolg der Implementierung haben.

**Persönliche Annahmen und Überzeugungen** beeinflussen unser Verhalten, Wahrnehmung und eine Implementierung. Hier spielen Vorteile, Kosten oder eventuell auftretende Konflikte und deren individuelle Wahrnehmung eine Rolle.

**Fachwissen und -können** umfassen vor allem die in diesem Buch beschriebenen Kompetenzen und Techniken. Persönliche wie auch interpersonelle Fähigkeiten sowie individuelle Bewältigungsstrategien können die Implementierung beeinflussen.

**Praktische Umstände** können ebenfalls die Implementierung beeinflussen und müssen rechtzeitig berücksichtigt werden. Neue Geräte oder eine veränderte Infrastruktur oder anderes muss vielleicht organisiert bzw. verändert und langfristig angelegt werden. Wenn Schlüsselpersonen das Team verlassen oder sich in der Organisation Prioritäten verschieben, kann die Implementierung gefährdet werden.

Daneben kann es Barrieren geben, die nicht beeinflussbar sind, beispielsweise politische, strukturelle oder ökonomische Entscheidungen, die das Krankenhaus und das Team zwingen, andere Prioritäten zu setzen.

## Barrieren identifizieren

Wenn das Konzept Basale Stimulation implementiert werden soll, ist es wichtig, den Unterschied zwischen dem aktuellen und empfohlenen Status zu ermitteln (Wo stehen wir/ Wo wollen wir hin?). Idealerweise kann dies auch dabei helfen, die Barrieren wie aber auch Potenziale zu identifizieren (Haut 2005). Dies geschieht mit allen Beteiligten. Abhängig von den jeweiligen Bedingungen können verschiedene Methoden sinnvoll sein, um Barrieren zu identifizieren. Diese Methoden sind:

- Mit Schlüsselpersonen sprechen
- Beobachtung der Praxis
- Fragebögen
- Brainstorming
- Kerngruppe bilden

**Schlüsselpersonen** sind Meinungsbildner im Team – was sie sagen wird akzeptiert und oftmals auch in die Praxis umgesetzt. Sie haben das Wissen, die Fähigkeiten und die Autorität, über bestimmte Aspekte der Implementierung nachzudenken. Dies muss nicht zwangsläufig eine Pflegende in leitender Stellung sein, aber sie hat im gesamten Team eine herausragende Position.

**Beobachtungen in der Praxis** sind eine gute Methode, um spezifische Barrieren zu identifizieren und dabei die Praxis zu verstehen. Problematisch kann hierbei das Unwohlsein der Beobachteten sein, wenn diese Methode zu rigide verwendet wird.

**Fragebögen** sind als Methode geeignet, wenn es um die Erfassung von Wissen, Annahmen und Verhalten von Personen geht, allerdings spielt dabei die Formulierung der Fragen eine entscheidende Rolle, um authentische Ergebnisse zu erhalten.

**Brainstorming** ist eine Methode, um kreative Lösungen für ein Problem zu finden. Brainstorming kann in Treffen mit Schlüsselpersonen oder Kerngruppen verwendet werden, sie muss allerdings effektiv moderiert werden.

**Kerngruppen** bestehen aus wenigen Personen und ermöglichen, Ideen zu teilen, detaillierte Informationen zu liefern und neue Ideen und Perspektiven zu entwickeln. Die Dauer und der Umfang der Treffen hängen von der Fragestellung ab.

## Methoden zur Bewältigung von Barrieren

Es gibt keine Methode, die alle Barrieren bewältigen kann. Verschiedene Methoden sind für verschiedene Personen und verschiedene Situationen effektiv:

- **Aufklärungsmaterial** kann in Form von Flyern, Heften, Videos, PC-Programmen oder auch web-basiert gestaltet werden
- Effektive **Lerntreffen** sind vor allem interaktive Lerntreffen, bei denen die Beteiligten eben auch beteiligt und aktiv einbezogen werden
- Die Effektivität von **Praxisanleitungen und -begleitungen** kann gesteigert werden, wenn die Besuche mit Erinnerungshilfen kombiniert oder bestimmte Barrieren von vornherein berücksichtigt werden
- **Meinungsführer** können durch eine Rede, einen Vortrag oder einen geschriebenen Text die Implementierung unterstützen
- **Audits und Feedback** geben einen retrospektiven Bericht an die Beteiligten oder die Organisation, um die Qualität zu verbessern
- **Erinnerungshilfen** sind Plakate, Entscheidungshilfen oder PC-basierte Erinnerungen
- **Patienteninformationen** wirken über die Aufklärung des Patienten, bzw. der Angehörigen, wie beispielsweise Texte in der Krankenhauszeitschrift, Informationsflyer u. a.

## Barrieren und Methoden verbinden

Wenn nun bekannt ist, was verändert werden muss, wer betroffen ist und was die möglichen Hindernisse sind und dies mit dem Wissen kombiniert wird, was in unterschiedlichen Situationen funktionieren wird, dann können die Barrieren mit spezifischen Methoden überwunden werden.

**Beispiel:** Auf einer Intensivstation setzen einige Pflegende bereits die Technik der beruhigenden und belebenden Ganzkörperwaschung um. Diese Pflegenden sind daran interessiert, mehr über das Konzept der Basalen Stimulation zu erlernen und umzusetzen. Die Initialberührung und die biografische Anamnese sollen implementiert werden. Die Pflegenden sind sich aber auch unsicher, ob dies langfristig machbar sein wird.

**Barrieren identifizieren:** In einem *Brainstorming* mit den Pflegenden wird deutlich, dass *praktische Umstände*, genauer die Arbeitsorganisation eine *Barriere* darstellen, um etwas Neues zu implementieren. Viele Tätigkeiten verursachen ein straffes Arbeitsprogramm, das wenig Spielraum für Innovationen übrig lässt. Weiterhin scheint die *Motivation* anderer Kolleginnen und Kollegen eine Barriere zu sein, da diese auch die bisherige Implementierung nicht unterstützten.

**Methoden zur Bewältigung:** Zur Bewältigung der *praktischen Umstände* und Arbeitsorganisation wird ein weiteres Brainstorming mit *Meinungsführern* der Pflege, Physiotherapie und Ärzten geführt. Die Initialberührung wird als problemlos implementierbar identifiziert, hierzu wird *Aufklärungsmaterial* zur Verfügung gestellt. Die biografische Anamnese hingegen wird lediglich für Patienten gewählt, die länger als 48 Stunden beatmet werden. Die Meinungsführer unterstützen das Projekt und werden es kommunizieren, auch hier wird *Aufklärungsmaterial* in Form von Anamnesebögen ermittelt. Als weitere Methode zur Überwindung der Barriere *Motivation* werden *Audit und Feedback* genutzt, indem Angehörige zur Initialberührung und biografischen Anamnese befragt werden, außerdem werden die Spenden der stationseigenen Kaffeekasse monatlich ermittelt. Die Antworten der Angehörigen sowie die Mehreinnahmen der Kaffeekasse werden dem gesamten Team rückgemeldet, um den Erfolg zu kommunizieren und die anderen Pflegenden, die bisher zögerlich waren, mehr zu überzeugen.

An diesem Beispiel wird deutlich, dass es keine Patentrezepte geben kann. Jedes Team ist anders. Wenn aber spezifische Barrieren identifiziert und geeignete Methoden ausgewählt werden können, um diese Barrieren zu überwinden, dann ist ein Erfolg vielversprechend.

Weitere Tipps zur Implementierung gibt es hierzu im Internet
⌨www.implementationscience.com
⌨www.nice.org.uk/usingguidance/using_guidance.jsp

# KAPITEL 5

# Anhang

## 5.1 Verein, Regionalgruppen, Internet

Sollten Sie weitere Informationen benötigen oder auch einen Kontakt zu Personen aufbauen wollen, die sich im Bereich der Basalen Stimulation qualifiziert haben, so wenden Sie sich bitte an den internationalen Förderverein für Basale Stimulation e. V. oder die Regionalgruppen. Sie können auf der website auch Informationen über Fortbildungsangebote erhalten.
Internet: www.basale-stimulation.de

### 5.1.1 Internationaler Förderverein Basale Stimulation e.V.

Am 29. Oktober 2000 wurde in Mannheim der Internationale Förderverein Basale Stimulation e. V. gegründet. Inzwischen wird in verschiedenen Ländern Europas nach dem Konzept der Basalen Stimulation gearbeitet. Gründungsmitglieder aus Deutschland, den Niederlanden, der Schweiz und Österreich belegen dies. Weiter bestehen z. B. Kontakte nach Spanien, Frankreich, Italien, Belgien, England, Niederlanden, Polen, Tschechien und Skandinavien. In all diesen Ländern gilt es, die Interessen der Basalen Stimulation zu vertreten und für einen Austausch unter den Mitgliedern zu sorgen.

Ziel des Vereins ist die Förderung und Unterstützung der Weiterentwicklung des Konzepts Basale Stimulation sowie die Zusammenarbeit mit anderen Berufsgruppen und Institutionen. Gefördert wird der Austausch von Erfahrungen aus pädagogischer, pflegerischer, therapeutischer und wissenschaftlicher Arbeit. Darüber hinaus vertritt der Verein das Konzept der Basalen Stimulation in der Öffentlichkeit. Aufgaben des Vereins sind:
- Austausch zwischen den Mitgliedern ermöglichen
- Redaktion der Rundbriefe
- Pflegen der Homepage
- Einrichtung von Arbeitsgruppen für bestimmte Themen und Zeitabschnitte
- Organisation und Durchführung von Mitgliederversammlung und Kongressen
- Überwachung der Lizenzvergaben
- Briefpapier und Teilnahmebescheinigungen zusenden

- Abstimmung mit dem Kuratorium in inhaltlichen Fragen
- Präsenz bei Weiterbildungsgruppen

**Kontaktadresse:**
Internationaler Förderverein Basale Stimulation e. V., Geschäftsstelle – Herr Markus Schäfer, Kiefernweg 11, D-67691 Hochspeyer
Homepage: www.basale-stimulation.de

### 5.1.2 Regionalgruppen

Zur Fortbildung im Bereich Basale Stimulation gibt es die Möglichkeit, ein Einführungs-, Basis- oder auch ein Aufbauseminar zu besuchen. Diese werden von Kursleitern und auch Praxisbegleitern für Basale Stimulation in der Pflege angeboten. Für den deutschsprachigen Raum finden Sie auf der Homepage der Basalen Stimulation eine Regionalgruppe in Ihrer Nähe. Dort sind auch Protokolle der letzten jeweiligen Treffen hinterlegt, sodass Sie sich einen Überblick über die Arbeitsschwerpunkte und Interessen einzelner Regionalgruppen machen können.

### 5.1.3 Internet

Auf der Homepage der Basalen Stimulation finden sie weitere Informationen über das Konzept innerhalb der Pädagogik und Pflege sowie internationale Kontaktadressen und eine Präsentation des Fördervereins.
www.basale-stimulation.de

## 5.2 Praxisbegleiter für Basale Stimulation in der Pflege

Nachdem C. Bienstein und Prof. A. Fröhlich die weitere Ausbildung der Kursleiter wegen beruflicher Überlastung nicht mehr wahrnehmen können, haben sich im deutschsprachigen Raum fünf Gruppen qualifiziert, die nunmehr eine vertiefte Ausbildung im Konzept der Basalen Stimulation anbieten. Ziel dieser Ausbildung ist es, die Teilnehmenden zu befähigen, das Konzept der Basalen Stimulation in der Praxis umzusetzen und Pflegende darin zu begleiten.

Alle Angebote enthalten je 240 praktische und theoretische Unterrichtsstunden. Die Ausbildung wird über ca. ein Jahr im Blockunterricht berufsbegleitend angeboten. Die Preise sind angeglichen.

Kaiserswerth
Kontaktadresse: Marianne Pertzborn, Gabriele Bartoszek, Marlies Wedde, Michael Goßen, Ursula Goßen, Susanne Brand, verantw. Dagmar Kampendonk.
Internet: www.kaiserswerther-seminare.de

Freising/Süddeutschland
Kontaktadresse: Elisabeth Wust, Martin-Luther-Straße 6, D-85354 Freising
Kursleiter B. Döttlinger, E. Meyer, E. Wust.
Internet: www.weiterbildung-basalestimulation.de

Ludwigsburg
Kontaktadresse: Kliniken Ludwigsburg-Bietigheim gGmbH, Fort- und Weiterbildung, Meiereistr. 1, 71640 Ludwigsburg
Kursleiter Beate Truckses, Harry Wolpert
Internet: www.kliniken-lb.de

Bern in der Schweiz
Kontaktadresse: Berner Bildungszentrum Pflege, Freiburgstraße 133, 3008 Bern
Kursleiter: Elisabeth Röthlisberger, Leiterin Ressort Lehrgang Praxisbegleiterin Basale Stimulation, Birgit Werner, Doreen Brunner, Kathrin Schori, Ruth Alder
Internet: www.bzpflege.ch

Neunkirchen in Österreich
Kontaktadresse: Barbara Rupprecht, Gröhrmühlgasse 36/3/7, A-2700 Wr. Neustadt
Kursleiter: Gabriele Erlach-Stickler, Petra Pasterk, Ulrike Reisenberger, Barbara Rupprecht
Internet: www.neunkirchen.lknoe.at

## 5.3 Literaturverzeichnis

**A**dler et al.: Diaphragm pacing restores olfaction in tetraplegia. Eur Respir J 2009; 34: 365–370
Agård, A. S.; Lomborg, K.: Flexible family visitation in the intensive care unit: nurses' decision-making. Journal of Clinical Nursing (2011), 20: 1.106–1.114.
Affolter, F.: Wahrnehmung, Wirklichkeit und Sprache. Neckar Verlag, Villingen-Schwenningen 1991
Anzieu, D.: Das Haut-Ich. Verlag Suhrkamp Taschenbuch, Frankfurt/M. 1996
Arnold, D.: Aber in die Praxis umzusetzen ist dann halt schwierig. Pflege 1/2000
Ayres, J.: Bausteine der kindlichen Entwicklung, Springer Verlag, Berlin/Heidelberg 1992
**B**aker, C.: Nursing interventions for children with a parent in the intensive care unit. Heart & Lung, 1988, 17(4), 441–446.
Bartoszek, G.: Basale Stimulation in der Intensivpflege. In: Meyer et al. (Hrsg.): Handbuch der Intensivpflege. Ecomed Verlag 1998

Bartoszek, G.: Basale Stimulation in der postoperativen Intensivpflege – eine Übersicht. Intensiv 8/94: 83–85
Bartoszek, G.; Nydahl, P.: Von der pflegerischen Maßnahme zum therapeutischen Handeln. Pflege Aktuell (1995), 7/8: 509–511
Bartoszek, G.; Nydahl, P. (Hrsg.): Basale Stimulation: Gedanken und Anwendung in der Pflege (CD-ROM). Ullstein Medical, Wiesbaden 1998
Bartoszek, G.; Nydahl., P.: Der persönliche Fragebogen zur Pflegeanamnese – ein Update. Intensiv (11) 6 2003, 264–270
Besendorf A (2002): Das Erleben von Patienten auf Intensivstationen. Pflege 15: 310–308
Bielefeldt, E.: Tasten und spüren. Ernst Reinhardt Verlag, München 1991
Bienstein, C.: Berührung ist Begegnung. not (1995), 4: 48–50
Bienstein, C.: Stand der Forschung in der Anwendung des Konzepts „Basale Stimulation in der Pflege". In: Fröhlich, A.; Haupt, U.; Bienstein, C.: Fördern – Pflegen – Begleiten. Verlag selbstbestimmtes Leben, Düsseldorf 1997
Bienstein, C.; Fröhlich, A. (Hrsg.): Bewusst-los. Verlag selbstbestimmtes Leben, Düsseldorf 1994
Bienstein, Fröhlich 2010
Bienstein, C.; Fröhlich, A.: Basale Stimulation in der Pflege. Die Grundlagen. Hans Huber, Bern 2011
Bienstein, C.; Fröhlich, A.: Basale Stimulation in der Pflege. Verlag selbstbestimmtes Leben, Düsseldorf 1994
Bienstein C., Hannich H.-J. Forschungsprojekt zur Entwicklung, Implementation und Evaluation von Förderungs- und Lebensgestaltungskonzepten für Wachkoma- und Langzeitpatienten im stationären und ambulanten Bereich, anhand von zu entwickelnder Qualitätskriterien Wulfen 2001
Bienstein, C.; Zegelin, A.: Handbuch Pflege. Verlag selbstbestimmtes Leben, Düsseldorf 1995
Bienstein, Ch.; Fröhlich, A.: Basale Stimulation in der Pflege: Pflegerische Möglichkeiten zur Förderung von wahrnehmungsbeeinträchtigten Menschen. 10. Auflage, Verlag selbstbestimmtes Leben, Düsseldorf 1997
Bienstein: C.; Fröhlich, A.: Protokoll des Treffens für KursleiterInnen und PraxisbegleiterInnen am 20 und 21. Mai 2000 in Salzburg
Biley, F. C.; Millar, B. J.; Wilson, A. M.: Issues in intensive care visiting. Intensive and Critical Care Nursing (1993), 9: 75–81
Boosfeld
Boyd, M. A., Garand, L., Gerdner, L. A., Wakefield, B. J. & Buckwalter, K. C. (2005): Delirium, Dementias, and Related Disorders. In M. A. Boyd (Hg.), Psychiatric Nursing Contemporary Practice, S. 671–708. Lippincott Williams & Wilkins, New York.
Brechbühler, M.: Wiederbelebung durch die Sinne. Krankenpflege Soins Infirmiere (1995)
Breitenbach, E.: Material zur Diagnose und Therapie auditiver Wahrnehmungsstörungen. Verlag edition bentheim, Würzburg 1995
Buber, M.: Ich und du. Reclam, Stuttgart 1995
Buchholz, T.; Schürenberg, A.: Lebensbegleitung alter Menschen – Basale Stimulation in der Pflege. Verlag H. Huber, Bern 2003
Buchholz, Th.: Basale Stimulation – Pflegequalität. Pflegen ambulant (1993), 5: 11–18
Buchholz, Th.; Gebel-Schürenberg, A.; Nydahl, P.; Schürenberg, A.: Der Körper eine unförmige Masse – Wege der Habituationsprophylaxe. Die Schwester/Der Pfleger 7/1998
Carroll S M. Silent, slow lifeworld: the communication experience of nonvocal ventilated patients. Qual Health Res. 2007 Nov; 17(9): 1.165–77.
Ciufo, D.; Hader, R.; Holly, C.: A comprehensive systematic review of visitation models in adult critical care units within the context of patient- and family-centred care. International Journal Evidence Based Healthcare (2011), 4: 362–387.
Clarke, C. M.: Children visiting family and friends on adult intensive care units: the nurses' perspective. Journal of Advanced Nursing (2000), 31 (2): 330–338

Clarke, C. M.: The needs of children visiting on adult intensive care units: a review of the literature and recommendations for practice. Journal of Advanced Nursing (2001), 34: 61–68

Compton, P.: Critical illness and intensive care: what it means to the client. Critical Care Nurse (1991), 11(1): 50–56

Craft, M. J.; Cohen, M. Z.; Titler, M. et al: Experiences in children of critically ill parents: A time of emotional disruption and need for support. Critical Care Nursing Quarterly (1993), 16 (6): 64–7

Curtin, A. J. (2004): Changes in Mental Status. Journal of the American Podiatric Medical Association, 94(2): 118–125.

**D**aniels, D. Y.: Visiting hours: An open ICU. RN (1996), 10: 30–32

Descartes, R.: Die Leidenschaften der Seele. 2. Auflage, Meiner, Hamburg, 1.649, 1996

Davinia et al. 2009: Functional Connectivity Within the Default Mode Network in a Patient in Vegetative State. The 13th Annual Meeting of the Association for the Scientific Study of Consciousness, 5–8 June 2009 in Berlin

DGAI. Sedierende und analgetische Therapie im Rahmen der Intensivmedizin (www.awmf.org/uploads/tx_szleitlinien/-l.pdf, Zugriff 23.4.2011)

Doble JE, Haig AJ, Anderson C, Katz R. Impairment, activity, participation, life satisfaction, and survival in persons with locked-in syndrome for over a decade: follow-up on a previously reported cohort. J Head Trauma Rehabil. 2003 Sep-Oct; 18(5): 435–44

Dörner, K.; Plog, P.: Irren ist menschlich. Psychiatrie-Verlag, Bonn 1996

Dudel, J.; Menzel, R.; Schmidt, R.: Neurowissenschaft. Verlag Springer, Berlin/Heidelberg 1996

Duffy, P. (2003): Jeder blaue Buchstabe duftet nach Zimt – Wie Synästhetiker die Welt erleben. Goldmann, München.

**E**agleton, B. B.; Goldman, L.: The quality connection: satisfaction of patients and their families. Critical Care Nurse (1997), 17(6): 76–80, 100

Elliott L, Coleman M, Shiel A, Wilson BA, Badwan D, Menon D, Pickard J. Effect of posture on levels of arousal and awareness in vegetative and minimally conscious state patients: a preliminary investigation. Journal of Neurology, Neurosurgery and Psychiatry, 2005; 76(2): 298–299.

Engeln, M.: Integration von Angehörigen beatmeter Patienten. Pflegeintensiv (2001), 4: 14–18.

Eriksen, E. H.: Identität und Lebenszyklus. 17. Auflage, Suhrkamp, Frankfurt/M. 1998

Ewers, A. Osterbrink, J. (2002): Akute postoperative Verwirrtheit: Pflegerische Interventionen zur Prävention und Behandlung. In: Die Schwester – Der Pfleger, 41(10): 822–828.

Ewers A., Osterbrink J. (2003): Akute postoperative Verwirrtheit: Ein bekanntes Phänomen mit großen Unbekannten. Pflegezeitschrift, 56(5): 349–352.

**F**airburn, K.: Nurses' attitudes to visiting in coronary care units. Intensive and Critical Care Nursing (1994), 10: 224–233

Feldenkrais, M.: Abenteuer im Dschungel des Gehirns. Suhrkamp, Frankfurt/M. 1981

Findeisen, D. G. R.; Pickenhain, L.: Immunantwort und Psyche. Edition Universitas, Stuttgart 1990

Foucault, M.: Die Geburt der Klinik, Eine Archäologie des ärztlichen Blicks. S. Fischer, Frankfurt 1973

Freud, S.: Studien über Hysterie. Ges. W. Bd. 1, S. Fischer, Frankfurt 1895

Fröhlich, A. (Hrsg.): Lernmöglichkeiten. 3. Auflage, Edition Schindele, Heidelberg 1995

Fröhlich, A. (Hrsg.): Wahrnehmungsstörungen und Wahrnehmungsförderung. Edition Schindele, Heidelberg 1997

Fröhlich, A.: Basale Stimulation – das Konzept. Verlag selbstbestimmtes Leben, Düsseldorf 1998, 2003

Fröhlich, A.: Basale Stimulation, Manuskript für Pflegeberufe, Pflege Juchli 2000, Thieme Verlag Stuttgart 9. Auflage Seite 4; entnommen aus: Werner, B.: Basale Stimulation in der Pflege – eine Konzeptanalyse und -bewertung. 1. Auflage, Verlag H. Huber, Bern 2001

Fröhlich, A.: Basale Stimulation. In: Neander K.-D.; Meyer, G.; Friesacher, H. (Hrsg.): Handbuch der Intensivpflege. Ecomed Verlagsgesellschaft, Landsberg 1994

Fröhlich, A.: Basale Stimulation. Pflege Aktuell (1995), 6/7: 504–508

Fröhlich, A.: Begegnungen – Fachtagung zur Basalen Stimulation. Mitschrift am 24.11.2000 in Oldenburg
Fröhlich, A.; Haupt, U.; Bienstein, C.: Fördern – Pflegen – Begleiten. Verlag selbstbestimmtes Leben, Düsseldorf 1997
Fröhlich, A.; Nydahl, P.: Basale Stimulation in der Pflege. In: Thiemes Pflege. 10. Auflage, Georg Thieme Verlag, Stuttgart 2004
Fröhlich, A.; Nydahl, P.: Haltung – Kompetenz – Technik; 2008: http://www.basale-stimulation.de/fileadmin/Redaktion/pdf/Haltung_Kompetenz_Technik_PE.pdf
Fröhlich, A. (2009). Das Konzept Basale Stimulation in der Pflege. In: Döttlinger, B., Meyer, E., Wust, E. (Hg). Der Mensch im Zentrum. Pro Business, Berlin
Fröhlich, A; Nydahl, P (2010): Haltung, Kompetenz, Technik. Website des int. Fördervereins für Basale Stimulation: http://www.basale-stimulation.de/allgemeines/basale-stimulation/einfuehrung.html, 15.1.2010
Georg, J.; Frowein, M.: Pflegelexikon, Ullstein Mosby, Wiesbaden 1999
Graham McClowry, S.: Family functioning during a critical illness. A systems theory perspective. Critical Care Nursing Clinics of North America (1992), 4(4): 559–564
Goldenberg, G. (2006): Visuelle Objektagnosie und Prosopagnosie. In: Karnath, H. O.; Thier, P. (Hg.), 128–138: Neuropsychologie Springer, Berlin.
Goldstein, E. B. (2007). Wahrnehmungspsychologie: Der Grundkurs. 7. Auflage. Spektrum Akademischer Verlag, Heidelberg.
Grond, E.: Die Pflege verwirrter alter Menschen. Lambertus Verlag, Freiburg i. Br. 1992
Gründler, E.: Koma. In: Psychologie heute, 6/96: S. 36–41
Guski, R.: Wahrnehmen – ein Lehrbuch. Verlag W. Kohlhammer, Stuttgart/Berlin/Köln 1996
Gustorff, D.: Lieder ohne Worte – Musiktherapie bei komatösen Patienten. In: Musiktherapeut Umschau 1991
Gustorff, D.: Musiktherapie als Orientierungshilfe bei bewusstseinsgestörten Patienten. Intensiv 4/96, 59–61
Gustorff, D.; Hannich, H. J.: Jenseits des Wortes. Verlag H. Huber, Bern 2000
Halm, M. A.; Titler, M. G.: Appropriateness of critical care visitation: perceptions of patients, families, nurses and physicians. Journal of Nursing Quality Assurance (1990), 5(1): 25–37
Hannich, H.: Medizinische Psychologie in der Intensivbehandlung. Springer Verlag, Berlin/Heidelberg 1987
Hannich, H-J.: Bewußtlosigkeit und Körpersprache. Überlegungen zu einem Handlungsdialog in der Therapie komatöser Patienten. 1992. Überarb. Vortrag anläßlich der 1. Essener Gespräche
Hannich, H.: Die Individualität des Patienten nicht aus den Augen verlieren. Krankenhaus Arzt 67 (1994), 4: 150–158
Hannich, H.; Dirkes, B.: Ist Erleben im Koma möglich? Intensiv 4/96: 4–7
Haut, A. (2005): An Grenzen geraten. Wie erfahren Intensivpflegende die Umsetzung der Basalen Stimulation. Pflegeintensiv 2: 20–24
Hebb, D. O. (1953): Foundations of Sensory deprivation. In: Journal of Experimental Psychology, 45 (5): 273–82
Helmbold, A. (2007): Berühren in Pflegesituationen. Hans Huber Verlag
Henneman, E; Cardin, S.; Papillo, J.: Open visiting hours in the critical care setting – effect on nursing staff. Heart & Lung (1989), 18(3):291–292
Hensel, U.; Nydahl, P.: Basale Stimulation – Entwicklung eines Dialogs mit bewusstseinsgestörten Patienten. Die Schwester/Der Pfleger 10/97, S. 847–853
Herzog, S.: Ich habe wieder Freude am Leben. Wachkoma 4/2000, 38
Hupcey, J. E.: Feeling safe: the psychosocial needs of ICU patients. J Nurs Scholarsh 2000; 32(4): 361–7

Jäkel, Birgit: Die etwas unsanfte Begegnung mit einem Luffawaschhandschuh. In: Buchholz, T.; Gebel-Schürenberg, A.; Nydahl, P.; Schürenberg, A.: Begegnungen. Ausgesuchte Fallbeispiele des Konzepts Basale Stimulation in der Pflege. Verlag H. Huber, Bern 2001

Jähnke, L. (2009): The plastic brain. In: Restorative Neurology and Neuroscience, 27(5): 521–538.

Jeß, O, Nydahl P (2010): Umgrenzende Positionierung. Intensiv 18: 253–260

Johannson, Fjellmann-Wiklund (2005): Ventilated patients experiences of body awareness at an intensive care unit. Advances in Physiotherapy. 2005; 7: 154–161

Johnson, D. L.: Preparing Children for Visiting Parents in the Adult ICU. Dimension of Critical Care Nursing (1994), 13 (3): 152–165.

Jones, J.: Hearing and memory in anaesthetised patients. Br Med J 292 (1986): 1.291–1.293

Jones C, Griffiths RD, Humphris G, Skirrow PM.: Memory, delusions, and the development of acute posttraumatic stress disorder-related symptoms after intensive care. In: Crit Care Med. 2001 Mar;29(3):573–580.

Juchems S, Besuchsregelungen auf Intensivstationen aus der Sicht von Pflegenden. Bachelorarbeit. Department für Pflegewissenschaft, Universität Witten/Herdecke, 2008.

Kämmerer, D.: Tagebuch einer Spät-Rehabilitation. Wachkoma 3 2000, 42–49

Katz RT, Haig AJ, Clark BB, DiPaola RJ. Long-term survival, prognosis, and life-care planning for 29 patients with chronic locked-in syndrome. Arch Phys Med Rehabil. 1992 May; 73(5): 403–8

Kalweit, E.: Psychoneuroimmunologie. Die Schwester/Der Pfleger 6/99, S. 455–463

Karlsson V, Forsberg V. Health is yearning – Experiences of being conscious during ventilator treatment in a critical care unit. Intensive and Critical Care Nursing (2008) 24, 41–50

Karnath HO, Christ K, Hartje W. (1993): Decrease of contralateral neglect by neck muscle vibration and spatial orientation of trunk midline. Brain. 1993 Apr; 116 (Pt 2): 383–96.

Kawahira K,; Higashihara K.; Matsumoto S; Shimodozono M, Etoh S, Tanaka N, Sueyoshi Y. (2004): New functional vibratory stimulation device for extremities in patients with stroke. Int J Rehabil Res. 2004 Dec;27(4): 335–7

Kean, S.: Familien auf der Intensivstation: Eine Diskussion ausgesuchter Forschungsergebnisse und deren Implikationen für die Praxis. In: Gehring, M.: Familienbezogene Pflege. Verlag H. Huber, Bern 2001

Kean S (2010): The experience of ambiguous loss in families of brain injured ICU patients. Nursing in Critical Care 15; 2: 66–75

Kels, K.: Von der fraktionierten zur bobath-orientierten Ganzkörperwäsche. Verlag Zimmermann, Dorsten-Wulfen 1995

Kirchhoff, K.T.; Pugh, E.; Calame, R.M. et al: Nurses' beliefs and attitudes toward visiting in adult critical care settings. American Journal of Critical Care (1993), 2(3): 238–245

Klein, M.: Schmerzempfindung und erhaltenes Bewußtsein im apallischen Syndrom? Intensiv 2/2000

Knobel, S.: Wie man sich bettet, so bewegt man. Pflege 2/96: 134 ff.

Knobel-Bachmann, S.: Wie man sich bettet, so bewegt man. Der Einfluss von superweichen Matratzen auf die Bewegung. Verlag Zimmermann, Dorsten-Wulfen 1995

Knutsson, S.; Otterberg, C.; Bergbom, I.: Visits of children to patients being cared for in adult ICUs: policies, guidelines and recommendations. Intensive and Critical Care Nursing (2004), 20: 264–274

Kopke, K. (2010): Atemstimulierende Einreibung. Eine pflegerische Interventionsstudie zur Schmerzreduktion bei mehrfach erkrankten älteren Menschen. Unveröffentlichte Dissertation Charité Berlin

Kostrzewa, S.; Kutzner, M.: Was wir noch tun können – Basale Stimulation in der Sterbebegleitung. Verlag H. Huber, Bern 2002

Küpfer, E. (2007): Entspannen mit Basaler Stimulation. GRIN Verlag

Lauer: Auch wer nicht sprechen kann, hat viel zu sagen. Vortrag zur Tagung Basale Stimulation in der Pflege am 14. und 15.5.1999 in Düsseldorf

Laureys S, Pellas F, Van Eeckhout P, Ghorbel S, Schnakers C, Perrin F, Berré J, Faymonville ME, Pantke KH, Damas F, Lamy M, Moonen G, Goldman S. (2005): The locked-in syndrome: what is it like to be conscious but paralyzed and voiceless? Prog Brain Res. 150: 495–511.

Lawton, M. P. (1981): Sensory Deprivation and the Effect of the Environment on Management of the Patient with Senile Dementia. In: Clinical aspects of Alzheimer's disease and senile dementia. Oxford University Press, Oxford.

LeBlanc JM, Dasta JF, Kane-Gill SL. Role of the bispectral index in sedation monitoring in the ICU. Ann Pharmacother. 2006 Mar; 40(3): 490–500.

Lehmann, A.: Basale Stimulation in der Pflege verwirrter Patienten am Beispiel der Atemstimulierenden Einreibung. In: Lehmann, A.; Lengauer, A.; Schürenberg, A.; Taubenberger, M.: Die Atemstimulierende Einreibung und Basale Stimulation in verschiedenen Bereichen der Kranken- u. Altenpflege. Berichte zur Pflegeforschung und Pflegepraxis herausgegeben im Auftrag der Agnes Karll-Stiftung, Bd. 9 (Sonderband), Verlag Zimmermann, Dorsten 1998

Lehmann, A.: Basale Stimulation in der Pflege verwirrter Patienten am Beispiel der atemstimulierenden Einreibung. Verlag Zimmermann, Dorsten 1994

Lengau, M.: Die atemstimulierende Einreibung als Bestandteil der präoperativen Vorbereitung von kardiochirurgischen Patienten. Verlag Zimmermann, Dorsten 1992

Lengauer, M.: Die Atemstimulierende Einreibung als Bestandteil der präoperativen Vorbereitung von kardiochirurgischen Patienten. In: Lehmann, A.; Lengauer, A.; Schürenberg, A.; Taubenberger, M.: Die Atemstimulierende Einreibung und Basale Stimulation in verschiedenen Bereichen der Kranken- u. Altenpflege. Berichte zur Pflegeforschung und Pflegepraxis herausgegeben im Auftrag der Agnes Karll-Stiftung, Bd. 9 (Sonderband), Verlag Zimmermann, Dorsten 1998

Lewandowski, L. A.: Needs of children during the critical illness of parents or sibling. Critical Care Nursing Clinics of North America (1992), 4 (4): 573–585

Leyendecker, C.: Wissenschaftliche Grundlagen, Konzepte und Perspektiven in der Frühförderung körperbehinderter Kinder. In: Bergeest, H.; Hansen, G. (Hrsg): Theorien der Körperbehindertenpädagogik. Klinkhardt, Bad Heilbrunn 1999

Lilly, J. C. (1956): Significance of Motor Maps of the Sensorimotor Cortex in the Conscious Monkey Clin. In: Neurophysiology, Supplement 4: 38–40.

Luft, A.; Drews, U.: NeuroTutor. Das Gehirn auf vernetzten Wegen. Vers. 1.0, CD-ROM, Georg Thieme Verlag, Stuttgart 1994

Lurija, A.: Der Mann, dessen Welt in Scherben ging. Rowohlt Verlag, Hamburg 1991

Marks, L. E. (1978): The Unity of the Senses. Interrelations among the modalities, Academic Press, New York.

Marsden, C.: Family-centered critical care: an option or obligation? American Journal of Critical Care (1992), 1(3): 115–117

Marwedel, U. (2008): Gerontologie und Gerontopsychiatrie. Lernfeldorientiert. 2. erweiterte Auflage. Verlag Europa-Lehrmittel, Haan-Gruiten 29f.

Matis G, Birbilis T. The Glasgow Coma Scale-a brief review. Past, present, future. Acta Neurol Belg. 2008 Sep; 108(3): 75–89.

McDoughall, J.: Theater des Körpers. Weinheim, 1991

McKenzie, G.: Zur Raumgestaltung in Krankenzimmern – eine Literaturrecherche. Unveröffentlicher Bericht – Institut für Arbeitspsychologie. Dresden: Techn. Universität 1999

Merleau-Ponty, H.: Die Prosa der Welt. Fink Verlag, München 1984

Metzing, S., Osarek, J.: Besuchsregelungen auf Intensivstationen. Eine Literaturstudie englischsprachiger Veröffentlichungen von 1984–1985. Pflege (2000), 13(4): 242–252

Metzing, S.: Bedeutung von Besuch für Patientinnen und Patienten während ihres Aufenthaltes auf einer Intensivstation. In: Fokus: Intensivpflege, Abt-Zegelin, A. (Hrsg.), Schlütersche Verlagsgesellschaft, Hannover 2004, S. 159–214.

Middendorf, Ilse: Der erfahrbare Atem. Jungfermann-Verlag 1991

Montagu, A.: Körperkontakt. Klett-Cotta Verlag, Stuttgart 1987
Morse, J. M.: Responding to threats to integrity of self. Advances in Nursing Science (1997), 19(4):21–36
Morse, J. M.; O'Brien, B.: Preserving self: from victim, to patient, to disabled person. Journal of Advanced Nursing (1995), 21: 886–896
Neander, K.-D. (Hrsg.): Musik und Pflege. Urban & Fischer, München 1999
Neander, K.-D. et al.: Der Einfluss von Weichlagerung auf die Körperwahrnehmung und -haltung. Pflege 4/96, S. 293–299
NICE: How to change practice. 3381 www.nice.org.uk/media/D/D/Howtochangepractice.pdf, 21.9.2010
Nicholson, A. C.; Titler, M.: Montgomery, Lou Ann et al: Effects of child visitation in adult critical care units: a pilot study. Heart & Lung (1993), 22 (1): 36–45
Niedeggen, M.; Jörgens, S. (2005): Visuelle Wahrnehmungsstörungen. Hogrefe-Verlag, Göttingen.
Nietzsche, F.: Also sprach Zarathustra. In: Werke in 3 Bänden, Bd. 1, Hanser, München 1982
Nydahl, P.: Angehörige integrieren. Die Schwester/Der Pfleger (1996), 5: 439–440
Nydahl, P.: Basal stimulierende Ganzkörperwaschung bei Hemiplegie. Pflegezeitschrift (2002), (55) 10: 5–8
Nydahl, P.: Basale Stimulation – Pflege als Basis zur Kommunikation. Pflegezeitschrift 4/99
Nydahl, P.: Schön tief Luft holen? Basale Stimulation im Weaning. Intensiv (2002), (10) 5: 202–211
Nydahl, P.: Umgebung gestalten auf der Intensivstation – Raumgestaltung und visuelle Anregung Teil 1. Die Schwester/Der Pfleger (42) 11/2003: 824–830
Nydahl, P.: Umgebung gestalten auf der Intensivstation – Raumgestaltung und visuelle Anregung Teil 2. Die Schwester/Der Pfleger (42) 12/2003: 910–914
Nydahl, P., Balz, L., Taudien, H., Winzenburg, M.: Wie erleben Patienten die Intensivstation? Intensiv 1996, 4: 250–254
Nydahl, P; Papengut, F. (2011). Denke ans Delir! Erkennen und Behandeln von Delirpatienten. Intensiv, Thieme 19 (5): 237–245
Osterbrink, J. et al: Inzidenz und Prävalenz postoperativer akuter Verwirrtheit kardiochirurgischer Patienten nach Bypassoperationen sowie Herzklappenersatz. Pflege (2002), 15: 178–189
Osterbrink, J.: Tiefe Atementspannung – Einfluss auf Inzisionsschmerz, Angst und Leiden bei Patienten in der postoperativen Frühphase, Verlag H. Huber, Bern 1999
Owen AM, Coleman MR, Boly M, Davis MH, Laureys S, Pickard JD. (2006): Detecting awareness in the vegetative state. Science. Sep 8; 313(5792): 1.402.
Perrar K. M., Sirsch E., Kutschke A. (2007): Gerontopsychiatrie: für Pflegeberufe. Thieme, Stuttgart.
Pfister, I.: Berühren ist Begegnen. Wohlbefinden fördern durch ASE am Beispiel von Patienten in Umkehrisolation. Verlag Zimmermann, Dorsten 1994
Pickenhain, L.: Basale Stimulation – Neurowissenschaftliche Grundlagen. Verlag selbstbestimmtes Leben, Düsseldorf 1998
Pickenhain, L.: Basale Stimulation. Neurowissenschaftliche Grundlagen. Verlag selbstbestimmtes Leben, Düsseldorf 2000
Pierce, B.: Children in the Ault ICU: A Facilitated Approach. Critical Care Nurse (1998), 18 (2): 85–90
Pinkert C: Das subjektive Erleben von Schlafstörungen bei Patientinnen und Patienten auf der Intensivstation. In: Abt-Zegelin A: Fokus: Intensivpflege. Schlütersche, Hannover 2004
Platting, K.-H.: Spürnasen und Feinschmecker. Springer Verlag, Berlin/Toronto u. a. 1995
Polit, D. F.; Beck, C. T.; Hungler, B. P.: Lehrbuch Pflegeforschung: Methodik, Beurteilung und Anwendung: deutschsprachige Ausgabe bearbeitet und herausgegeben von S. Bartholomeyczik, Verlag H. Huber, Bern 2004
Prins, M. M: The effect of family visits on intracranial pressure. Western Journal of Nursing Research (1989), 11(3): 295–297

Rannegger, J.: Kornfeld Übung® KÄF – Ü® – Förderung des menschlichen Gleichgewichtssystems. Rannegger, J. Graz, Österreich 1997. Weitere Informationen durch J. Rannegger

Reiser, B.: Lebensbilder gestalten. In: Buchholz, T.; Gebel-Schürenberg, A.; Nydahl, P.; Schürenberg, A.: Begegnungen. Basale Stimulation in der Pflege – Ausgesuchte Fallbeispiele. Verlag H. Huber, Bern 2001

Richard C, Rousseaux M, Honore J. (2001): Plantar stimulation can affect subjective straight-ahead in neglect patients. Neurosci Lett. 2001 Mar 23; 301(1): 64–8.

Roth, G.: Das Gehirn und seine Wirklichkeit. Suhrkamp Verlag, Frankfurt/M., 1996

Roth, G. (2009): Aus Sicht des Gehirns. Suhrkamp Verlag, Berlin

Salomon, F.: Bewusstsein und Bewusstlosigkeit aus anästhesiologischer und intensivmedizinischer Sicht. In: Bienstein, C.; Fröhlich, A. (Hrsg.): Bewusst-los. Verlag selbstbestimmtes Leben, Düsseldorf, 1994

Schaaf H., Walther L. E., Hesse G. (2008): Was das Gleichgewicht im Alter schwinden lassen kann. Betrachtungen über den klassischen HNO-Bereich hinaus. HNO kompakt, 17.(2): 75–80.

Scheidt von, J.; Scheidt von, Ch.; Eikelbeck, M.: Psychologie für Krankenpflegeberufe. München, 1991

Schelling G. Posttraumatic stress disorder in somatic disease: lessons from ciritcally ill patients. Prog Brain Res. 2008; 167:229–237

Schelling G, Kilger E, Roozendaal B, de Quervain DJ, Briegel J, Dagge A, Rothenhäusler HB, Krauseneck T, Nollert G, Kapfhammer HP: Stress doses of hydrocortisone, traumatic memories and symptoms of posttraumatic stress disorder in patients after cardiac surgery: a randomized study. In: Biol Psychiatry. 2004 Mar 15,55(6):627–33

Schelling G, Roozendaal Bi, DeQuervain DJ. Can posttraumatic stress disorder be prevented with glucocorticoids? Ann NY Acad Sci. 2004; 1032:158–166

Schelling G, Stoll C, Haller M, Briegel J, Maner W, Hummer T, Lenhart A, Heyduck M, Polasek J, Meier M, Preuss U, Bullinger M, Schüffel W, Peter K: Health-related quality of life and posttraumatic stress disorder in survivors of the acute respiratory distress syndrome. In: Crit Care Med. 1998 Apr;26/4):651–9.

Schiff, A. (2006): Schlafförderung durch Atemstimulierende Einreibung bei älteren Menschen. Hans Huber Verlag

Schmidt, R.: Neuro- und Sinnesphysiologie. Springer Verlag, Berlin/Heidelberg, 1995

Schmitz, H.: Phänomenologie der Leiblichkeit. In: Petzold, H. (Hrsg.): Leiblichkeit. Jungfermann, Paderborn 1985

Schönle, P. W.: Neurophysiologische Untersuchung von extern nicht beobachtbaren Fähigkeiten (covert behavior) bei Patienten der Frührehabilitation. In: Symposium-Kuratorium ZNS, HVBG (Hauptverband der gewerblichen Berufsgenossenschaften) 1995

Schou L, Egerod I (2008): A qualitative study into the lived experience of post-CABG patients during mechanical ventilator weaning. Intensive and Critical Care Nursing 24, 171–179

Schrader, D., Schrader, N. Lärm auf Intensivstationen und dessen Auswirkungen auf Patienten und Personal. intensiv 2001; 9: 96–106 und 9: 142–150

Schürenberg, A.: Die atemstimulierende Einreibung als einschlafförderndes Mittel in der Klinik. Verlag Zimmermann, Dorsten-Wulfen 1990

Schürenberg, A.: Die Atemstimulierende Einreibung als einschlafförderndes Mittel in der Klinik. Pflege 6 (1993) 2: 135–143

Schürenberg, A. (2004): Basales Berühren. In: Leib. Köper. Maschine. Verlag Selbstbestimmtes Leben.

Schwender, D.: Wachheit während der Narkose. Wissenschaftliche Verlag Abteilung, Abbott GmbH, Wiesbaden 1992

Schwander, D.; Klasing, S.; Daunderer, M.; Madler, C.; Pöppel, E.; Peter, K.: Wachheitszustände während Allgemeinanästhesien. Definition, Inzidenz, klinische Relvanz und medikolegale Aspeke. Anasesthesist. 1995; 44:743–754

Schwender, D.; Kaiser, A.; Klasing, S.; Faber-Züllig, E.; Golling, W.; Pöppel, P. K.: Anästhesie mit Flunitrazepam/Fentanyl und Isoflurane/Fentanyl. Unbewussete Wahrnehmung und mittellatente akustisch evozierte Potentialse. Anästhetesist. 1994; 43:289–297

Schwender, D.: Wachzustände während Allgemeinanästhesie. Anaesthesist (1995) 44: 743–754

Schwörer, Ch.: Der apallische Patient. Gustav Fischer Verlag, Stuttgart 1992

Simon, S. K.; Phillips, K.; Badalamenti, S. et al.: Current practices regarding visitation policies in critical care units. American Journal of Critical Care (1997), 6(3): 210–217

Smith, S. A.: Extended body image in the ventilated patient. Intensive Care Nursing (1989), Longman group UK Ltd. 1980

Stepan, C., Binder, H., Haidinger, G. Die Problematik der klinischen Verlaufsbeurteilung von Patienten mit Apallischem Syndrom (AS) anhand von Rehabilitationsskalen – ein Überblick. Journal für Neurologie, Neurochirurgie und Psychiatrie 2004; 5 (3), 14–22

Stockdale, L. L.; Hughes, J. P.: Critical Care Unit visiting policies: A survey. Focus on Critical Care (1988), 15(6): 45–48

Soury-Lavergne A, Hauchard I, Dray S, Baillot ML, Bertholet E, Clabault K, Jeune S, Ledroit C, Lelias I, Lombardo V, Maetens Y, Meziani F, Reignier J, Souweine B, Tabah A, Barrau K, Roch A; Survey of caregiver opinions on the practicalities of family-centred care in intensive care units. Journal of Clinical Nursing (2011) 28

Straub, M.: Ganzkörperwäsche auf der Intensivstation. Unveröffentlichtes Manuskript

Taubenberger, P.: Atemstimulierende Einreibung und $O_2$-Sättigung. 1992.

Tax, E.: Einfluss pflegerischer Maßnahmen auf das Wohlbefinden des Patienten. Intensiv, 3/94: 111–116

Tietze, K. O.: Kollegiale Beratung: Problemlösungen gemeinsam entwickeln. Verlag Rowohlt, Hamburg, Berlin 2003

Thiele, G.: Handlexikon der Medizin: Urban & Schwarzenberg, München 1980

Thornton, C.: Evoked Potenzials in anaesthesia. Europ J Anaesth (1991), 8: 89–107

Thornton, C.; Newton, D.: The auditory evoked response: A measure of depth of anaesthesia. Balliere's Clin Anaesth (1989), 3: 559–585

Tilter, M. G.; Cohen, Z. M.; Craft, M. J.: Impact of adult critical care hospitalization: Perceptions of patients, spouses, children and nurses. Heart & Lung (1991), 20 (2): 174–182

Tolle, P. (2005) Erwachsen im Wachkoma. Peter Lang Verlag

Traub, R.: Der Mensch, ein Schrank. In: Neander, K.-D. (Hrsg.): Musik und Pflege. Urban & Fischer, München 1999

Urbas. L.: Pflege eines Menschen mit Hemiplegie nach dem Bobath-Konzept. 2. Auflage, Georg Thieme Verlag, Stuttgart 1996

Uslar, D. von: Die Welt als Ort des Menschen. In: Gadamer, H.-G., Vogler, P.: Philosophische Anthropologie. Bd. 7, Georg Thieme Verlag, Stuttgart 1975

Vester, Frederik: Denken, Lernen, Vergessen. dtv Verlag, München 1978

Watzlawik, P. (1995): Wie wirklich ist die Wirklichkeit? – Wahn, Täuschung, Verstehen. 21. Auflage. Piper, München.

Weidert, S. (2007): Leiblichkeit in der Pflege von Menschen mit Demenz. Marbuse Verlag

Bader, S. (2005): Diagnose Wachkoma. Diplomarbeit LHB Pinkafeld

Werner, B.: Basale Stimulation in der Pflege – eine Konzeptanalyse und -bewertung. Verlag Hans Huber, Bern 2001

Werner, B. (2006): Das Erleben kompensatorischer Mundhygiene aus der Perspektive von Menschen mit schwersten Bewegungs- und Sensibilitätseinschränkungen aller Extremitäten (Tetraplegie). Masterarbeit *Universität Witten/Herdecke, Medizinische Fakultät, Institut für Pflegewissenschaft*

Whitton S, Pittiglio LI., Critical care open visiting hours. Critical Care Nursing Quarterly. (2011), 34: 361–366.

Wiebalk, A. Vandermeulen E, Van Aken H, Vandermeersch E (1995). Konzept zur Verbesserung der postoperativen Schmerzbehandlung. Anästhesist 44: 831–42

Wierse, C., Becker, St.: Eine Ganzkörperwäsche auf der Intensivstation, Erfahrungen mit der beruhigenden Ganzkörperwäsche auf zwei verschiedenen Intensivstationen. Verlag Zimmermann, Dorsten 1993

Wilhelm, H.-J. (1998): Gefangene Ihrer Wahrheit. In: Pflege 11: 275–280.

Youngner, S. J.; Coulton, C.; Welton, R. et al.: ICU visiting policies. Critical Care Medicine (1984), 12(7): 606–608

Zegelin, A. (2005a): „Festgenagelt sein". Der Prozess des Bettlägerigwerdens. Huber, Bern.

Zegelin A. (2005b): „Festgenagelt sein" – der Prozess des Bettlägerigwerdens durch allmähliche Ortsfixierung, in: Pflege, 18(3):281–288.

Zieger, A.: Dialogaufbau in der Frührehabilitation mit hirnverletzten Komapatienten. In: Neander K.-D.; Meyer, G.; Friesacher, H. (Hrsg.): Handbuch der Intensivpflege. ecomed Verlag, Landsberg 1993

Zieger, A.: Dialogaufbau mit komatösen neurochirurgischen Patienten. In: Lipp, B.; Schlaegel, W.: Wege von Anfang an. Neckar Verlag, Villingen-Schwenningen 1996

Zieger, A.: Skala expressive Kommunikation und Selbstaktualisierung. Persönlicher Schriftwechsel 1998

Zuckerman, M.; Persky, H.; Miller, L.; Levine, B. (1970): Sensory deprivation versus sensory variation. In: Journal of Abnormal Psychology, 76(1): 76–82.

Zündel, M. (2010): Interaktionsbasiertes Pflegehandeln. Unveröffentlichte Dissertation Universität Bremen

## 5.4 Autorenverzeichnis

**Gabriele Bartoszek MScN,** Fachkrankenschwester für Anästhesie- und Intensivpflege, Kurs- und Weiterbildungsleiterin für Basale Stimulation in der Pflege
E-Mail: gabriele.bartoszek@web.de

**Heike Baumeister,** Praxisbegleitung für „Basale Stimulation in der Pflege"; Studentin der Pflegewissenschaft (B.Sc.) an der Kath. Hochschule, Köln; Fachkrankenschwester für pädiatrische Intensivmedizin und Anästhesie im Kinderkrankenhaus der Städt. Kliniken der Stadt Köln, Amsterdamer Straße 59, 50735 Köln
E-Mail: heikebaumeister@yahoo.de

**Christiane Eberhardt,** Fachkrankenschwester für Intensiv- und Anästhesiepflege, Praxisbegleiterin für Basale Stimulation in der Pflege, Weiterbildung in tiergestützter Therapie beim KDA in Köln, derzeit Weiterbildung in Palliativ Care am Klinikum Großhadern. Tätig auf der Palliativstation im RoMed Klinikum in Rosenheim und in der außerklinischen Intensivpflege.
E-Mail: christiane.eberhardt@email.de

**Dr. paed. Andreas Fröhlich,** Professor für Allgemeine Sonderpädagogik in Landau/Pfalz, Xylanderstr. 1, 76829 Landau/Pfalz

## 5.4 Autorenverzeichnis

**Irmela Gnass, BScN, MScN,** Fachkrankenschwester Anästhesie und Intensivpflege, hat mehrere Jahre auf einer interdisziplinären Intensivstation gearbeitet. Im Studium der Pflegewissenschaft und auch heute ist ihr Schwerpunkt die Weiterentwicklung der Intensivpflege. Sie ist Sprecherin der Sektion „Pflege des kritisch kranken Menschen" der Deutschen Gesellschaft für Pflegewissenschaften.
E-Mail: i.gnass@online..de

**Dr. psych. H. J. Hannich,** Professor für medizinische Psychologie, Institut für medizinische Psychologie, Ernst-Moritz-Arndt-Universität
Walther-Rathenau-Str. 48, 17487 Greifswald
Harald Haynert, MScN, Krankenpfleger, Pflegewissenschaftler.
E-Mail: hhaynert@web.de

**Prof. Dr. med. Ulf Linstedt,** Chefarzt der Klinik für Anästhesiologie, operative Intensivmedizin und Schmerztherapie, DIAKO Flensburg, Akademisches Lehrkrankenhaus für die Christian Albrechts Universität zu Kiel

**Kristin Loehnert,** Fachkrankenschwester für Innere Medizin und Intensivpflege, Weiterbildung zur Praxisbegleiterin Basale Stimulation, langjährige Erfahrung in der Umsetzung des Konzeptes Basale Stimulation auf der internistischen Intensivstation und in der ambulanten Heimbeatmungspflege. Seit 2010 Leitung der Fachbereiche Ernährung und Wundversorgung bei der Firma assist GmbH, In der Bruchwies 10, 66663 Merzig.
E-Mail: k.loehnert@gmx.de

**Jun.-Prof. Dr. Sabine Metzing,** Krankenschwester, Examen 1992; 1992–1998 Med. kardiologische Intensivstation, Koblenz. Pflegewissenschaftlerin (MScN, BScN) mit den Schwerpunkten familienorientierte Pflege, Kinder und Jungendliche als pflegende Angehörige, Bewältigung von chronischer Krankheit, qualitative Forschung.
Department für Pflegewissenschaften, Fakultät für Gesundheit, Uni Witten/Herdecke.
Stockumer Str. 10, 58453 Witten.
E-Mail: sabine.metzing@uni-wh.de

**Peter Nydahl,** Krankenpfleger, Kurs und Weiterbildungsleiter für Basale Stimulation in der Pflege, Pflegeexperte für Menschen im Wachkoma, Praxisanleiter. Seit 1990 in der Intensivpflege tätig, Klinik für Neurologie am Universitätsklinikum Schleswig-Holstein, Campus Kiel, Schittenhelmstr. 10, 24105 Kiel
E-Mail: peter@nydahl.de

# Register

**A**

Abstraktionsstörung  27
Abwehr, taktile  24
AEP  40
Agnosie  25
Aktivität  82
Aktivitätsrhythmus  83
Akustisch evozierte Potenziale  40
ALS  216
Altersschwerhörigkeit  18
Amyotrophe Lateralsklerose  216
Anamnese, biografische  50
Anamnesebogen  52
Angebot
– auditives  155
– orales  143
– somatisches  101
– taktil-haptisches  165
– vestibuläres  132
– vibratorisches  137
– visuelles  171
Angehörige  234
Anregung, orale  144
ASE  182
– Weaning  187
Atastie  17
Atemrhythmus
– Angebote  181
– Singen  162
Atemstimulierende Einreibung  182
Atmen (zentrales Ziel)  73
Atmung  180
Außenwelt erfahren  85
Autonomie  93
Autostimulation  23

**B**

Balance-Reflex  19
Basale Stimulation
– im Team umsetzen  258
– Konzept  2
– Pflegeschwerpunkte  52
– Wissenschaftlichkeit  256
– zentrale Ziele  70
Bedeutung geben  89
Begegnung gestalten  87
– Intensivpflege  200

Beobachtung  67
Berührung  106
Bewusstlosigkeit  30
Bewusstsein
– einschätzen  69
– minimales (MCS)  32
Beziehung aufnehmen  87
Bilder  174
Blindhandphänomen  19

**D**

Delir  35
– Klassifikation  29
Demenz  35
Deprivation, sensorische  20

**E**

Eigenen Rhythmus entwickeln  82
Eigenes Leben spüren  77
Einreibung, atemstimulierende (ASE)  182
Einschätzung, Bewusstsein  69
Entwicklung erfahren  72

**G**

Ganzheitlichkeit  4
Ganzkörperwaschung  109
– basal stimulierende  115
– begleitende  117
– belebende  114
– beruhigende  113
– entfaltend  115
– geführte  117
– Hemiplegie  115
– neurophysiologische  115
– symmetrische  114
– unterstützende  117
Gegenübertragung  45
Gelkissen  127
Geräusche  156
Geruch  147
Geschichten erzählen  159
Gesichtsfeld  173
Glasgow-Komaskala  37
Gleichgewichtssinn  132

**H**

Habituation  22

## I
Initialberührung 81, 102
– Qualität 105
Intensivmedizin 37
Intensivpflege
– außerklinische 215
– Begegnung gestalten 200

## K
Kinder
– als Besucher 245
– Schwerstmehrfachbehinderte 224
Koma 30
Kommunikation
– durch Spastik 131
– elementare 99
Konsistenz 146
Kontaktaufnahme
– Initialberührung 103
– Singen im Atemrhythmus 162
Kontinenztraining 130
Kontrastverlust 26
Körper 43
Körperbewusstsein 34
Körperbild 34
Körpergefühl 34
Körpergrenzen
– durch Gelkissen 127
– durch Kleidung 130
– umgrenzende Lagerung 123
– vestibuläre Stimulation 134
Körperschema 34
Körperschwere 129
Krise, existenzielle 236
Kurse, Praxisbegleiter 264

## L
Lagerung 123
– Embryonallage 124
– harte 123
– umgrenzende 123
– weiche 123
Langzeitsedierung 39
Lärmbelästigung 156
Lateralsklerose, amyotrophe (ALS) 216
Leben erhalten 72
Leben gestalten 91
Lebensgestaltung 69
Lebensraum 171

Lebensräume gestalten 176
Locked-In 31

## M
Medikamente, wahrnehmungsstörende 24
Mobilisation
– durch Vibration 140
– Fußsohlen 169
Mundpflege 151
– Anbahnung 133
Musik 160

## N
Nahrungsaufnahme 152
Nahrungsverweigerung 153
Nesteln 168

## O
Orientierungsstörung 27

## P
Persönlicher Fragebogen 52
Pflege im Atemrhythmus 181
Posttraumatisches Stresssyndrom 39
Potenzial, akustisch evoziertes (AEP) 40
Prismenblick 26
Propriozeption 9
PTSD 39

## R
Raumgestaltung 92
Regionalgruppen 264
Reihenfolge 96
Reizüberflutung 24
Rotationsblick 26
Ruhe 82

## S
Schalläquivalenzstörung 18
Schluckstörung 155
Schmerz 197
Schwerstbeeinträchtigung 215
Schwerstmehrfachbehinderung, Kinder 224
Sich bewegen 73
Sicherheit erleben 79
Sich ernähren 73
Sich in Bewegung erfahren 135
Sich kümmern 238
Singen im Atemrhythmus 162
Sinn geben 89
Spasmus 131

Stimulation
– auditive 159
– orale, Anbahnung 144
– vestibuläre 134
– visuelle 171
Stresssyndrom, posttraumatisches (PTSD) 39
Synästhesie 16

## T
Tagesgestaltung 69
Tagesrhythmus, biografisch 83
Tag- und Nachtrhythmus 173
Technik, pädagogische 99

## U
Übertragung 45
Unterbewusstsein 39

## V
Verantwortung 93
Verarbeitungsrhythmus 82
Vertrauen aufbauen 79
Vertraut-Sein 237
Verwirrtheit 27
– postoperative 28

Vibration 137
Vibratorische Stimulation am Knochen 137

## W
Wachkoma 32
Wahrnehmung
– entwicklungspsychologisch 7
– erkenntnistheoretisch 7
– somatisch 9
– unbewusst 39
– unter Narkose 39
Wahrnehmungsstörung 24
Wahrnehmungszentrum 95
Waschen
– Brustkorb 110
– Extremitäten 110
– Intimzone 111
– Kopfbereich 112
– Oberbauch 110
Weaning
– ASE 187
– Ziele 188
Wirklichkeit 8